비타민
효능과
복용법

비타민, 알고 먹으면 만병통치약!
어떤 비타민을 어떻게 먹어야 하나?

비타민 효능과 복용법

약사 곽기홍 편저

> 무병장수의 비밀은, 비타민과 미네랄에 있다.
> 비타민&미네랄을 알면 세포가 젊어지고 건강해진다.

건강신문사
www.kksm.co.kr

목차

머리말 - 건강한 장수를 위하여 · 12

1부 비타민이란 무엇인가? · 19

1장 비타민과 미네랄에 대한 이해 · 20

2장 비타민의 특징과 역할 · 24

3장 비타민의 역사 · 26
   1. 비타민 C 연구자들 · 28
   2. 비타민 E 연구자들 · 29

4장 영양제가 필요한 이유? · 31

5장 비타민과 미네랄을 복용하면서 얻을 수 있는 이점들 · 38

6장 비타민과 미네랄 복용법 · 40

2부 비타민의 종류와 효능, 복용법 · 45

1장 수용성 비타민 · 46

1. 비타민 B군 · 47

   1) 비타민 B1 · 49

      (1) 효능 | (2) 복용법 | (3) 부작용(다량, 장기 복용 시) | (4) 함유 식품

   2) 비타민 B2 · 52

      (1) 효능 | (2) 복용법 | (3) 부작용(다량, 장기 복용 시) | (4) 함유 식품

   3) 비타민 B3 · 55

      (1) 효능 | (2) 복용법 | (3) 부작용(다량, 장기 복용 시) | (4) 함유 식품

   4) 비타민 B5 · 60

      (1) 효능 | (2) 복용법 | (3) 부작용(다량, 장기 복용 시) | (4) 함유 식품

   5) 비타민 B6 · 63

      (1) 효능 | (2) 복용법 | (3) 부작용(다량, 장기 복용 시) | (4) 함유 식품

   6) 비타민 B7 · 68

      (1) 효능 | (2) 복용법 | (3) 부작용(다량, 장기 복용 시) | (4) 함유 식품

   7) 비타민 B9 · 70

      (1) 효능 | (2) 복용법 | (3) 부작용(다량, 장기 복용 시) | (4) 함유 식품

   8) 비타민 B12 · 76

      (1) 효능 | (2) 복용법 | (3) 부작용(다량, 장기 복용 시) | (4) 함유 식품

   9) 그 외의 비타민 · 81

2. 비타민 C · 81

   (1) 효능 | (2) 복용법 | (3) 부작용(다량, 장기 복용 시) | (4) 함유 식품

2장 지용성 비타민 · 90

1. 비타민 A · 90

   (1) 효능 | (2) 복용법 | (3) 부작용(다량, 장기 복용 시) | (4) 함유 식품

2. 베타카로틴 · 95

   (1) 효능 | (2) 복용법 | (3) 부작용(다량, 장기 복용 시) | (4) 함유 식품

3. 비타민 D · 101

　　(1) 비타민 D의 특성 | (2) 효능 | (3) 복용법 |
　　(4) 부작용(다량, 장기 복용 시) | (5) 함유 식품

4. 비타민 E(토코페롤) · 115

　　(1) 효능 | (2) 복용법 | (3) 부작용(다량, 장기 복용 시) | (4) 함유 식품

5. 비타민 K(필로키논) · 123

　　(1) 효능 | (2) 복용법 | (3) 부작용(다량, 장기 복용 시) | (4) 함유 식품

3장 식품과 비타민 · 126

1. 식품종류별 함유 비타민 · 126

　1) 정제하지 않은 곡물(전곡류) · 126

　2) 과일류 · 128

　3) 견과류 · 129

　4) 채소류 · 131

　5) 유제품 · 133

　6) 육류, 간 및 난류 · 135

　7) 생선류 · 137

2. 비타민 함유 식품 조리법 · 138

　1) 수용성 비타민 · 138

　　(1) 비타민 B군이 풍부한 소간 조리법 · 140

　　(2) 비타민 B군이 풍부한 아보카도 조리법 · 140

　　(3) 비타민 B1이 풍부한 돼지고기 조리법 · 140

　　(4) 비타민 B9(엽산)이 풍부한 시금치 조리법 · 140

　　(5) 비타민 C가 풍부한 파프리카 조리법 · 143

　　(6) 비타민 C가 풍부한 브로콜리 조리법 · 143

　2) 지용성 비타민 · 144

　　(1) 베타카로틴, 비타민 A가 풍부한 당근 조리법 · 145

3부 질병에 따른 비타민 효능 · 147

1장 심뇌혈관 질환 · 148
  1. 뇌졸중 · 148
  2. 협심증(심근경색) · 149
  3. 고혈압(동맥경화) · 152

2장 암 · 154
  1. 위암 · 154
  2. 폐암 · 156
  3. 간암 · 157
  4. 유방암 · 158
  5. 자궁경부암 · 159
  6. 대장암 · 160
  7. 전립선암 · 161
  8. 방광암 · 162

3장 당뇨 · 164

4장 치매 · 166

5장 파킨슨, 알츠하이머 · 170
  1. 파킨슨병 · 170
  2. 알츠하이머 · 172

6장 호흡기 · 176
  1. 감기 · 176
  2. 폐질환 · 177

7장 피부질환 · 178

8장 면역 · 180

9장 다이어트, 비만 · 184

10장 노화방지(항산화) · 185

11장 정력 · 188

12장 염증, 알레르기 · 189
    1. 신경염 · 189
    2. 관절염 · 190
    3. 알레르기 · 192

13장 화상, 상처 · 194
    1. 화상 · 194
    2. 상처 · 195

14장 골절, 디스크, 뼈건강등 · 196

15장 정신질환 · 199
    1. 조현병(정신분열, 과대망상), 자폐증 · 199
    2. 우울증 · 201
    3. 공황장애 · 202
    4. 주의력 결핍 장애 · 202

16장 두뇌활동-IQ · 203

17장 백내장 · 205

18장 통풍 · 206

4부 미네랄의 종류와 효능 · 209

1장 미네랄이란 무엇인가 · 210

2장 미네랄의 종류 · 215
   1. 마그네슘 · 215
   2. 칼슘 · 229
   3. 아연 · 237
   4. 셀레늄 · 246
   5. 철분 · 255
   6. 크로뮴 · 265
   7. 구리 · 270
   8. 망간 · 272
   9. 몰리브덴 · 275
   10. 붕산 · 276
   11. 옥도(요오드) · 277
   12. 글루타타이언 · 278
   13. 징코발로바 · 288
   14. 알파리포익산 · 299
   15. 엉겅퀴(씰리마린) · 307
   16. 쥐오줌풀 뿌리 · 312
   17. 코엔자임 큐-10 · 316
   18. 톱야자 · 322
   19. 포도씨 추출물 · 324
   20. 필수 지방산 · 327
   21. 크릴오일 · 338

5부 연령대별 필요 영양제 · 343

1장 40대 · 344
    1. 질병과 증상, 필요 영양제 · 344
        1) 지방간 · 344
        2) 암 · 345
        3) 공황장애 · 350
        4) 만성피로증후군 · 352
        5) 동맥경화(죽상경화증) · 353
        6) 갱년기 · 354
        7) 우울증 · 355
        8) 시력저하(노안) · 357

2장 50대 · 358
    1. 질병과 증상, 필요 영양제 · 358
        1) 갱년기 · 358
        2) 노화시작 · 359
        3) 암 · 360
        4) 뇌졸중 · 361
        5) 심혈관질환 · 362
        6) 백내장, 녹내장 · 362
        7) 골다공증 · 363
        8) 당뇨 · 363
        9) 면역저하 · 364

3장 60-70대 · 365
    1. 질병과 증상, 필요 영양제 · 365
        1) 퇴행성 관절염 · 365
        2) 디스크 · 366

3) 암 · 366

4) 파킨슨병, 알츠하이머 · 367

5) 뇌졸중(뇌출혈, 뇌경색, 뇌동맥류, 뇌외상등) · 368

6) 심혈관질환 · 369

7) 당뇨 · 369

8) 백내장, 녹내장 · 370

9) 치매 · 370

10) 치아 관련 · 371

6부 비타민 관련 참고 논문 · 373

1장 국내 논문 · 374

2장 해외 논문 · 375

책 머리에

건강한 장수를 위하여
- 비타민, 알고 먹으면 만병통치약!

환갑이 한창인 시대가 도래했다. 갓쓰고 두루마기 입던 시절에는 환갑은 가문이나 집안의 상(上) 어른으로 그야말로 그때까지 살아있는 것 자체가 잔치(환갑잔치)를 할만큼 경사스런 일이었다. 그러나 21세기인 요즘의 환갑은 인생 2막의 시작인 한창 나이에 불과하다. 100세 시대가 현실화 되면서 환갑은 너무 젊어(?), 그래서 잔치도 잘 하지 않는다. 확실히 50년, 100년전에 비하면 수명은 크게 늘어났다.

그러다보니 이제 사람들의 관심은 그냥 단순하게 오래사는 것이 아니고 건강하게 오래사는 것으로 쏠리고 있다. 불건강한 상태에서의 장수는 자식등 가족들에게 오히려 큰 짐이다. 건강하지못해 의존수명이 길어질수록 자식과 가족들은 고통스러울 수 밖에 없다. 그렇다면 어떻게 해야 건강하게 오래살 수 있을까? 절대적이지는 않더라도 그 해답이 이 책안에 있다. 얼핏 별것 아닌것처럼 보일지 몰라도 비타민과 미네랄등의 영양제가 건강하게 오래살 수 있게 해줄 것이다. 우리나라와는 달리 선진국 특히 미국의 경우는 영양제 복용이 음식처럼 일상화 됐다. 그러나 우리나라에서는 아직 비타민과 미네랄 등 소위 영양제가 우리 인체에서 얼마나 큰 역할을 하는지를 아는 사람은 많지 않다.

비타민이나 미네랄이 부족해서 중병에 걸리고 건강을 해치는 경우에 대해서도 일반인 들은 생소한 편이다. 당뇨, 고혈압, 뇌졸중, 치매, 알쯔하이머, 파킨슨, 암등 21세기 100세 시대를 위협하는 질병들도 비타민이나 미네랄의 결핍으로부터 시작된다는 사실도 잘 알려고 하질 않는다.

통계에 의하면 미국인들은 약 1억명 이상이 평소 영양제를 복용하고 있다고 한다. 특히 소량 영양소의 필요성을 인지하고 있는 의료계 관계자들이나 관련 계통의 연구 종사자들은 거의 다 영양제를 복용하고 있다는 것이다.

그렇다면 왜 갈수록 문명의 생활은 풍요로워지는데도 영양제가 필요하게 되는가.

음식물만으로 인체에 필요한 모든 영양분을 다 섭취하기란 불가능하기 때문이다.

현대의 다수확 하우스 농법으로 생산한 농산물은 갈수록 영양소들의 희석상태가 심해지고 또 유전자 조작 등으로 크기에 비해 각종 영양소들이 부족하다.

　균형잡힌 음식을 항상 먹는다고 해서 먹은 음식이 그대로 다 흡수되는 것도 아니다.

　스트레스가 심해지면 더 많은 영양분들이 필요하게 되며 또 환경오염, 질병때문에도 더 많은 영양분을 필요로 한다.

　이런 일련의 이유 때문에 초고령화 시대로 접어들면서 건강한 장수를 위해 간편한 영양제의 수요는 갈수록 늘어만 가는 것이다.

　이 책은 흔히 영양제로 통칭되는 비타민류와 미네랄에 대해 집중적으로 분석, 설명했다.

　실제로 비타민, 미네랄제제만으로도 중병을 치료하고 예방한 사례는 전세게 의학자들에 의해 꾸준히 보고되고 있다. 우리나라의 경우도 서울의대 교수를 비롯한 일부 선각자적인 의사들이 비타민 예찬론을 펼치고 있기도 하다. 비타민으로 고질적인 난치병을 고친 많은 사례들도 수없이 보고되고 있다. 아마 머지않아 비타민, 미네랄이 임상적으로도 환자들에게 활용될것으로 예견된다.

　이 책을 읽다보면 간혹 비타민이나 미네랄의 종류별 효능, 또는 질병별 효능 등에서 중복되는 내용들도 다수 있을 것이다. 이는 가급적 일반인들이 궁금해하는 내용들을 반복적으로 강조하기 위한 의도이기에 참조하고 그대로 읽어 가면 된다. 평소 약국에 있다 보면 많은 사람들이 비타민의 효능과 복용법을 가장 많이 물어보기 때문이다.

"어떤 비타민을 어떻게 먹어야 하느냐?"
"당뇨인데 무슨 비타민을 먹으면 되느냐?"
"암에 좋은 비타민이 있느냐?"
"비타민은 아무 때나 그냥 먹기만 하면 되느냐?"
"비타민은 치매도 예방하느냐?"

그래서 전체적인 내용도 비타민과 미네랄에 대한 일반적 개론서로 지나치게 학문적이거나 논문적인 내용은 풀어서 기술했다. 책의 편집도 순서에 관계없이 그때그때 필요한 부분만 찾아서 읽더라도 쉽게 찾고 이해할 수 있도록 요점위주로 세밀하게 분류했다.

그러나 비타민과 영양제가 알고 먹으면 건강한 장수를 위한 만병통치약이 될 수 있지만, 효능과 복용법을 잘 모른채 좋다고 무턱대고 먹다보면 오히려 독이 될 수 도 있다는 점을 명심해야 할 것이다. 그런 측면에서 이 책은 비타민등 영양제에 대한 체계적인 안내서가 될 수 있을 것이다.

이 책의 내용을 간단하게 요약하면, 우리가 평생 동안 추구하는 건강한 삶에 대한 해답은 우리 손 안에 있다는 것이다. 이 책은 귀하를 '건강하게 오래살 수 있다'는 희망으로 채워줄 것이다.

1980년 이후로는 디지탈 혁명이 많은 사람들을 공장과 육체 노동으로부터 책상이 있는 사무실로 자리를 옮기게 만들었는데 그곳에서

컴퓨터를 마주 보고 앉아 있다. 그러한 도시문화 형태가 사람들의 식생활을 바꾸면서 문제는 지속되었다. 농촌을 떠나 도시에서 일하고 살면서 식생활도 바뀌기 시작했다.

그후 식료품 산업의 기계화가 이 식생활의 변화를 가중시켰다. 소금과 포화지방산, 당도 높은 통조림, 햄과 같은 음식들이 보편화되었고, 이 값싸고 보존 잘되며 맛 좋고 편리한 음식에 대한 수요가 늘어났다.

이렇게 바뀐 생활방식의 결과로 나타난 비타민과 미네랄 결핍이 오늘날 많은 현대인들의 건강을 악화시키는 데 일조하였다.

대부분의 현대인들은 나이가 들면서 근육통과 관절통, 요통, 불면증, 심한 피로감, 근육 경련, 두통 등으로 병원을 찾는다. 또한 많은 사람들이 고혈압, 당뇨, 골다공증, 자가면역증, 잇몸질환, 치아의 문제 등을 가지고 있다. 의사를 포함한 사람들은 이러한 증상과 질병들의 원인을 보통 노화나 유전으로 돌리고 있다. 때가 되어 그것들이 나타나는 것이라며 평소대로 그렇게 진단을 하고 환자들에게 증상을 억제시키는(대증요법) 소염제, 진통제, 항생제, 혈압강하제, 혈당강하제, 항우울제, 수면제 등을 처방해 주곤 한다. 하지만 유감스럽게도 그러한 대중 처방들이 환자들의 건강 문제들을 근본적으로 해결해주지는 못하는 것이 현실이다.

이로인해 오늘날 현대인들은 현대의학으로도 잘 해결이 되지 않는 수많은 건강 문제들을 지니고 있지만, 소량의 비타민제와 미네랄로 건강상태를 극적으로 바꿀 수 있다는 말을 들으면 많은 사람들이 의구심으로 고개를 흔들 것이다.

그러나 비타민과 미네랄로 자신을 건강하게 만들 수 있다.

이책이 나오기까지 많은 조언과 도움 준 건강신문사 윤승천 대표께 감사드린다. 좋은 책으로 만들어준 관계자들에게도 인사를 전한다.

귀하도 이책을 통해 건강하게 오래 살 수 있기를 기원드린다.

2019년 10월
약사 곽기홍

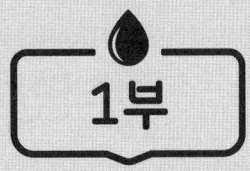

비타민이란 무엇인가?

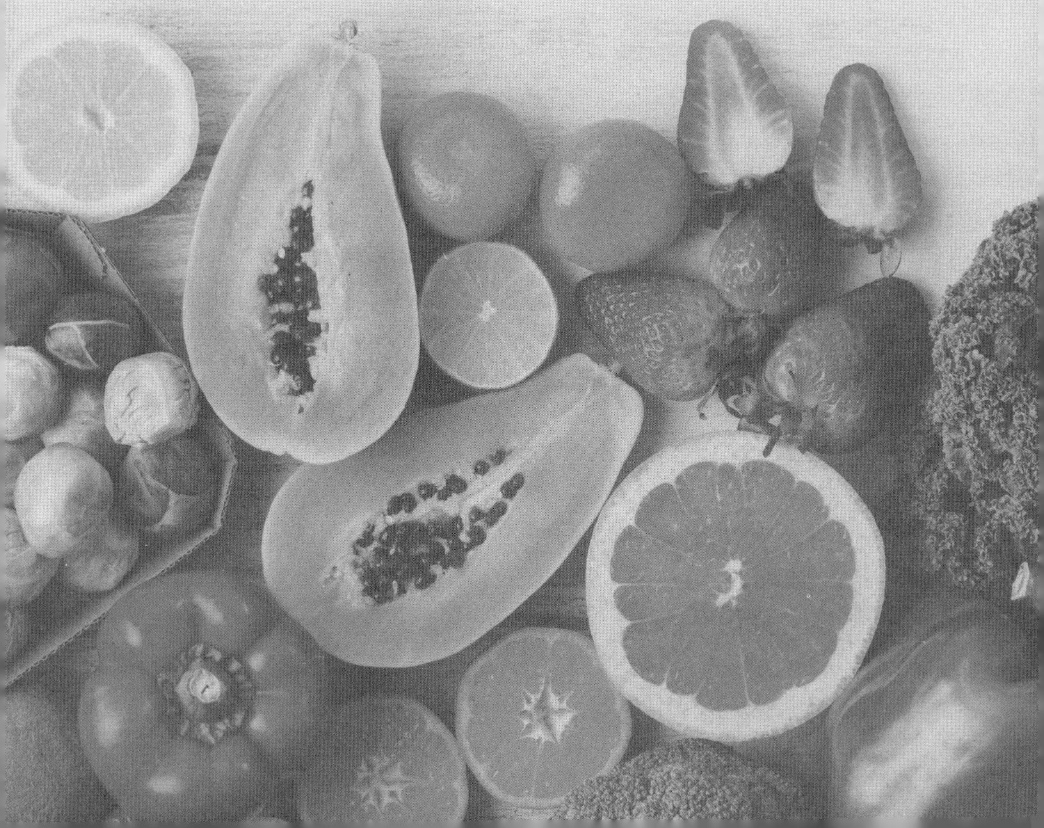

비타민과 미네랄에 대한 이해

　비타민이나 미네랄등 영양제가 좋다고 해서 무조건 많이 먹는다고 건강이 잘 유지되는 것은 아니다. 균형잡힌 음식, 규칙적인 적당한 운동, 좋은 생활습관등이 먼저 유지되고 나서 영양제를 복용해야 시너지 효과를 내면서 건강한 신체를 만들게 된다.

　현대인의 음식은 대부분 맛 위주로 만드는 추세(물론 극히 일부 건강위주의 음식도 있기는 하다)로 기름에 튀기거나 기름이 많이 들어가야 하며 또한 설탕을 많이 넣어 단맛을 강조한다. 거칠고 식감도 좋지 않고 맛도 없는 섬유질(그러나 건강에는 도움된다)은 거의 제거해 버림으로써 세련된 단맛(설탕맛) 위주로 만들게 되는 것이다.

　다시말해 요즈음 음식의 특징은 기름지고, 달며, 섬유질이 제거된 것이라고 볼 수 있다. 암, 당뇨, 고혈압 같은 각종 생활습관병에 걸리기 아주 좋고 건강과는 거리가 먼 음식이다.

그런데도 이런 음식이 세계화되고 있는 추세 때문에 현대인은 별 생각 없이 습관화 되고 있다. 생활습관병인 암, 고혈압, 당뇨병, 관절염, 자가면역질환등이 갈수록 늘어가는것은 우연이 아닌 것이다.

따라서 좋지 않은 음식을 섭취하면서, 운동을 하지 않으면서 , 나쁜 생활습관을 유지하면서 매일 영양제만 복용한다고 건강을 유지할 수는 없는 것이다.

각종 환경오염물질에 둘러싸여 살아가고 있는 현대인들의 모습은 불과 100여년 전 부터이다. 그 이전까지만 해도 최소한 몇 천년동안 환경오염이 없는 곳에서 익숙하게 살아오고 있었다.

자동차 매연, 공장 매연, 각종 화학물질들, 플라스틱, 농산물에 퍼붓는 각종 농약, 가공된 음식 속에 들어있는 각종 색소, 방부제, MSG 등의 첨가물들을 생각해 보면 우리들의 몸에 병이 생길 수밖에 없다.

질병을 유발하고 노화를 촉진하는 산소 유리기(oxygen free radical)는 반드시 산소만 의미하지 않는다. 수많은 환경 오염물질들이 하나같이 다 유리기로 일단 몸에 들어오면 산화작용을 할 수 있다. 따라서 건강을 위해서는 환경 오염물질에 대한 방어책도 필요한 것이다. 특히 공해가 심한 곳에 사는 사람들은 이에 대한 대책으로 산화방지제를 복용 해야 한다.

산화 방지제(항산화제) 비타민으로는 비타민 C, 비타민 E 그리고 베타 카로틴이 있다. 산화방지제로 이 세 가지 영양소를 섭취하는 것은 아주 중요하다.

좋지않는 열악한 환경 상태에서도 우리는 충분한 과일과 채소, 싱싱한 생선, 전곡류를 섭취하는 균형된 영양생활을 하면서, 좋은 물을 마시고. 신선한 공기로 숨쉬고, 환경공해가 없이 살아가려고 노력한다. 그러나 균형된 영양생활을 원하면서도 실제로는 불균형된 음식물을 먹고 있는 것이다. 이런 상태로 어느 기간 지나다 보면 우리 몸의 저항력이 떨어지게 된다. 몸 속에 어느 정도는 영양의 여유분이 있어야 병이 걸리지 않게 되며 병에 걸리더라도 이를 이겨낼 수 있게 된다. 따라서 몸의 저항력을 키우고 여유분을 늘리기 위해서 영양제를 먹어야 하는 것이다.

의사에 따라서는 '음식만 골고루 잘 먹으면 비타민 등 영양제를 먹을 필요가 없다'고 말하는 경우가 있는데, 이는 잘못된 생각이다.

비타민이나 영양제를 복용하는 이유는 다음과 같은 두 가지 이유 때문이다.

첫째 비타민과 영양제들은 신진대사에 절대로 필요한 각종 효소의 작용을 직접 하거나 또는 효소의 작용을 도와줌으로써 생명현상을 유지하는데 필수적인 요소들이다.

둘째 각종 비타민과 영양제들이 산화방지제(항산화제)의 작용을 함으로써 신진 대사 끝에 나오는 각종 유리기(활성산소)를 처리해서 없애 줄 뿐 아니라 환경공해로부터 발생되는 각종 유리기도 체내에서 중화시켜 주는 작용을 한다.

우리 몸은 스스로 여러 가지의 산화방지제(항산화제)를 만들어 낸다. 그러나 몸에서 만들어 내는 산화방지제만으로는 부족할 때가 있다. 많은 경우에 외부로부터 공급받는 산화방지제가 있음으로 해서 신체가 좀 더 완전한 유리기(활성산소)에 대한 대책을 세울 수 있는 것이다.

선진국 특히 미국인들은 비타민등 영양제의 복용이 일상화됐다.

여러가지 통계자료에 의하면, 미국인들은 약 1억명 이상이 평소 영양제를 복용하고 있다고 한다. 특히 소량 영양소의 필요성을 인지하고 있는 의료계 관계자들이나 관련 계통의 연구 종사자들은 거의 다 영양제를 복용하고 있다는 것이다.

우리나라의 경우는 근래 들어서야 비타민등 영양제에 대한 관심이 조금씩 늘어나고 있지만 미국은 이미 30~40년전부터 비티민과 미네랄이 생활화가 된 것이다. 이러한 근본적인 이유는 사람들의 무의식에 현대의 음식으로부터는 필요한 모든 영양분들을 다 흡수할 수 없음을 알고 있기 때문일 것이다.

비타민의 특징과 역할
(비타민이란 무엇인가?)

　비타민은 몸 안에서 일어나는 여러 화학 반응과 같은 생리 현상을 조절하는 소량의 영양소로 인간의 성장, 활력, 건강을 유지하게 하는 유기화합물을 총칭한다. 그리고 신체조직을 형성하는 반응이나 조직을 유지하기 위해 필요한 반응에도 관여한다. 즉, 효소의 구성성분으로써 인체가 정상적으로 기능하도록 체내 에너지원 공급 과정을 도와주는 역할을 하는 것이다.

　효소는 화학 반응에 의하여 완전히 소모되지는 않는다. 따라서 효소역할을 하는 비타민의 필요량은 매우 소량으로 충분하다. 하지만 필요량이 공급되지 않을 때 생명현상 유지를 위한 대사에 지장을 받게 된다. 장작을 에너지에 비유하자면 아무리 장작이 많아도 불을 붙일 수 있는 불쏘시개가 있어야 장작을 태워 에너지(열)로 사용할 수가 있다. 말하자면 장작의 불쏘시개 같은 인체내 역할이 비타민인 것이다.

그러나 비타민은 인체내에서 합성되지 못하며 반드시 외부의 식품으로부터 섭취해야 한다. 그럼에도 비타민은 인체내에서 필요한만큼 섭취가 부족하면 결핍증이 나타날 수 있어, 미량이지만 생명에 필수적인 영양물질이다. 예외로 비타민 D와 B3(니아신)은 특정한 조건에서 인체내 합성이 가능하고, 비타민 K와 B7(비오틴)은 박테리아에 의해 소장에서 일정한 양이 합성된다.

3장
비타민의 역사

　비타민과 관련된 괴혈병은 명칭의 문제일뿐 그 존재 자체는 이미 기원 전후부터 나타났음이 여러 기록들을 통해 밝혀졌다. 기원후 15~6세기에는 천형(天刑)으로 불릴 정도로 무서운 병이었다. 그러나 정복 전쟁과 종교전쟁, 신대륙을 찾기 위한 탐험등을 거치면서 괴혈병도 함께 창궐했지만 뚜렷한 대책은 없었다. 그후 1740년 영국의 군의관 제임스 린드(James Lind, 1716-1794)는 항해하는 선원들의 괴혈병이 심각해짐에 따라 이에 대한 연구를 시작하였다. 그는 수천 건의 괴혈병 사례를 관찰한 끝에, 이 질환이 특정 영양분의 결핍에 기인한다는 사실을 알아냈다. 그는 항해를 하는 선원들에게 레몬주스와 감귤류의 섭취를 권고했는데 놀랍게도 그로부터 괴혈병이 사라졌다. 그는 이 사실을 근거로 1753년 녹색 채소를 통해 괴혈병 치료가 가능하다는 논문을 관련학계에 발표했다. 그러나 폐쇄적인 당시의 의료계 풍토에서 그의 새로운 주장은 잘 받아들여지지 않았고 본격적인 연구도 이루어지지 않았다.

그로부터 다시 150여년이 지난 1906년 영국의 생화학자 홉킨스(Sir Frederick Gowland Hopkins,1861~1947), 네덜란드의 병리학자 에이크만(Christiaan Eijkman, 1858~1930) 등은 특정 영양성분이 결핍됨으로써 각기병 같은 질병이 발생한다는 사실을 발견했다. 이 두 사람은 이 발견으로 1929년에 노벨생리학상을 받았다.

그후 1912년 폴란드의 생화학자 풍크(Casimir Funk, 1912~1967)는 새롭게 확인된 이 물질에 이름을 붙였다. 티아민(Thiamine)의 접미어 amine(질소함유 유기물)과 생명이라는 뜻의 vita를 합성하여 Vitamine이라고 명명했다. 이후 e자를 생략하고 Vitamin이라는 이름이 비로소 탄생하게 된다.

그후 1920년대에 이르기까지 비타민에 대한 많은 연구가 이루어져 그 시기에 여러 학자들에 의해 집중적으로 비타민 C, D, K가 잇따라 발견됐다. 이런 비타민의 발견으로 인류도 비로서 괴혈병의 공포로부터 벗어날 수 있게 됐다. 이어 1948년 비타민 B12를 마지막으로 비타민의 발견은 일단락되었다. 그러나 비타민에 대한 연구와 새로운 발견을 위한 학자들의 노력은 오늘날에도 계속되고 있다.

1. 비타민 C 연구자들

라이너스 폴링박사는 비타민 C 연구를 통해 노벨상을 생전에 두 번이나 받은 비타민 C에 대해서는 자타가 공인하는 최고 전문가이다. 비타민 C에 관한 연구를 하면서 본인 스스로 비타민 C를 하루에 1만 8천 밀리그램이나 섭취해 비타민 C의 안전성과 효능을 몸소 실천해보이기도 했다.

라이너스 폴링박사는 진성 분자의학(Ortho-Molecular Medicine)이라는 새로운 치료의 한 분야를 이완 카메룬 박사와 함께 최초로 개척한 사람으로 인정되고 있다.

진성 분자의학이란 세포는 분자의 단위로부터 이해되면서 이에 대한 치료를 해야 한다는 개념으로 시작된 이론이다. 당시에는 이에 대한 이해부족으로 사람들로부터 인정을 받지 못했으나 요즈음은 분자의학은 물론 각종 분자제품의 영양소와 약이 많이 나와 있다.

라이너스 폴링박사는 93세에 전립선암으로 죽었는데 이 때 그를 비난하던 사람들은 비타민 C를 섭취하고도 암으로 죽었다고 빈정거린 적이 있다. 그러나 당시에 93세나 살았다는 것은 그리 쉬운 일이 아니고 또한 비타민 C를 섭취하지 않았다면 폴링박사는 아마 훨씬 더 일찍 전립선암으로 인해 죽었을 것이다.

라이니스 폴링박사는 "하루에 3천2백~1만2전 밀리그램의 비타민 C를 복용하면 12~18년을 더 살 수 있다."라고 말한 적이 있다. 이에

UCLA 대학의 제임스 엔스트롬 박사는 "비타민 C를 복용하면 6.3년을 더 살 수 있다"라고 말한 바 있다.

라이너스 폴링박사는 생전에 비타민 C가 암의 여러 가지 증상을 완화시켜 주며, 암 환자의 생존기간을 연장시켜 준다는 사실을 주장하기도 했다.

현대에 이르러 여러 암 관계 의학자들이 라이너스 폴링과 이완 카메룬의 암과 비타민 C와의 관계에 대하여 많은 관심을 보이며 일부 의사들은 활용하고 있기도 하다. 제인스 엔스트롬 박사와 몰톤 클라인 박사는 미 정부의 광범위한 자료를 분석한 후

"하루에 비타민 C를 3백 밀리그램씩 복용하는 사람들은 남자는 6년을, 그리고 여자는 2년을 더 살고 있다."는 결론을 얻었다고 밝히기도 했다.

2. 비타민 E 연구자들

비타민 E는 우연히 동물 실험에 의해 최초로 발견되었다. 에반스 박사가 상추에서 비타민 E의 성분을 추출한 후 이를 기름기 있는 동물 사료에 넣어서 실험실 동물들에게 먹였더니 임신한 동물들의 임신이 잘 유지되면서 동물들의 태아가 잘 자라는 것을 보았다.

에반스 박사는 이를 보고 toco(태아), pherol(분만)이라고 명명한

바 있다. 그 이후에 에반스 박사가 관상동맥증과 다른 순환기계 질환의 병에 비타민 E를 쓰면 효과가 있다는 발표를 한 후 현재까지도 많은 논란의 대상이 되고 있다. 그러나 순환기계 질환과 관련하여 비타민 E를 복용하는 사람들이 크게 늘어나고 있다.

비타민 E에 관해서는 새로운 사실들도 많이 알려지기 시작하고 있다. 과거에는 비타민 중의 하나로, 임신과 관계된 비타민이라는 정도의 내용밖에는 없었으나, 이제는 비타민 E가 기름과 친화성을 갖고 있으면서, 기름이 있는 거의 모든 신체의 조직에서 산화방지 작용을 함으로써 해당 기관을 튼튼하게 만들어 주고 있음을 알아낸 것이다.

특히 유리기(산화)가 몸에 수많은 병을 만들어 내고 인간을 늙게 만들어 준다는 설이 정착되고 있는 현재의 상황에서, 유리기를 중화시킬 수 있는 산화 방지제의 역할이 크게 대두되고 있다. 결과적으로 산화방지제의 역할을 해낼 수 있는 각종 비타민의 중요성이 새롭게 인식되고 있는것이다.

4장
영양제가 필요한 이유
(왜 영양제를 복용해야만 하는가?)

아무리 완벽한 음식이라도 음식물만으로 인체가 필요한 모든 영양분을 다 섭취하기란 불가능하다. 또 우리가 음식을 먹을때마다 일일이 영양을 따져가면서 먹지는 못한다. 대부분의 경우에는 그냥 주어진 음식을 먹을 뿐이다. 자주 외식을 하는 사람들에게는 더욱 그럴뿐만아니라 사람들은 대부분의 경우 몇 가지의 같은 음식을 반복해서 먹는등 자기도 모르게 편식을 하게 된다.

특히 현대에 와서는 인스턴트 식문화의 발달로 가공된 음식을 많이 먹게 된다. 예전에는 전곡류, 생선, 육류, 달걀, 채소, 과일을 그래도 가정에서 조리해서 먹었지만 요즈음에는 마트나 편의점에서 사온 음식을 전자렌지에서 급속으로 데워서만 먹는다. 생활방식의 변화로 음식을 집에서 잘 해먹지 않고 가공된 인스턴트 음식을 먹는 것이다.

알다시피 가공된 음식은 많은 영양분들이 벗겨졌거나, 씻겨졌거나, 가공을 통해서 거의 다 없어진 상태이다. 설상가상으로 수많은 화학 첨가물을 첨가해서 시장에 유통시킨다. 그러다보니 우리는 열량은 많으나 영양분은 적은 음식으로 살아가는 것이다. 채소나 과일도 마찬가지로 그 안에 함유되어 있는 여러가지 영양분들의 내용이 많이 틀린다. 오렌지의 예를 들어 보자.

오렌지에 있는 비타민 C의 양은
- 일년 중 어느 달에 수확했는지에 따라
- 오렌지가 성장할 때 어느 정도의 햇볕을 받았는지에 따라
- 오렌지가 성장할 때 어느 정도의 바람이 불었으며 비가 얼마나 왔는지에 따라
- 수확한 후 어느 정도의 유통과정에서 그 시간을 보냈는지에 따라
- 오렌지 과수원의 오렌지 나무와 나무 사이의 거리에 따라
- 이 밖에도 얼마나 오렌지나무를 잘 간수했으며, 얼마나 화학약품을 뿌렸는지 등에 따라 다 틀린다.

이처럼 오렌지로 비타민 C를 섭취하려면 여러 가지의 변수가 있게 된다. 같은 오렌지라도 비타민 C등 영양소들의 함유량이 다를 수 있기 때문이다.

또한 현대 농법으로 지은 음식물은 희석되어 있다.

현대의 농법은 대량생산 방식이다. 단위면적에서 얼마나 많은 양의 수확물을 얻을 수 있는가에 대한 경쟁이 한창이다. 많이 생산할수록 선한 것으로 통하는 세대에 살고 있다.

따라서 흙에서 얻어야 하는 각종 미네랄과 미생물로써 얻을 수 있는 영양소들의 희석상태가 매년 심해지고 있다. 여기에 유전자 조작으로 생산되는 각종 농산물이 차지하는 시장 비율도 무시할 수 없을 정도이다. 벌레도 먹지 않으면서 크고, 색깔과 모양이 좋고, 균일한 작물들이 시장에 넘치고 있다.

그러나 이들은 겉모습과 크기에 비해 각종 영양소들의 함량이 부족한 편이다. 따라서 우리는 희석된 음식물을 섭취하면서 살아가고 있는 것이다. 영양제를 복용해야 하는 또 하나의 이유이다. 뿐만아니라 현대의 대량생산 방식으로 지은 각종 농산물을 시간에 맞추어 소비자에게로 보내기 위해서는 덜 익었을 때 수확을 해야 한다.

바나나처럼 수송 도중에 익을 것이라는 계산이기 때문이다. 그러나 덜 익은 과일이나 채소는 충분히 익은 것에 비해 영양분이 떨어진다. 이런 측면으로 볼 때 또 한번 희석된 음식을 우리는 섭취하고 있는 것이다.

균형잡힌 음식을 항상 먹는다고 해서 먹은 음식이 그대로 다 흡수되는 것도 아니다. 먹은 음식이 다 흡수된다고 믿으면 안된다. 실제로 흡수가 안되고 그대로 몸 밖으로 배출되는 영양분이 많다. 특히 위장질환이 있어 소화가 잘 안 된다거나, 장에 염증이 있어 장의 흡수능력이 떨어진 상태에서는 더욱 흡수에 문제가 있을 수 있다.

스트레스를 받게되면 더 많은 영양분이 필요하게 된다.

우리는 거의 매일 크고 작은 스트레스속에서 살아가고 있다. 스트레스는 비타민 A, B-비타민 특히 비타민 B5, 비타민 E, 칼슘, 마그네슘 및 트리프토판(아미노산) 등의 필요성을 증가시킨다. 이들 영양소들은 스트레스가 있을 때 제대로 공급을 해 주지 않으면 스트레스를 이기기 힘들게 된다.

스트레스가 쌓이게 되면 온 몸의 각종 신진대사가 제대로 이루어지지 않게 된다. 이런 상태에서는 주어진 영양소들도 제대로 흡수하기 힘들게 된다. 따라서 스트레스는 더욱 악화된다. 즉 악순환이 계속되는 것이다.

병이 들어도 더 많은 비타민과 영양분이 필요하게 된다.

병이 들면, 자연히 스트레스가 쌓이게 된다. 즉 스트레스 영양분들에 대한 수요가 커진다. 병이 들면, 많은 경우에 영양소들이 장내에서 흡수가 잘 안된다. 특히 갑상선 기능장애, 음식에 대한 알레르기, 단백질 부족 등이 있을 때에는 영양소들의 흡수가 잘 안된다.

또한 한 두가지의 영양소에 대한 부족증이 있을 때에는 다른 영양소들의 작용에도 영향을 끼치게 됨으로 전체적으로 영양부족 상태에 들어갈 수 있게 된다.

병이 들었을 때 의사가 처방하는 약을 복용하면 대개의 경우에 더 많은 영양소들을 복용해야 한다. 다음의 몇 가지 예를 살펴보면 병과 영양소들과의 관계를 알 수 있다.

- 아스피린은 엽산의 작용을 방해한다.
- 간질약들은 비타민 B12와 엽산의 기능을 방해한다.
- 피임약들은 비타민 B6의 작용을 방해한다.
- 암 치료제들은 대체적으로 엽산을 비롯한 다른 영양소들의 작용을 방해한다.
- 항생제들은 B-비타민과 비타민-K의 장내 합성을 방해한다.
- 이뇨제 치료 때 투여하는 칼륨은 비타민 B12의 손실을 초래한다.
- 통풍 때 쓰는 콜시신(colchicine)은 비타민 B12와 베타 카로틴의 흡수를 방해한다.
- 하제로 쓰는 미네랄 오일은 지용성 비타민들 즉 비타민 A, D, E, K및 베타카로틴의 흡수를 방해한다.

환경오염으로 인한 상태는 많은 영양분의 섭취를 요구한다.

환경오염이라고 하면 환경과 관계된 모든 것을 포함한다. 온도, 날씨, 환경오염도(미세먼지등), 오존 여부, 일조량, 소음등 많이 있다.

이들 각종 환경오염 요소들은 모두가 산화를 시키는 유리기로 작용할 수 있다. 따라서 이 유리기들을 중화시킬 수 있는 영양소들의 섭취가 절실히 요구된다.

100여년 전, 빵을 만드는 방법은 밀가루, 버터, 물, 효모, 약간의 설탕이나 꿀을 넣는 것 정도였다. 그러나 현대의 빵에는 수많은 각종 성분들이 들어간다. 대부분이 식품 첨가물로써 화학물질들이다. 이 때문에 환경 오염과도 싸워야 하지만 우리는 우리가 매일 먹는 음식과도 싸워야 할 입장인 것이다.

매일 하는 운동도 더 많은 영양소들의 공급을 필요로 한다.

운동을 하는 사람들은 근육, 건, 대, 관절, 심장, 혈액순환 등에 들어가는 각종 영양소들이 운동을 하지 않는 사람들보다 더 많이 필요하게 된다. 마땅한 영양제의 공급이 없이 운동을 하게 되면, 운동으로부터 발생 되는 유리기(활성산소)에 그대로 노출될 뿐 아니라 운동으로부터 오는 각종 상해에 약하게 된다.

비타민과 영양제에 대한 한 통계에 따르면, 일반적으로 세가정에 한가정은 칼슘과 비타민 B6 부족증에 걸려 있으며, 네가정에 한가정은 마그네슘 부족증을 보여준다고 한다. 다섯 가정에 한가정은 비타민 A 및 철분 부족증을 보여주고 대부분의 10대 여자 아이들은 칼슘, 마그네슘, 철분, 비타민 B6 부족증을 보여준다고 한다. 모든 여자들의 약 절반이 칼슘을 제대로 섭취하지 못하고 있으며 일반인 약 50%가 비타민 A 부족증을, 약 33%가 비타민 B2 결핍증을, 25%가 비타민 A의 부족증을 보여준다고 한다.

영양 부족이 있게 되면 어떤 문제가 발생할까?

우선 각종 만성질환이 발생하기 쉬운 체내 환경이 되며 또한 만성질환이 생긴 후에도 영양분의 부족이 있으면 치료가 어렵게 된다. 기초적인 대사는 물론이고, 면역성, 소화기능. 관절, 인대 및 뼈, 각종 내분비 계통, 생식기능, 호흡기 계통, 심장 순환기 계통, 정신신경계통에 문제들이 발생하기 쉽게 된다. 이들 계통은 일생동안 움직여야 하는 기관들이다.

따라서 이 계통의 활동에 문제가 발생하면, 여러 질환들에 취약하게 된다. 각종 감염에 약해지고, 알레르기와 자가면역증이 발생하며, 그외에도 고혈압, 당뇨병, 우울증, 불임증, 심장병, 암등의 병들이 생기는 것이다.

골다공증, 관절염, 근육통 등은 물론 심근경색증, 뇌졸중 등도 이 방면의 영양분 부족이 있을 때 발생하고, 면역성이 떨어지게 되면 암도 발생될 수가 있는 것이다.

일반적으로 각종 영양소들이 부족할때의 자각증상으로는 기운이 없고, 소화가 잘 안되고, 정신집중도 잘 안되며, 기억력이 떨어지는 등 생활의 활기가 떨어진다.

감기 등 잔병치레도 자주 하게 되고 면역성의 이상으로 각종 알레르기에 더 약하고, 심한 생리전 증후군 증상에 시달리고, 불면증 및 우울증에도 빠지게 된다.

비타민, 미네랄을 복용하면서 얻을 수 있는 이점들

영양제에 대한 지식을 쌓게 되면, 많은 경우 의사의 처방이 있어야만 살 수 있는 전문 의약품들을 대신해서 여러가지 질병들 때문에 나타나는 증상들을 스스로 고치거나 완화시킬 수 있다. 예를 들면,

- 산성을 약화시킨 비타민 C는 많은 경우에 알레르기의 증상을 없애거나 최소한 완화시킨다.
- 비타민 A와 아연을 복용하면 면역기능 강화에 중추적 역할을 하는 흉선을 강화시킨다.
- 비타민 B6는 이뇨제의 역할을 한다.
- 비타민 C와 섬유질은 하제로 쓰인다.
- DLPA는 진통제로 쓰인다.

- 필수 지방산을 제대로 알고 복용하면 고혈압, 당뇨병, 관절염, 심지어는 암까지도 상당한 치료효과를 얻을 수 있다.

영양부족 상태의 산모는 약한 태아를 만들 수 있다는 사실이 동물실험에서 증명되고 있다. 즉 아연이 부족한 상태의 동물들은 면역성이 낮은 차세대를 생산하게 된다. 이런 상태의 차세대들에게 아연을 투여하더라도 효과가 없는 것으로 나타나고 있다. 많은 영양제가 면역성을 높여준다. 그렇다고 영양제에만 의존해서는 온전한 건강을 얻을 수 없다. 음식물이 있어야 영양제도 제대로 흡수가 된다. 음식물과 좋은 생활습관, 영양제가 조화를 이룰 때 우리는 좋은 건강을 유지할 수 있는 기초가 마련되는 것이다.

이상은 영양제를 복용할 때 얻을 수 있는 몇 가지 이점들이다.

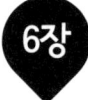
비타민과 영양제 복용법

1. 거의 모든 영양제들은 한꺼번에 다 복용하지 말고 나누어서 복용 하는 것이 흡수에 도움이 된다. 또한 음식물하고 같이 복용하는 것이 좋다. 특히 수용성 비타민의 경우는 더욱 그렇다. 식사 후에 복용하는 것이 가장 좋다. 그러나 지용성 비타민들인 A, D, E, K 등과 필수지방산은 아침식사 후에 하루에 한번 복용하면 된다.

2. 철분의 복용은 상당히 세심한 주의를 기울여야 한다. 철분은 필요 이상으로 몸속에 쌓이게 되면 오히려 많은 해를 끼치게 되기 때문이다. 그러나 철분부족으로 빈혈이 올 때에는 이를 복용해야 하는데, 철분과 칼슘, 마그네슘을 같이 복용하면 철분의 흡수가 안 된다.
마찬가지로 철분과 비타민 E, 비타민 B와 구리는 서로 피해서 복용해야 한다. 즉 복용시간을 다르게 해야 한다.

3. 모든 영양제(각종 비타민이나 미네랄제제, 필수 지방산)는 뚜껑이 확실한 용기에 보관해야 하며 가능하면 냉장고에 보관하는 것이 좋다. 그러나 눈에 잘 띄는 곳에 두어야 잊지 않고 매일 복용하게 된다.

4. 자연 대 합성 비타민에 대한 끊임없는 논쟁이 있다. 합성은 값이 싸고 자연은 비싼 편이다. 그러나 많은 차이는 나지 않는다.

실제로 잘 확인해야 할 사항은 제조년도, 순도, 알레르기를 일으킬 수 있는 첨가물 여부 등이다. 그러나 비타민 E만큼은 자연 비타민 E가 더 좋다. 자연 비타민 E에는 d라는 표시가 되어 있는 반면에 합성 비타민 E는 dl이라는 표시가 되어있다.

5. 영양제를 구입할 때는 반드시 라벨(label)을 보고 구입해야 한다. 내용물 표시에 이것저것 여러 재료들이 들어가 있는 것은 피해야 한다. 이 물질들이 여러가지 알레르기등을 일으킨다.

예를 든다면, 이스트, 옥수수, 밀, 콩, 껌, 색소 등이다.

6. 영양제는 캡슐이나 가루로 되어있는 것이 흡수가 잘 된다. 정제는 흡수가 안되고 그대로 장을 지나는 경우도 종종 있다.

7. 제조과정에서 열을 받으면 파괴되는 영양제가 있음을 인지하고 있어야 한다. 특히 B-비타민 종류나 필수 지방산들은 열 처리가 안 된 것을 골라야 하며 필수 지방산은 반드시 차게 압력(cold pressure)한 것이라는 표시를 확인하여야 한다.

8. 일반적으로 추천되는 영양제
1) 종합 비타민이나 미네랄제제 하루에 두 번 (제조원의 추천사항을 참고할 것)
2) 비타민 C 500밀리그램 하루에 두 번
3) 비타민 E 400 IU 하루에 한 번
4) 베타 카로틴 15-25밀리그램 하루에 한 번
5) 아마씨 기름 15 cc(큰 숟갈로 하나) 하루에 한 번

위의 다섯가지 영양제는 성인 누구라도 다 복용하는 것이 좋을 정도로 일반적으로 추천되어 있는 내용들이다. 이 밖에도 건강상태나 각종 병에 따라서 다른 여러가지의 영양제를 복용할 수 있다.

화학자로서 비타민과 미네랄에 대한 선구적 연구자인 로저 윌리암스 박사는 '건강한 사람들이라도 보험에 드는 것처럼 영양제를 복용해야 한다'고 말했다.

좋은 종합 비타민이나 미네랄제제에는 건강을 유지하는데 필요한 기본적인 각종 비타민과 미네랄들이 골고루 다 들어있다. 그러나 특수한 경우에는 부족한 부분들이 있다.

따라서 요즈음에는 이를 보충해주는 수 많은 다른 영양제들이 많이 나와 있다.

징코빌로바, 카로티노이드, 훌라보노이드, 아마씨 기름, 생선 기름, 코엔자임 큐-10, 포도씨 추출물, 녹차, 씰리마린, 크릴오일등 수 없이 많은 영양제들이 나와 있다.

2부

비타민의 종류와 효능, 복용법

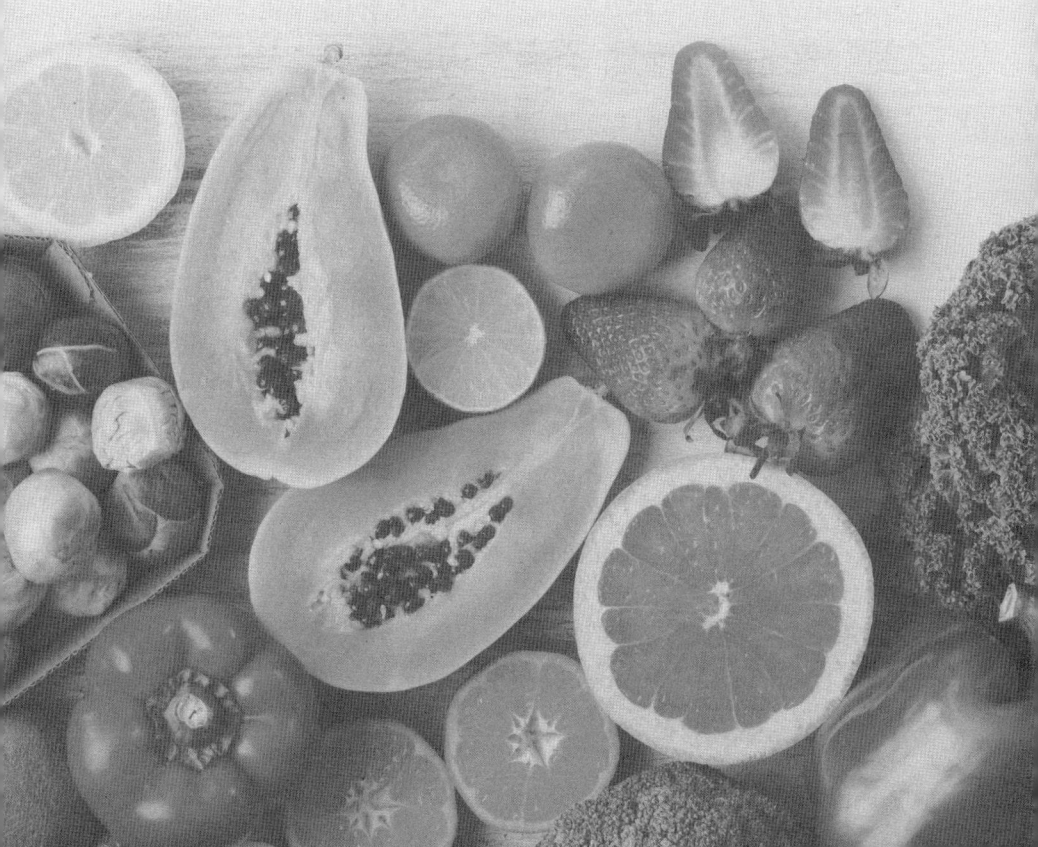

1장
수용성 비타민

 수용성 비타민은 체내에 녹아서 이동하는 비타민으로 종류에는 비타민 B군과 비타민 C 등이 있다. 이들은 체내에서 융모내 모세혈관으로 흡수되며 혈액 내에서 자유로운 이동이 가능하다. 수용성 비타민은 탄소(C), 산소(O), 수소(H), 질소(N), 황(S), 코발트(Co) 등의 분자로 구성되어있다. 물에 녹기 때문에 체내 필요량이 초과 되어도 저장되지 않고 소변으로 배출되어 과다 섭취해도 독성이 거의 없다. 그래서 필요량을 매일 공급해주어야 한다. 그러나 수용성 비타민은 열에 약해 가능하면 천연식품을 섭취하는 것이 좋다. 이것은 섭취가 부족한 경우 외에도 임산부, 수유부, 심한 노동등으로 필요량이 증가된 경우에도 결핍될 수 있다. 이렇게 결핍된 수용성 비타민은 지용성 비타민의 결핍증보다 증상이 비교적 빨리 나타난다.

1. 비타민 B군

1930년대까지만 해도 비타민 B는 한 가지로만 알고 있었다. 그렇게 생각할 수밖에 없었던 이유는 비타민 B의 작용은 각각 다르나 분포되어 있는 음식물이 비슷하며 또한 이들 비타민 B는 종합적으로 복용해야 상호 보완작용을 제대로 하기 때문이다.

당시 비타민 B군에 대한 새로운 발견이 있을 때마다 많은 혼란이 있었고, 발견자들이 자신의 이름을 붙이려는 주장으로 한동안 시끄러웠던 때도 있었다.

비타민 B를 다른 이름으로 스트레스 비타민이라고 부르기도 한다.

그 이유는 스트레스가 있을 때 비타민 B의 소모가 심하고 이에 대한 보충이 제대로 이루어지지 않으면 상당한 소모가 있을 수 있기 때문이다.

비타민 B에 대하여 유의해야 할 한가지 사실은, 비타민 B를 섭취할 때에는 항상 균형잡힌 비타민 B군을 전부 다 같이 섭취해야 한다는 것이다. 그래야만 비타민 B로써 상승작용을 기대할 수 있기 때문이다. 단일 비타민 B만을 섭취할 때는 그 작용이 제대로 되지 않을 뿐 아니라, 간혹 역작용을 일으킬 수도 있다. 특히 다른 비타민 B의 섭취나 작용을 억제할 수도 있게 된다. 또한 음식 알레르기가 있거나 위장질환이 있을 때, 영양소들의 흡수에 문제가 있을 경우에도 비타민 B를 종합적으로 섭취하는 것이 좋은 방법이다.

그러나 예외의 경우도 있다. 손목 터널 증후군 때 다량의 비타민 B6를 섭취한다거나, 악성 빈혈이 있을 때 B12를 일생 동안 주사로 보충을 받아야 한다거나, 임신 때 태아의 이분척추를 예방하기 위하여 엽산(folic acid, 비타민 B9 또는 비타민H라고 칭함)을 복용해야 할 경우는 있다.

또한 각종 퇴행성 생활습관 질환들(심근 경색증, 뇌졸중, 당뇨, 고혈압, 암)의 예방을 위하여 비타민 B6, 비타민 B12및 엽산을 복용해야 하는 경우도 있다.

그러면 균형 잡힌 비타민 B란 무엇인가?

여기에는 여러 의견들이 있다. 비타민 제조 회사마다 다르고 전문가마다 약간씩은 견해가 다르기도 한다. 그러나 별로 큰 차이가 아니므로 믿을 만한 제조사의 제품을 선택하면 될 것이다.

종합 비타민이나 미네랄 제제에도 비타민 B가 들어 있다. 따라서 종합 비타민이나 미네랄 제제를 복용하면 따로 비타민 B를 복용할 필요는 없다.

간 질환이 있을 때는 다른 영양제와 함께 종합 비타민 B를 꼭 같이 써야 한다. 간 기능의 유지는 물론 다른 영양소들의 기능에도 도움이 되기 때문이다.

인간을 늙게 만든다는 것을 여러 면으로 설명할 수 있겠지만, 가장 쉽게 설명되는 길은 순환기관이 그 기능을 발휘하지 못할 때라고 할 수 있다.

순환기관의 가장 흔한 병은 동맥경화증이다. 많은 사람들이 동맥경화증의 원인으로 고혈압, 고 콜레스테롤, 흡연, 운동부족을 꼽는다. 그러나 이보다 더 중요한 원인이 있다.

　신진대사 끝에 나오는 호모시스테인(homocystein)이라는 단백질이 있는데 이 물질이 동맥경화를 초래하는데 가장 큰 원인 인자라고 볼 수 있다. 이 물질의 생성을 억제하려면, 비타민 B6, 비타민 B12 및 엽산(folic acid)을 복용해야 한다. 이들은 모두 비타민 B군이다.

1) 비타민 B1 (티아민, Thyamine)

(1) 효능
- 각기병의 치료
- 항산화작용
- 탄수화물 대사
- 체내의 당분을 에너지로 전환
- 점막 기능 유지
- 신경 기능 유지

　티아민B1은 각기병 치료에 특효다. 각기병은 비타민 B1이 결핍되었을 때 나타나는 질환으로 팔과 다리 신경에 염증이 생겨 통증이 심각하고 부종이 나타나는 질환이다. 팔과 다리 등의 신경조직과 근육이 약해지며 심하면 심장병이나 경련이 나타나기도 한다.

비타민 A, 비타민 B5, 비타민 B6, 비타민 C, 비타민 E 및 씨스틴 등의 다른 비타민과 함께 항산화 기능도 가지고 있다. 그러나 비타민 B1이 가지고 있는 기능중 가장 중요한 것은 탄수화물이 열로 바뀔 때 꼭 있어야 한다는 것이다.

음식을 골고루 섭취하면 비타민 B1 부족은 올 수 없다. 그 이유는 모든 음식에 약간씩은 다 들어 있기 때문이다. 그렇더라도 현대와 같이 흰 밀가루 음식, 흰 쌀 음식, 설탕을 써서 만든 음식등 단 음식을 많이 섭취한다면 비타민 B1이 부족할 수도 있다. 단 음식의 신진대사에 비타민 B1이 많이 소비되기 때문이다.

비타민 B1은 점막을 튼튼하게 유지하는데 꼭 필요한 영양소이고, 아동들이 발육하는 데에 또한 절대로 필요한 비타민이다. 이 밖에 신경 기능 유지에 있어야 하는 비타민이며, 심장과 근육이 제대로 기능을 발휘하는 데에도 필요한 비타민이다.

비타민 B1 결핍증(각기병)이 있을 때는 다음과 같은 증상들이 있을 수 있다.

저린 증상, 감각이 둔해지는 증상, 온 몸에 통증이 오거나 피로감이 심하게 올 수 있다. 이 경우는 섬유근육통, 만성 피로증의 증상들과 비슷하다. 또한 저혈압, 각종 신경정신질환의 악화, 어지러움증등이 올 수 있다.

(2) 복용법

성인 1일 권장량은 1.2mg이며 거의 모든 종합 비타민이나 미네랄 제제에 이 정도는 다 들어 있다. 특수한 경우가 아니고는 비타민 B1만 따로 복용하지 않는다. 그러나 질병 치료를 위한 특수한 경우에 다량의 비타민 B1 을 쓰는 의사들도 있다.

특히 온도, 혈압, 심장 박동수, 각종 선(glandular)의 작용, 위장 및 방광 기능등의 자율신경 기능장애가 비타민 B1의 결핍 현상이라고 생각하는 의료인들은 하루에 100밀리그램까지도 쓴다. 그러나 이 정도의 분량은 꼭 이 방면의 전문의사의 지시에 따라야 한다.

(3) 부작용

수용성 비타민으로 소변과 땀으로 배출되어 독성이 거의 없고 안전한 편이지만 고용량 섭취시 구토, 메스꺼움, 현기증, 과민반응등이 일어날 수 있다고 한다. 고용량 섭취 시 의사의 지시에 따르는 것이 좋다.

(4) 함유식품

밀 눈, 통밀, 콩, 팥, 현미 등 각종 전곡 류, 땅콩, 각종 생선, 각종 육류에 풍부하게 들어 있다.

2) 비타민 B2 (리보플라빈, Riboflavin)

(1) 효능

- 세포의 신진대사
- 효소와 호르몬 생산을 도움
- 여드름 치료에 효능
- 탄수화물 대사 (세포의 산소 효용성 높임)
- 세포의 노폐물 배출 (근육의 피로 감소, 혈중 콜레스테롤 감소, 체내 해독작용)
- 눈 건강, 각종 점막과 신경의 기능 도움
- 감염에 대한 저항력 높임
- 위, 간의 기능 도움
- 철분의 흡수

비타민 B2는 세포의 신진대사를 돕고 각 효소와 호르몬 생산에 중요한 역할을 한다. 비타민 A, 아연, 필수 지방산과 함께 여드름 치료에 탁월한 효능을 발휘한다. 여드름 치료에 비타민 B2와 함께 비타민 A, 아연, 아마씨 기름등을 투여해 피부를 안정시키고 호르몬의 균형을 도와줌으로 효과를 볼 수 있다.

그러나 비타민 B2의 가장 중요한 기능은 다른 비타민 B와 같이 각 세포가 포도당으로부터 에너지를 만드는 데 참여하는 것이다. 이때 비타민 B2는 세포의 산소 효용성을 높이게 한다.

세포들로부터 노폐물을 배출하는데에도 비타민 B2는 참여하고 있다. 이는 피로감과 통증을 줄여주는 기전이다. 이러한 효능으로 운동선수들의 지구력을 키우기도 한다. 비타민 B2 10mg을 복용했더니 지구력이 11%나 증가했다는 보고가 있다. 동물실험에 의하면 비타민 B2가 찬물에 대한 저항력을 높여준다고 한다.

이와함께 체내 노폐물 배출 효능에 따라 혈중 콜레스테롤을 낮추어 주는 역할도 한다. 간에서 만드는 콜레스테롤의 처리를 도와줌으로 혈중 콜레스테롤의 수치를 낮추어 준다. 마찬가지로 간의 기능 중의 하나인 해독작용을 도와줌으로 체내오염으로 오는 해독도 도와준다. 따라서 이 비타민이 모자라게 되면 세포로부터 노폐물의 배출이 잘 안 되게 될 뿐 아니라 이로부터 오는 증상으로 피로감과 통증이 올 수 있다. 눈의 건강에 중요하고, 각종 점막과 피부를 보호하며, 신경의 기능을 돕는다.

비타민 B2는 감염에 대한 저항력을 높여주며, 위의 기능을 돕는다. 비타민 B2를 위장질환에 쓰는 의사들을 볼 수 있다. 비타민 B2와 함께 비타민 A, 비타민 C, 아연, 오메가-3오일 및 GLA(앵초 꽃 기름, evening primrose oil) 등으로 신경성 위장염 등 위장병을 치료하기도 한다.

철분의 흡수를 돕기도 한다. 따라서 철분 부족이 있을 때는 비타민 B2의 부족도 같이 오는 경우가 종종 있다. 비타민 B2는 소변의 색깔을 노랗게 만든다. 종합 비타민을 복용할 때 소변 색깔이 노랗게 변하는 것은 바로 비타민 B2가 있기 때문이다.

화상과 알코올 중독증이 있을 때도 치료에 도움을 준다.

비타민 B2 결핍시 증상은 구각염, 구순염, 설염, 지루성 피부염, 안구건조증, 안구 충혈, 백내장, 빈혈등이다. 비타민 B2의 생화학적인 결핍은 알코올 중독자, 당뇨병 환자, 간질 환자, 빈곤 노인 그리고 경구피임약을 복용하는 여성에게서 발견되고 있다.

(2) 복용법

비타민 B2는 각자의 신진대사 상태, 몸의 크기, 활동상태, 음식물 섭취량에 따라서 수요량이 달라진다. 그러나 비타민 B2 부족이 오기가 쉽지 않다. 많은 음식에 골고루 들어 있기 때문이다. 대개 25~75mg 정도 들어 있다. 그러나 알코올 중독자들이나 운동선수들은 음식을 통하건 영양보충제를 통하건 충분한 양의 비타민 B2를 섭취하는 것이 필요하다. 종합 비타민이나 미네랄 제제에 들어 있는 비타민 B2의 양으로 충분하다.

비타민 B2가 얼마나 필요한지 알아 볼 수 있는 간단한 테스트가 있다. 50mg의 비타민 B2를 복용한 후 소변 색깔이 20분 후에 노랗게 되면, 몸에 저장된 분량이 충분하다고 할 수 있다.

(3) 부작용

수용성 비타민이기 때문에 많이 복용하여도 소변으로 배출되어 안전하다. 하지만 고용량을 장기간 복용하려면 전문적인 의사와 상담 후 복용하기를 권장한다.

(4) 함유식품

우유, 치즈, 요구르트 등 각종 낙농 제품, 닭고기, 각종 전곡류, 아몬드, 간 등 각종 내장, 육류, 진한 초록색 채소들, 오징어 등인데 채식을 제외한 음식들인 육류에는 많은 콜레스테롤이 들어 있으므로 이에 대한 주의를 기울여야 할 것이다.

따라서 비타민 B2의 섭취를 위한 가장 좋은 방법은 채식을 통하거나 아니면 저 지방성 육류나 요구르트를 통하여 섭취하는 것이 좋다.

3) 비타민 B3 (니아신, Niacin)

(1) 효능

- 탄수화물 대사
- 혈중 콜레스테롤 낮추고 HDL(High Density Lipoprotei 고밀도 지질 단백 : 말초에 축적된 콜레스테롤의 세포 밖 배출을 촉진하고, 이 콜레스테롤을 간에 수송하는 작용을 하여,

항동맥경화작용을 하는 유익한 콜레스테롤이다.)을 증가
- 정상 혈당 유지에 도움
- 펠라그라 치료 약
- 정신질환과 우울증
- 혈액순환 증진
- 관절염에 효과적
- 면역 증진
- 위산 분비 촉진 (소화 증진)

본래 비타민 B3의 화학명은 니코틴산(nicotinic acid)이었다. 그러나 많은 사람이 담배의 성분인 니코틴과 혼동을 하여 니아신이라고 그 화학명을 바꾼 것이다. 비타민 B3도 비타민 B1, B2와 마찬가지로 탄수화물의 신진대사에 포함되는 영양물질 중의 하나이다.

비타민 B3는 혈액순환과 만성질환의 발생 기전과 밀접한 관계가 있는 프로스타글란딘(Prostaglandin)의 대사에 관여하고 있으므로 여러 가지 병에 응용될 수 있다. 프로스타글란딘(Prostaglandin)은 강력한 생리활성 호르몬으로 혈관 수축과 확장, 혈소판 응집 촉진이나 저하, 척추신경의 고통 신호 감지, 분만 유도, 안구 내압 감소, 염증반응 조절, 칼슘 분자 움직임 조절, 발열 조절 같은 기능을 한다.

비타민 B3의 작용 중 중요한 것은 콜레스테롤을 낮추면서 HDL은 올리는 특성이다. 실제로 콜레스테롤을 낮추면서 HDL을 올리는데 응용되기도 한다.

비타민 B3의 작용 중 혈당을 일정하게 만들어 주는 역할이 있다. 따라서 저혈당의 증세가 있는 사람들이 이 비타민을 응용하기도 한다. 또한 단 음식에 대한 욕구를 줄이는 데에도 응용된다. 지금도 지중해 연안에 가면 볼 수 있는 펠라그라(pellagra)란 질환이 있다. 피부염, 설사, 의식장애 및 사망(4D disease : dermatitis, diarrhea, dementia, death)을 동반하는 병인데 비타민 B3의 결핍으로 오는 병이다.

비타민 B3는 조현병(schizophrenia, 정신분열증) 치료에 사용된 최초의 비타민이며 우울증 치료에도 도움을 준다. 조현병 치료에 비타민 C, 비타민 B6와 함께 비타민 B3를 같이 처방해 효과를 보고 있는 자연 치료 정신과 의사들이 있다. 이는 부작용이 없이 신경 안정제의 역할을 해내고 있기 때문이다.

이밖에도 장난이 심하고 학교성적이 좋지 않은 아이들에게 효능이 있다. 정신집중력이 모자라는 아동들은 대개가 학습능력이 떨어진다. 이는 마치 펠라그라의 정신력 부족과 비슷한 면이 있다. 이런 아동들에게도 비타민 B3는 효과가 있다.

노인성 치매에도 비타민 B3와 함께 비타민 B6, 비타민 B12, 비타민 C, 필수 지방산, 아연, 마그네슘 등을 투여해 프로스타글란딘의 대사에 긍정적으로 작용하게 함으로써 효과를 볼 수 있다.

비타민 B3는 혈액순환의 증진을 도모할 수 있다. 비타민 B3는 혈관을 확장시키고 또한 혈액의 점도를 낮춤으로써 혈액순환을 도와 고혈압 치료에도 응용된다. 잠이 잘 오도록 하는 효능도 있으며 어지러움증(meniere's disease) 치료에도 쓰인다.

관절염에도 큰 효과를 보인다. 요즈음처럼 수많은 관절염 치료제가 나오기 전에는 비타민 B3가 많이 사용됐다. 부작용도 적고 효과가 좋았으나 이 비타민을 관절염 치료에 추천하는 제약회사가 없으므로 비타민 B3는 관절염 치료에 잊혀진 상태이다. 그러나 아직도 효과가 있는 관절염 치료제로 쓸 수 있다.

또한, 자가면역 질환에도 효과가 있다. 자가 면역질환은 한 두 가지가 아니다. 그리고 자가 면역질환이 점점 늘어나는 추세에 있다. 비타민 B3가 면역성을 올려주는 작용을 한다. 따라서 자가 면역질환에 유용한 영양제라고 볼 수 있다.

비타민 B3는 위산 분비를 촉진 시킨다.

따라서 위산 부족증이 있는 사람들에게는 좋게 작용하지만, 반면 위산과다증이나 위궤양이 있는 사람들에게는 금물이라고 할 수 있다.

이러한 효능을 가진 비타민 B3의 결핍은 피부염, 설사, 의식장애 그리고 사망까지 갈 수 있는 '펠라그라'를 초래할 수 있다.

(2) 복용법

성인 1일 권장량은 16mg이다. 흰 밀가루에 섞여 있는 양으로 충분하며 또한 종합 비타민이나 미네랄제제에 들어 있는 것으로 충분하다. 하지만 100mg 이상 복용시 부작용이 있을 수 있어 고용량 복용은 삼가야 한다.

비타민 B3, B6, B12의 일일 권장 섭취량이 100% 들어있는 복합비타민제를 복용하도록 한다.

(3) 부작용

많은 좋은 작용을 하는 비타민 B3가 별로 널리 쓰이지 않는 이유는 부작용이 있기 때문이다. 비타민 B3를 100mg이상 복용하면 심한 피부 충혈이 초래되면서 가렵기도 하며, 열이 나며, 온 몸이 붉게 충혈 될 수도 있기 때문이다.

이는 히스타민의 유출로 발생하는 일종의 알레르기 현상이다.

상당히 불편한 감을 갖게 되며, 심하면 뇌 혈액순환에 지장을 초래하기도 한다. 그리고 니아신을 과잉 섭취하면 간 손상이 발생할 수 있다. 이는 니아신이란 성분의 비타민 B3의 작용 때문이다. 그러나 니아시나마이드(niacinamide)라는 성분은 위와 같은 부작용이 없으며 그 작용도 니아신만큼 강하지는 않다.

유럽에서는 비타민 B3중의 한가지인 이노시톨 헥사나이아시네이트 (inositol hexaniacinate)가 많이 쓰이고 있다. 이 성분도 피부 충혈로 인한 여러 가지 불편한 부작용이 없다.

(4) 함유식품

참치, 닭고기, 간, 육류, 버섯, 땅콩 등에 많이 함유돼 있다.

이들 비타민들은 해산물을 포함하여 지방이 없는 신선한 고기에 가장 풍부하게 함유되어 있다. 정제된 곡물에는 대부분의 사람들이 생각하는 것과는 달리 이런 영양소들이 많지 않다. 제분업자들이 곡물을 공정하는 과정에서 밀가루를 기본으로 하는 제품에 영양분을 높이기 위해 이런 영양소들을 첨가한다. 하지만 신선한 살코기 단백질을 섭취하는 것이 훨씬 낫다.

4) 비타민 B5 (판토테닉산, Pantotenic acid)

(1) 효능

- 호르몬 생성 작용 (부신호르몬, 성호르몬)
- 스트레스 반응조절
- 불임증에 효과
- 면역 증진
- 항염증 (류머티즘 관절염에 효과적)
- 알레르기 예방
- 탄수화물, 단백질, 지방 대사
- 아세틸콜린 생성에 필수적
- 요산 억제 (통풍 예방)
- 동맥경화 예방

비타민 B5는 부신 기능 유지에 필요한 영양소로 이로부터 생산되는 부신 호르몬에 중요하다. 부신 호르몬은 스테로이드 호르몬이고 또한 스트레스가 올때에 쓰이는 호르몬이다. 따라서 스트레스가 오래 지속될 때에는 비타민 B5의 부족이 오게 된다.

스트레스가 있을 때 비타민 B5와 비타민 C를 같이 복용함으로써 스트레스 호르몬을 생산하는 부신의 기능을 올려 줄 수 있게 된다. 그러나 스트레스가 몰려오는 것에 비해, 비타민 B5의 보충이 없을 때는 피로감이 쉽게 오고, 우울증 및 불면증에 걸릴 수 있게 된다.

또한 비타민 B5는 콜레스테롤로부터 성호르몬을 만들어 내는 작용을 촉진 시킨다. 이를 응용해 불임증에 비타민 B5를 써서 효과를 볼 수 있다.

면역 기능을 높여주는 역할도 한다. 면역 기능의 중요한 한 부분인 부신의 기능을 강화하여 전체적인 면역성을 올려주게 된다. 계속적인 스트레스가 오면 면역이 떨어지게 되는데 비타민 B5가 충분하면 부신의 기능에 문제가 없게 된다. 즉 스트레스로부터 오는 피해를 최소한으로 줄일 수 있게 된다.

류머티즘 관절염 치료에 효과가 있다. 앞에서도 설명했지만, 비타민 B5가 부신의 기능을 활성화시켜 항염 작용의 스테로이드 호르몬의 분비를 원활하게 도와줌으로써 관절염을 치료해주는 것이다.

또한 비타민 B5는 비타민 B6와 함께 백혈구로부터 생성되는 항체를 튼튼하게 만들어 주는 역할을 할 수 있도록 부신의 기능이 더욱 강화됨으로써 알레르기를 이겨낼 수 있는 힘이 생기게 된다. 의사들 중에는 자주 병을 앓는 사람들이나, 환경 오염으로부터 올 수 있는 여러 가지 병에도 비타민 B5를 쓴다.

상처가 잘 아물라고 비타민 B5를 쓰는 의사들도 있다. 수술 후 비타민 B5를 투여했더니 수술 후 상처의 치유가 빨리 되었다는 보고가 있다. 즉 상처 치료에 응용될 수 있다. 다른 항염작용을 하는 약과 같이 쓸 때 상승효과를 볼 수 있다.

음식 알레르기를 알아내서 이를 피하려 할 때 비타민 B5를 같이 복용하면 탁월한 효과를 볼 수 있다. 비타민 B5의 면역성을 올리는 특성을 이용해 심한 알레르기가 있을 때 비타민 C와 함께 비타민 B5를 고농도 투여함으로써 알레르기를 이길 수 있다. 하지만 비타민 B5는 비타민 C와 마찬가지로 어느 수준을 넘기면 설사가 날 수 있으므로 고농도로 투여할 때는 주의해야 한다.

또한, 비타민 B5는 탄수화물, 단백질, 지방으로부터의 에너지 생산에 도움을 주고 뇌와 신경의 전도 물질인 아세틸콜린(acetylchiline)을 생성하기 위해 절대적으로 필요하다. 따라서 비타민 B5가 부족하면 기억력 장애 등이 올 수 있다. 마지막으로 요산의 생산을 억제하여 요산의 과다로 발생 할 수 있는 통풍을 예방하고 콜레스테롤의 산화를 방지함으로써 동맥경화를 막아 준다.

비타민 B5의 결핍시 피로, 무관심, 두통, 불면증 등의 증상이 나타날 수 있다.

(2) 복용법

성인1일 권장량은 5mg 정도이지만, 종합 비타민이나 미네랄제제에는 보통 10~25mg 정도 들어 있다. 하루 한알 정도로 충분하다. 그러나 특수한 경우에는 상당히 많은 양의 비타민 B를 쓸 수 있다.

(3) 부작용

부작용은 거의 없으나 아직 밝혀진 것이 없다.

(4) 함유식품

판토테닉 산이란 원래 희랍어인데 그 뜻은 "모든 곳"이다. 즉 거의 모든 음식에 골고루 다 들어 있다. 각종 육류 특히 간에 많이 들어 있다. 그 밖에도 달걀, 생선, 전곡류, 옥수수, 콩과 팥 종류, 해바라기 씨, 각종 채소류 등이다.

5) 비타민 B6 (피리독신, Pyridoxine)

(1) 효능

- 인간의 노화와 밀접한 관련
- 단백질 대사에 광범위하게 작용
- 면역 증진
- 심혈관 질환 예방

- 정서안정 및 우울증 치료
- 이뇨작용
- 위산 생성
- 적혈구 생성
- 면역 기능
- 생리 전 증후군의 치료

여러 가지 영양소들이 다 항노화 작용이 있겠지만 그중에서도 비타민 B6만큼 인간의 노화와 밀접한 관련이 있는 영양소도 별로 없을 것이다.

예를 들어, 비타민 B6의 부족이 있으면, 면역성이 떨어지고, 정신력이 흐려지고, 심장의 기능이 원활하지 못하고, 심지어는 발암률까지도 높아진다고 알려지고 있다. 나이를 먹어 갈수록 비타민 B6의 흡수가 떨어진다. 따라서 나이 40이 넘게 되면 비타민 B6를 더많이 섭취해야 한다.

한 연구조사에 의하면 대부분의 미국인들(젊었거나 늙었거나)의 50~75%가 비타민 B6의 섭취가 모자란다고 한다.

비타민 B6가 부족할 때 왜 노화가 촉진되는지 살펴보자.

비타민 B6의 역할은 광범위하다. 탄수화물, 단백질 및 지방질 대사에 절대로 필요한 비타민이다. 그 중 각종 아미노산의 대사에 광범위하게 작용한다. 여러 가지 효소의 작용에 보조인자(co-factor)로 작용하면서 각종 신진대사에 다양하게 관여하고 있다.

또한, 흉선(가슴뼈의 뒤, 심장과 대동맥의 앞에 위치하는 림프 면역 기관)을 자극하여 면역증진의 역할을 한다. 아연과 함께 작용하여 치아 부근의 면역 물질을 증진시킴으로써 충치를 예방하기도 한다.

비타민 B6는 심장병 및 순환기 계통 질병을 예방하는데 탁월한 효능을 갖고 있다. 여기에 고혈압, 동맥경화증 및 심장병 환자들이 비타민 B6를 복용해야 하는 이유들이 있다. 우선 프로스타글란딘의 대사에 관여함으로써 혈압을 낮추며, 혈소판들이 서로 엉기는 것을 막아 주면서 혈액의 응고상태를 낮춤으로써 혈액을 맑게 하며, 동맥벽의 이완을 촉진함으로써 치료 효과를 낸다.

최근에 많이 논의되고 있는 호모시스테인(Homocysteine : 아미노산 메티오닌에서 시스틴으로 합성되는 과정에 문제가 생겨 나타난 중간물질)을 제거하는데 비타민 B12, 엽산과 함께 비타민 B6가 절대로 필요하다는 사실이 밝혀지고 있다. 호모시스테인이 동맥경화를 촉진하는데 다른 어떤 요소보다 더 깊숙이 관여하고 있기 때문이다. 조혈작용(몸 안에서 피를 만드는 작용)을 하며 비타민 B6가 부족하면 마치 철분이 부족했을 때 오는 빈혈과 비슷한 결과를 초래 한다.

다른 비타민의 흡수를 도와주는 것 또한 비타민 B6의 역할이다.

필수 지방산이 프로스타글란딘으로 변하는 데에도 비타민 B6가 필요하다. 이는 생리 전 증후군(PMS)의 치료에 탁월한 효과를 낼 수 있다. 그 이유는 PMS의 여러 가지 증상을 일으키는 원인을 근본적으로 제거하기 때문이다. 여기에는 정서를 안정시키는 효과도 포함된다. 그리고 프로스타글란딘의 대사에 깊숙이 작용하여 각종 관절염 치료에 효과를 낸다.

한 연구조사에 의하면, 류머티즘 관절염 환자들의 혈중 비타민 B6의 농도가 낮다고 한다. 관절염 치료에 비타민 B6를 써볼 수도 있는 것이다. 이때 비타민 B6를 따로 투여해도 되고 종합 비타민이나 미네랄제제에 들어 있는 비타민 B6를 대용해도 된다. 하루에 25밀리그램 정도면 된다. 비타민 B6를 아연하고 같이 복용하면 더 큰 효과를 얻을 수 있다.

비타민 B6는 아미노산 트립토판(Tryptophan : 동물의 생육에 필요한 아미노산의 일종)이 세로토닌(Serotonin : 뇌의 시상하부 중추에 존재하는 신경전달물질로 기능하는 화학물질 중 하나로 기분을 조절할 뿐만 아니라, 식욕, 수면, 근수축과 관련한 많은 기능에 관여한다)으로 변하는 과정에 깊게 관여함으로써, 정서안정에 도움을 주며, 우울증에서 벗어나게 하며, 불면증을 고쳐준다. 이 밖에도 멜라토닌(뇌에서 분비되는 생체 호르몬으로 의학적으로는 불면증 치료에 사용되는 약물이다.), 도파민과 같은 신경전도 물질의 생성에 절대로 필요한 보조인자의 역할을 함으로 정신신경 활동에 꼭 있어야 하는 비타민이다.

자폐증이 있는 어린이들에게도 비타민 B6를 쓰기도 한다. 물론 비타민 B6만으로 자폐증을 치료하는 것은 아니고 다른 치료제에 이 비타민도 포함 시킨 것이다.

비타민 B6가 신경전달물질 생성에서 중요하고 핵심적인 역할을 한다는 것은 다음과 같은 사건이 있고 나서 더 명확하게 드러났다.

1950년대, 미 전국의 어린이들이 원인모를 간질을 앓게 되었다. 당황한 당국에서 이를 추적해 본 결과 당시에 시판되고 있던 특정한 유아식에 비타민 B6가 들어 있지 않았기 때문이라는 것을 알아내어 이를 시정 했더니 어린이들의 간질이 없어졌다고 한다. 이러한 사례를 보면 비타민 B6의 중요성을 확실히 알 수 있다.

비타민 B6는 이뇨제의 작용도 갖고 있으며, 위산의 생성 그리고 각종 스트레스로부터 몸을 보호하는 기능도 갖고 있다.

비타민 B6가 낮을 때 혈당 수치가 필요 이상으로 높아질 수 있다. 따라서 당뇨병 환자들은 비타민 B6를 복용하면 좋을 것이다.

비타민 B6의 결핍증상에는 피부염, 설염, 발작, 두통, 빈혈 등이 있다.

(2) 복용법

일일 필요량은 종합 비타민이나 미네랄 제제에 들어 있는 양이면 충분하다. 15~25mg 정도이다. 그러나 특정한 상태에서는 하루에 50~150mg 정도 양을 쓰기도 한다. 그러나 50mg 이상의 양을 오랜 기간을 복용할 때에는 의사의 지시 아래에서 복용해야 안전하다. 그 이상의 양은 오히려 심각한 부작용을 초래할 수 있다.

비타민 B6를 복용하면 마그네슘을 많이 소비하기 때문에 마그네슘과 같이 복용하는 것이 좋다.

(3) 부작용

많은 양을 장기적으로 복용할 경우 오는 부작용들에는 다음과 같은 것들이 있다. 감각 신경에 영구적인 해를 끼칠 수 있고 여기서 오는 증상으로는, 손과 발이 저리고 심하면 걷기가 힘들 정도가 될 수 있다.

(4) 함유식품

육류, 생선류(연어), 전곡 류, 바나나, 감자, 자두, 당근, 콩, 팥, 칠면조 등이다.

6) 비타민 B7 (비오틴, Biotin)

(1) 효능

- 지방산 대사에 필수적
- 땀샘, 신경 조직, 남성들의 성 기능, 피부, 머리카락 등의 건강

비오틴은 아주 미세한 양만 있어도 된다. 그러나 미세한 양도 없는 경우에는 다른 비타민들이 작용을 제대로 해내지 못한다.

또한 비타민 B7은 탄수화물, 단백질 및 지방질 대사에도 필요한 영양소이다. 특히 필수 지방산 대사에 절대로 필요하다.

균형 잡힌 종합 비타민이나 미네랄제제에는 비타민 B7이 들어 있다. 그러나 장내 우호적인 세균에 의해서도 만들어진다. 따라서 좋은 장내 환경의 유지가 있어야 한다. 이에 따라 항생제를 자주 사용하는 사람들은 장내 세균의 파괴가 있게 되고 이는 비타민 B7의 생성을 방해할 수 있다. 머리가 빠지는 사람들, 이유 없이 피부염으로 고생하는 사람들, 우울증, 빈혈 그리고 구역질이 잘 나는 사람들도 비타민 B7 부족을 염두에 두어야 한다.

또한, 많은 논란이 있기는 하지만, 칸디다(곰팡이) 감염증을 만성으로 앓고 있는 사람들이 비타민 B7을 써서 효과를 보았다는 보고도 있다.

이밖에도 비오틴은 땀샘, 신경 조직, 남성들의 성기능, 피부, 머리카락 등의 건강을 위하여 필요한 영양소이다.

주의사항으로 비오틴 결핍은 장기간 과량의 익히지 않은 달걀흰자를 섭취했을 때 나타난다. 익히지 않은 달걀흰자에 함유 되어있는 아비딘(avidin)이라는 당단백은 비오틴과 강하게 결합하여 소화기관에서 분해되지 않기 때문에 비오틴의 흡수를 불가능하게 한다.

비오틴이 결핍되면 탈모, 피부염, 식욕 감퇴 등의 증상이 나타나고 영아 또는 성장기 어린이의 성장이 저해된다.

(2) 부작용

비오틴은 과량 섭취로 인한 중독증으로부터 안전한 비타민이다. 장기간 비오틴을 과잉 복용하더라도 좀처럼 중독 증세가 나타나지 않는다.

(3) 함유 식품

호두, 땅콩, 달걀, 정어리, 귀리, 양송이, 게, 시금치, 바나나, 우유 등에 함유되어 있다.

7) 비타민 B9 (엽산, folic acid)

(1) 효능

- 암 예방
- 혈중 호모시스테인 감소(심장과 혈관 건강)에 가장 중요한 역할
- 정신건강과 사고능력 증진
- 임신 중 태아의 신경 조직 발달
- 잇몸병 치료
- 통풍 예방과 치료
- 관절염치료
- 화학요법(Chemotherapy:체내에 침입한 병원체(病原體)에

대해서는 사멸시키거나 번식을 저지시키는 화학약품을 사용하여 병을 근본적으로 고치려고 하는 요법)부작용 감소

본래 엽산이란 말은 잎(foliage)에 많이 들어 있다고 해서 생긴 이름이다. 실제로 시금치 잎으로부터 엽산이 최초로 추출된 바 있다.

엽산이 부족하면 세포들의 젊음이 사라지기 시작한다. 따라서 엽산의 계속적인 보충이 절대로 필요하다. 다행히도 많은 음식물 속에 엽산이 골고루 있다. 그러나 무슨 이유에서든지 엽산의 공급에 부족이 오면 노화가 빨리 촉진된다는 사실들이 새롭게 드러나고 있다.

엽산은 비타민 B12 와 비슷한 기능을 갖고 있다. 비타민 B12와 마찬가지로 엽산이 부족하게 되면 뇌의 기능에 문제가 생기기 시작하고, 우울증의 악화, 수면부족 등의 문제가 발생할 수 있다.

엽산 부족이 최저 한계치에 이르면, 특정한 암 발생과도 밀접한 관계가 있다고 알려지고 있다. 특히 폐암과 자궁경부암의 발생과 엽산 부족이 연관이 있는것으로 지적되고 있다. 과학자들은 많은 암의 발생이 미량소의 영양부족과 밀접한 관계가 있음을 알아내고 있다.

예를 든다면, 알라바마 의과대학의 연구 조사결과 자궁경부암은 특정된 바이러스와 상관관계가 있는데 자궁경부에 국한된 엽산이 부족할 때 암이 발생한다는 것이다. 즉 엽산이 자궁경부에 충분히 있을 때는 자궁경부암의 발생을 막을 수 있다는 것이다. 엽산의 작용 중 하나가 세포핵의 염색체를 튼튼하게 만들어 주는 것인데, 튼튼한 염

색체는 바이러스 등 외부의 해로운 인자들의 침입을 막아 준다. 엽산과 발암 관계를 살펴보면, 엽산 부족이 있을 때 자궁경부암 및 폐암은 물론 식도암, 장암, 유방암의 발생과도 밀접한 관계가 있다고 한다.

엽산의 기능 중 새롭게 발견된 것 중 가장 중요한 것은 엽산 부족이 동맥경화를 촉진시킨다는 것이다. 엽산은 심장과 혈관의 건강에 절대적으로 중요하다. 건강한 심장이란 건강한 혈액순환이 전제되어야 한다. 혈액순환이 제대로 되려면 혈관 벽에 침전물은 없어야 한다. 혈관 벽에 침전물이 쌓이는 과정을 동맥경화증이라고 부른다.

동맥경화를 촉진하는 요소로 높은 콜레스테롤, 고혈압, 흡연, 운동 부족등이 있는데, 최근에 알려지기 시작한 호모시스테인의 역할이 다른 어떤 요소보다 더 중요하다는 것이다. 그런데 이 호모시스테인이 신진대사 끝에 발생하는 단백질이며 엽산이 부족할 때 혈중 농도가 높아지는 것이다. 즉, 몸속에 엽산이 풍부하게 있을 때는 호모시스테인의 수준이 아주 낮아지면서 동맥경화로의 발전이 서서히 진행된다.

1995년에 터프트 의과대학에서 연구한 바에 의하면, 나이 67세~96세 사이의 사람들에게 초음파 검사를 해 보았더니 호모시스테인의 혈중 농도가 높은 사람들은 뇌졸중을 일으킬 수 있는 경동맥이 좁아진 백분율이 두 배나 높았다고 한다. 즉, 호모시스테인의 혈중 농노와 동맥경화의 비율이 비례한다는 사실을 확인한 것이다.

이 밖에도 비타민 B6및 비타민 B12도 호모시스테인을 낮추는 작용을 한다. 하지만 엽산, 비타민 B6, 비타민 B12순의 중요도로 엽산의 작용이 가장 중요하다.

또한, 호모시스테인의 감소는 노인의 정신작용에도 긍정적으로 작용하여 노인성 치매의 예방에도 도움이 된다. 호모시스테인을 낮추는 작용 때문이다. 호모시스테인이 뇌동맥의 경화를 촉진시킴으로써 뇌의 혈액순환에 방해가 될 뿐 아니라, 호모시스테인 자신이 뇌에 부정적으로 작용하고 있기 때문이다. 실제로 노인성 치매가 있는 사람들을 조사해 보았더니 엽산농도가 건강한 사람들에 비해 3분의 1 수준이었으며, 이들에게 엽산을 투여했더니 치매증상이 호전되었다고 한다.

엽산은 치매뿐만 아니라 다른 정신사고능력에도 깊숙히 작용하고 있음이 여러 연구를 통하여 밝혀지고 있다.

독일의 한 연구에서는 젊은이들의 정서불안, 집중력 부족, 내성적인 성격, 자신감 부족에도 엽산을 8주간 투여했더니 극적인 효과가 나타났다고 한다.

임신 초기에 임산부에게 엽산이 부족하면 태아에게 이분척추(선천성 기형의 하나로 척주(spinal column)의 특정 뼈가 불완전하게 닫혀있어 척수의 부분이 외부에 노출되는 신경관 결함 질환)라는 불행한 기형이 생길 수 있다. 엽산은 태아의 신경조직 발달과 이분척추 예방의 효능이 있다. 임신을 앞두고 있는 여자들은 임신 전부터 엽산을 보충하는 것이 중요하다. 임신한 후부터 엽산을 복용하면 늦을 가능성이 있다. 왜냐하면, 임신 초기부터 태아의 신경조직이 발달되기 때문이다.

많은 경우에 임신 초기가 지나야 임신하게 된 줄 알게 되는데 그로 인해 엽산이 부족하면 태아에게 이분척추가 발생할 수 있다. 일설에 의하면, 엽산 부족과 언청이의 발생도 상관관계가 있다고 한다. 이에 대하여는 앞으로 더 많은 연구가 있어야 할 것으로 보인다.

엽산이 부족하면 잇몸의 병이 많이 발생할 수 있다. 엽산을 복용도 하지만 액체로 된 엽산을 잇몸에 바름으로써 잇몸질환 치료에 많은 도움을 얻을 수 있다.

통풍의 원인이 되는 물질의 생성을 막는 역할도 엽산이 할 수 있다. 통풍이 있는 사람들은 고농도(5000μg, 이 정도의 고농도는 의사의 처방이 있어야 한다)의 엽산을 복용하면 예방과 치료의 효과를 볼 수 있다.

위와 같은 고농도의 엽산은 퇴행성 관절염 치료에도 효과가 있다.

또한, 항암제 치료같은 화학요법을 받는 사람들은 엽산을 복용함으로써 화학요법의 부작용을 줄일 수 있을 가능성이 있다. 많은 화학요법이 바로 엽산의 파괴를 가져오기 때문이다.

피임약을 복용하는 여성들, 식생활에 신경을 쓰지 않는 사람들, 소화 흡수기능 저하중의 사람들, 제산제를 장복하는 사람들, 알코올 중독자들은 엽산 부족이 올 가능성이 많은 사람이다.

엽산 결핍시 나타나는 증상에는 거대적아구성 빈혈, 설염, 성장 장애 등이 있다.

(2) 복용법

음식을 통해서 건강에 필요한 만큼 전부 섭취하기는 그리 쉽지 않다. 따라서 영양제들을 통해서 나머지 필요한 양을 보충해야 할 것이다. 종합 비타민이나 미네랄제제에는 보통 400~800μg 정도 들어있다.

담배를 피우는 사람들은 3배 정도 더 많은 엽산을 복용해야 담배를 피지 않는 사람들과 비슷한 혈중 농도를 유지할 수 있게 된다.

여기서 한가지 유의해야할 사항은 엽산을 투여함으로써 비타민 B12의 부족이 온 것을 모르고 지나갈 수 있다는 점이다. 두 영양소가 모두 비타민 B이고 또한 작용이 겹치는 경우가 있다. 특히, 조혈 기능에 둘 다 작용하는데 비타민 B12의 부족으로 오는 빈혈도 엽산의 투여로 빈혈은 없어지게 된다.

(3) 부작용

1일 15 mg 이상 고용량 섭취시 위장관 장애, 쓴맛, 식욕부진, 오심, 고창(복부나 장에 가스참), 악몽, 수면장애, 흥분, 우울, 집중부족, 과잉행동, 혼란, 판단력 장애 등이 나타날 수 있다.

(4) 함유식품

시금치에 많이 들어있다. 그 밖에 콩 종류, 감귤류 및 녹황색 채소들에도 많이 들어 있다. 그러나 실제로 엽산이 가장 많이 들어 있는 음식물들은 각종 육식으로부터 찾을 수 있다. 그러나 육식에는 건강상 문제가 되는 포화지방산을 비롯하여 높은 콜레스테롤 그리고 요즈음에는 믿을 수 없는 여러 가지 화학성분들도 들어 있어 주의해서 섭취해야 한다.

8) 비타민 B12 (코발라민, Cobalamin)

(1) 효능

- 위장, 골수 및 신경 세포들의 대사에 깊숙한 작용 (이 세포들의 기능 도움)
- 과대망상, 우울증 개선
- 아동의 성장
- 핵산의 조성
- 적혈구를 생성
- 신경을 싸고 있는 수초(myelin) 생성
- 알레르기
- 치매
- 암 예방

비타민 B12는 조혈에 절대로 빠져서는 안될 영양소이나 천식, 관절염, 피곤증, 알콜 중독, 발등에 불거져 나오는 뼈 등의 치료 및 알레르기 치료에도 좋은 효과를 본다.

비타민 B12가 모자라면 악성 빈혈에 걸리게 된다. 특히 위장에서 나오는 위산과 내인 자(intrinsic factor)의 분비가 잘 안 될 때 빈혈에 걸리게 된다. 이는 일종의 자가면역질환이다. 그러나 늙어 갈수록 위산의 분비가 떨어지게 되므로 노인들에게는 비타민 B12 결핍증이 많이 온다.

빈혈은 오지 않더라도 비타민 B12 부족으로 여러가지 정신 신경작용에 문제가 생겨 치매가 올 수 있다. 과대망상 및 우울증이 비타민 B12의 부족으로도 올 수 있다. 따라서 이런 증상이 나타나면 다른 치료를 하기 전에 먼저 비타민 B12를 투여해 보는 것이 좋다.

노르웨이의 한 정신병원에 입원한 사람들 중 우울증 환자의 15%에서 비타민 B12 부족증을 알아내고 비타민 B12 주사를 했더니 우울증이 없어졌다는 보고가 있다. 또 다른 연구조사에 의하면 정신질환 환자들중 중환자에게 비타민 B12를 투여했더니 경과가 좋아졌으며, 환자들의 자각증상의 개선을 많이 보고 받았다고 한다.

면역성이 떨어진 사람들에게 비타민 B12를 투여함으로 면역성이 올라갔다는 보고가 있다. 또한 만성 피곤증에도 효과를 본다. 육체적, 정신적 피로가 있는 사람들에게 비타민 B12를 주기적으로 투여했더니 많은 사람들에게서 자각증상의 개선이 있었다고 한다.

심한 알레르기가 있는 사람들에게 비타민 B12 1천 마이크로 그램을 경구 투여했더니 많은 증상의 개선이 있었다고 한다.

비타민 B12가 부족하면 치매가 올수도 있다. 비타민 B12의 부족이 있을 때 정신집중력이 떨어지고 기억력에 문제가 생기기 시작할 수 있기 때문이다. 병이 좀 더 심하게 진행이 되면 치매라는 진단을 내릴 수 있고 아주 심한 상태에서는 알츠하이머 치매라고까지 할 수 있다. 그러나 이 문제에 대하여, 문제의 심각성을 인식하고 있는 사람들이 그리 많지 않은 것이 사실이다.

최근에 터프트 대학에서 연구 조사한 자료에 의하면, 나이 60~69세 사이의 사람들의 24%, 70~79세 사이의 사람들의 32% 그리고 80세 이상 되는 사람들의 40%가 이와 같은 문제를 안고 있다고 한다. 이는 비타민 B12를 투여하면 손쉽게 나을 수 있는 병을 그대로 놓아둠으로써 환자 본인은 물론 가족들에게도 심각한 문제를 안겨 주게 된다.

나이를 먹어 갈수록 위에서 나오는 위산, 펩신 및 내인자의 분비가 줄어들게 됨으로 비타민 B12 결핍을 가져오게 된다. 비타민 B12 결핍증은 아주 완만하게 온다. 몇 년에 걸쳐서 오기 때문에 쉽게 알아차리기 어렵게 된다.

이처럼 비타민 B12의 부족이 치매의 원인이라는 것을 인식하지 못하면 다른 모든 치료가 헛되게 되는 것이다. 오랜 시일을 두고 발생하는 것이 비타민 B12 결핍증이다. 10년, 20년, 심지어는 30년이 지나야 비타민 B12 결핍이 올 수 있다. 따라서 중년 때부터 비타민 B12에 대한 대책을 세우는 것이 상책이라고 볼 수 있다.

비타민 B12와 엽산을 투여했더니 전암 상태(precacerous)가 정상화 되었다는 연구보고가 있다. 알라바마 의과대학에서 조사한 바에 의하면, 엽산 10밀리그램과 비타민 B12 1밀리그램을 4개월 동안 투여했더니 흡연자들의 폐 조직 검사에서 전암 상태가 정상화됨을 발견했다고 한다. 연구 조사자들의 소견은 흡연하는 사람들의 폐 조직에만 국한된 비타민 결핍증이 왔다는 것이었다. 이 말은 비타민에는 암을 예방하는 특성이 있다는 것이다.

비타민 B12 결핍증상으로 악성빈혈이 발생할 수도 있다.

(2) 복용법

일일 필요량은 아주 소량이다. 실제로 비타민 B12를 조금도 섭취하지 않더라도 비타민 B12결핍증이 나타나려면 수년 내지는 수십 년이 걸릴 정도이다.

몸속에 저장돼 있는 비타민 B12를 다 쓰는데 오랜 시간이 걸린다. 비타민 B12는 간, 신장, 심장 및 골수등 기관에 저장되어 있다.

비타민 B12 부족이 왔다는 말은 다른 영양상태에도 많은 문제가 있음을 의미할 때가 많이 있다. 하루에 1~3μg 밀리그램을 섭취하면 된다. 이 정도의 양은 큰 달걀 하나에 들어 있는 정도이다. 따라서 비타민 B12의 부족은 음식에서부터 온다기보다는 위산 및 내인자의 분비 결핍으로부터 온다고 볼 수 있다. 종합 비타민이나 미네랄 제제에 들어 있는 양으로 충분하다고 볼 수 있다.

(3) 부작용

알려진 부작용은 거의 없지만 하루 권장량보다 고용량을 장기적으로 섭취하는 것은 의사와 상담하는 것이 좋다.

(4) 함유 식품

비타민 B12가 많이 들어 있는 음식들은 원칙적으로 동물성 식품들이다.

각종 생선 종류 특히 조개류, 광어, 청어, 정어리, 문어, 게, 고등어 등에 많이 들어 있고 또한 각종 낙농 제품, 육류, 달걀 등에도 많이 들어 있다.

채식주의자들이 가장 조심해야 할 부분이 바로 비타민 B12 결핍증에 걸리는 것이다. 원칙대로라면 채식주의자들도 위와 같은 걱정을 하지 않아도 되었을 것이다.

흙 속에 비타민 B12를 만들어 주는 미생물들이 있기 때문이다. 그러나 수많은 농약으로 인하여 흙 속의 미생물 분포에 변화가 와 있는 오늘날 현실에서는 흙 속의 비타민 B12가 많이 부족 되어있는 상태이다. 따라서 채식주의자들은 비타민 B12의 섭취에 대하여 남다른 주의를 기울여야 할 것이다. 그러나 채식주의자들도 수십 년 이상이나 평생 채식만 할 때 발생하는 것이 비타민 B12 결핍증이지 불과 몇 년 사이에 비타민 B12 결핍증은 오지 않는다. 그 이유는 비타민 B12의 일일 수요가 아주 소량일 뿐 아니라 몸 안에 일단 저장된 비타민 B12가 전부 없어지려면 오랜 세월이 지나야 되기 때문이다.

9) 그 외의 비타민 B

지금까지의 B-비타민들은 실제로 신진대사에 광범위하게 쓰여지는 B-비타민들이다.

그러나 다음의 B-비타민은 별로 언급되지 않는 경우가 대부분이다. 그렇다고 해서 이들의 중요성이 다른 B-비타민에 비해서 떨어지는 것은 아니다. 앞으로 이에 대한 연구가 있을수록 새로운 사실들이 발견될 가능성이 많이 있다.

파바, 이노시톨, 바이어튼, 콜린등이 있다.

2. 비타민 C (아스코빅 산, Ascorbic Acid)

(1) 효능

- 괴혈병의 치료
- 강력한 산화 방지제

- 항암작용
- 몸의 모든 세포를 튼튼히
- 광범위한 생리작용
- 면역증진(인터페론 생성)
- 철분 흡수
- 신경전달물질 생성
- 알레르기 예방
- 심혈관 질환 예방
- 남성의 불임개선
- 백혈구 작용 증진
- 기관지염, 천식 등의 예방
- 잇몸질환과 각종 염증 치료

비타민 C는 강력한 산화방지제로 특히 그 효과를 체험한 기적같은 사례들이 많은 영양제이다. 수용성이기 때문에 혈액이나 체액에서 산화방지제 역할을 하며 유리기(활성산소)의 많은 부분을 중화시켜 낸다. 그러나 유리기의 완전한 처리가 되지 않았을 때에는 유리기가 세포막까지 이르게 된다.

이때 세포막에 있던 비타민 E가 작용하여 나머지 유리기의 대부분을 처리해 낸다. 즉 비타민 C와 비타민 E는 상호보완적으로 일을 돕고 있는 것이다. 세포막은 주로 각종 지방질로 구성되어 있기 때문에 지용성인 비타민 E가 위치하고 있으면서, 혈액과 체액에서 비타민 C가 산화방지제로 작용하듯이, 세포막에서 산화방지제로 작용하고 있다. 즉 비타민 C와 비타민 E는 유리기에 대해 서로 상호작용을 하면서 산화방지제 역할을 하고 있는것이다.

이 두 비타민은 서로 그 기능을 도와주기도 한다. 즉 비타민 C의 기능이 떨어지면 비타민 E가 이를 새롭게 충전해 주며, 비타민 E의 기능이 떨어지면 비타민 C가 이를 또 충전해 준다. 따라서 이 두 가지 비타민은 같이 복용하는 것이 좋다.

비타민 C는 항암 작용을 갖고 있다. 특히 발암물질 중 가장 잘 알려져 있고 또한 많은 암을 발생케 하는 니트로사민 (nitrosamine)을 무력화시킨다. 따라서 비타민 C는 암 예방 차원에서도 그리고 암의 치료과정에서도 필수적인 영양소이다.

암에 대한 연구조사에 의하면 위장계통의 암이 발생한 사람들은 평소부터 비타민 C의 섭취가 낮았고 비타민 C의 혈중농도도 낮았다고 한다. 또한, 여자들의 자궁경부암의 조기발견 방법으로 팹 검사(PAP test)에 이상이 있을 때 다른 영양소들(엽산, 베타 카로틴등)과 함께 비타민 C를 같이 복용하면 비정상 팹 검사가 정상으로 돌아올 수 있다.

비타민 C는 일종의 접착제로 작용한다. 혈관 벽, 근육, 건, 인대, 뼈를 튼튼하게 만들어 주며 상처의 치료에도 효과를 낸다.

동맥 및 정맥의 혈관 벽을 튼튼하게 만들어 줌으로써 혈액순환을 도와주고 장기복용하면 피부가 늘어나서 처지는 것을 막을 수 있게 된다. 비타민 C가 여러 가지 결합조직들을 튼튼하게 만들어 주고 있기 때문이다. 또한, 골절이 있을 때 비타민 C를 복용하면 뼈가 다시 붙는 것을 도와주어 골절에도 비타민 C를 복용하면 좋다

비타민 C는 신체의 각종 신진대사에 관여하지 않는 부분이 없을 정도로 광범위한 생리작용을 하고 있다. 이 밖에도 비타민 C는 각종 호르몬의 생성과 작용에도 밀접한 관계가 있으며, 여러 가지 신진대사 특히 프로스타글란딘(PGE-1 과 PGE-3)의 대사에 긴밀한 역할을 하고 있다.

비타민 C의 가장 중요한 작용은 면역성 전반에 걸쳐 이를 튼튼하게 강화시켜주는 것이다. 특히 면역성 중 중요한 부분인 인터페론의 생성에 비타민 C가 역할을 한다. 인터페론은 바이러스에 감염된 동물 세포에서 생성되는 당단백질로 바이러스 증식을 억제하는 작용이 있어 B형 간염이나 암의 치료에 이용된다. 비타민 C가 이 인터페론의 유발제로 작용하기 때문에 몸 안에서 인터페론의 생성이 활성화된다. 따라서 비타민 C를 충분히 섭취하면 인터페론을 많이 만들어 줄 수 있는 것이다.

이같은 작용으로 감기 등 바이러스 질환에 비타민 C를 투여하여 치료를 한다. 감기를 앓을 때 비타민 C를 충분히 복용하면 증상도 완화시킬 수 있을 뿐 아니라 감기를 앓는 기간도 단축이 된다.

특히 비타민 C는 감기를 예방하는 데에 좋다. 평소에도 비타민 C

를 정기적으로 섭취하고 있던 사람들은 감기에 걸리는 확률이 낮다.

또한, 비타민 C는 점막을 건강하게 유지하는 성질이 있으므로 감기나 알레르기가 있을 때 비타민 C를 복용하면 점막으로부터 나오는 점액의 조절을 기대할 수 있게 된다.

비타민 C는 하루에 5백~1천밀리그램을 복용하면 면역 증진에 도움된다. 비타민 C는 철분의 흡수를 도우며 뇌의 신경전도 물질들중의 하나인 노에피네프린과 세로토닌의 생성에 관여한다. 비타민 C는 또한 잘 알려진 자연 항 히스타민제이다. 알레르기가 있을 때 비타민 C를 복용하면 좋다. 알레르기가 심한 사람들에게 많은 양의 비타민 C를 복용하게 하여 알레르기 증상을 완화시키는 의사들이 있다. 마찬가지로 음식 알레르기로 고생을 하는 사람들에게도 많은 양의 비타민 C를 투여함으로 이를 치료하기도 한다.

비타민 C는 동맥을 튼튼하게 만들어 준다. 좋은 콜레스테롤인 HDL은 높이고, 나쁜 콜레스테롤인 LDL은 낮춘다. 결과적으로 동맥경화가 완화된다. 또한 비타민 C는 혈관 벽을 튼튼하게 만들어 주기 때문에 전체적인 혈액순환을 원활하게 해 준다. 이에 따라 고혈압에도 비타민 C가 이롭게 작용한다. 따라서 고혈압을 갖고 있는 사람들은 비타민 C를 복용하면 좋을 것이다.

비타민 C가 백혈구의 작용을 증진시킨다. 영국에서 실시된 연구조사에 의하면 평균 76세 된 노인들에게 비타민 C 120밀리그램을 2주 동안 복용 시킨 후 백혈구의 숫자를 조사했더니, 35세 사람들의 백혈구 숫자와 같은 수준을 보여 주었다고 한다.

남자들 중 비타민 C의 혈중농도가 낮은 사람들은 정자의 숫자와 활동이 미약했다고 한다.

캘리포니아 대학에서 실시된 한 연구에 의하면, 하루 비타민 C의 섭취량을 5밀리그램 정도(레몬 쥬스 한 숟갈)로 제한한 후 정충을 조사했더니 정충의 DNA에 이상이 오기 시작했음을 관찰했고, 다시 비타민 C의 양을 60~250밀리그램으로 늘렸더니 정충의 DNA에 왔던 이상이 없어지기 시작했음을 관찰했다고 한다. 이같은 사실은 남자의 불임이 하루 오렌지 하나 정도의 비타민 C 섭취로 개선될 수 있음을 의미하고 있다.

미국의 환경보호청에서 연구 조사한 내용에 따르면 흡연하는 사람들 가운데 일일 비타민 C의 섭취량이 3백 밀리그램인 사람들은 1백 밀리그램을 섭취 하는 사람들 보다 약 70%나 적게 만성 기관지염이나 천식을 앓게 되었다고 한다. 운동을 하면 기관지 천식이 오는 사람들이 많이 있다. 이런 경우에는 대부분의 경우에 운동을 피하게 된다. 그러나 운동을 피할 것이 아니라, 운동 약 30분전에 1천 밀리그램의 비타민 C를 복용하면 기관지 천식을 미리 막을 수 있게 된다.

비타민 C는 잇몸에 감염을 가져오는 세균에 특히 강하다. 따라서 잇몸의 질환이 있을 경우에는 비타민 C를 써 보면 좋다.

또한, 요도염, 방광염 및 전립선염 등이 있을 때 다른 치료제와 함께 비타민 C를 같이 쓰는 의사들도 있다.

(2) 복용법

미국의 경우 정부기관에서 권장하는(RDA) 비타민 C의 양은 아주 적다. 많은 사람이 하루에 500mg의 비타민 C를 두 번씩 복용하고 있다. 그러나 알레르기가 발생하거나 환경 오염이 예상될 때에는 더 많은 비타민 C를 복용하고 있다.

비타민 C에는 상한선이 있지 않다고 여기는 사람들이 많이 있다. 단지 비타민 C를 너무 많이 복용하면 설사가 나게 된다고 말하고 있다. 이런 상태에서는 비타민 C의 양을 줄이면 된다고 말하고 있다. 비타민 C로 바이러스를 없애려고 할 때에는 10그램 이상을 정맥으로 투여하기도 한다. 그러나 많은 양의 비타민 C를 복용하려면 이 방면에 경험이 있는 의사의 지도 아래에서 해야 한다.

그리고 비타민 C의 산성을 중화시킨 비타민 C가 있다. 이를 아스코베잇(Ascorbate)이라고 부른다. 작용은 아스코빅산과 마찬가지이다. 그러나 산성을 중화시켰기 때문에 신맛도 없고 위장장애도 일으키지 않는다.

액체 비타민 C도 있다. 무슨 이유에서든지 알약이나 캡슐로 된 비타민 C를 복용할 수 없는 사람들은 액체 비타민 C를 사용하면 된다.

그 밖에도 다른 여러 가지 비타민 C 제품이 나와 있으나 원칙적으로 아스코빅 산이나 아스코베잇과 그 작용이나 강도가 비슷하다. 따라서 일부러 더 비싼 비타민 C 제품을 살 필요는 없다.

비타민 C를 복용할 때 한꺼번에 많은 양을 복용하면 쉽게 소변으로 빠져 나간다. 따라서 전체 복용량을 두 세 번에 나누어 복용하는 것이 좋은 방법이다.

(3) 부작용

많은 양의 비타민 C를 복용했을 때 구역질이 나거나 위에 부담을 느끼는 사람들이 있다. 또한 설사가 나는 경우도 있다. 이때 설사를 나게 한 양의 10% 정도를 줄인 양을 복용함으로써 설사를 나지 않게 하는 최대한의 비타민 C의 복용량을 찾아내는 길이 있다. 이를 비타민 C의 장 내성(bowel tolerance)이라고 부른다.

비타민 C가 이에 직접 닿았을 때 에나멜이 녹을 수 있다.

산성인 아스코빅 산으로 된 비타민 C를 복용할 때 입안이나 위에 부담을 줄 수 있다. 선천성 철분 침전증이 있는 사람들은 몸 속에 철분이 너무 많은 것이 탈인 사람들이다. 이런 사람들은 비타민 C의 섭취에 조심해야한다.

임상적으로는 국내에도 비타민 C를 예찬하는 여러 의사들이 직접 다량 복용 하거나 환자들에 대한 처방으로 만병통치약 같은 효과를 본 사례를 보고하고 있다. 비타민 C의 세계적 석학인 라이너스 폴링 박사도 생전에 고용량의 비타민 C 복용을 몸소 실천했다. 그만큼 다량 복용해도 특별한 부작용은 없다는 뜻이다. 이들은 오히려 비타민 C의 대량복용으로 암, 당뇨 같은 중증질환들도 치료할 수 있다고 주장하고 있는 실정이다. 비타민 C의 기적같은 효능을 경험한 국내외

의사들은 비타민 C에 대해 마치 현대판 불로초처럼 극찬하고 있는 것이다.

(4) 함유 식품

거의 모든 채소나 과일에 비타민 C가 다 들어 있다. 그러나 비타민 C는 열과 빛에 약하기 때문에 요리를 하면서 열을 받으면 많은 부분의 비타민 C가 없어지게 된다.

또한, 빛에 노출되어 있으면 비타민 C의 강도가 많이 떨어질 수도 있다. 브로콜리, 고추, 파슬리, 감귤류, 딸기, 감자 등에 많은 비타민 C가 들어 있다. 그러나 비타민 C가 가장 많이 들어 있는 곳은 감나무 잎과 장미의 열매(rosehip)이다.

오렌지에는 평균 60mg의 비타민 C가 들어 있는데 이는 오렌지 나무에서 수확한지 얼마 되지 않은 오렌지이고 시일이 지날수록 오렌지에 들어 있는 비타민 C의 함량이 점점 떨어진다. 보통 시중에 나와 있는 오렌지의 비타민 C 함량은 30mg 정도로 생각하면 된다.

2장
지용성 비타민

1. 비타민 A

비타민 A와 베타 카로틴의 다른 점들은 비타민 A가 동물성 비타민인데 반해 카로틴은 식물성 비타민이라는 점과, 비타민 A는 필요 이상의 양을 복용했을 때에 독성이 있는 반면에 베타 카로틴은 많은 양을 복용했더라도 피부의 색깔이 노란색으로 변하는 것 외에는 다른 부작용이 거의 없다는 것이다. 그리고 카로틴은 식물로부터 섭취했더라도 몸에 들어 와서는 비타민 A로 변하다는 점이 크게 다르다.

그러나 그 작용에는 겹치는 부분이 많이 있다. 그렇다고 해서 두 물질을 동일시해서는 안된다. 왜냐하면 두 가지 비타민의 작용을 보면 다른 부분도 많기 때문에 실제로 두 가지를 다 섭취해야 한다.

(1) 효능

인체내 호르몬 작용을 조절한다. 비타민 A는 여드름, 생리 전 증후군, 월경과다증, 골다공증, 젖 몽우리(cystic fibrosis)의 발생 원인과 밀접한 관계가 있다.

따라서 여드름에 비타민 A를 복용하거나 피부에 비타민 A를 바르면 효과가 있다. 호르몬 작용을 도와줌으로써 여드름을 치료하기도 하는데, 여드름 치료뿐만아니라 본래 비타민 A는 피부를 튼튼하게 해주는 작용이 있기때문에 피부 건강에도 효과적이다.

월경과다에는 여러 가지 원인이 있을 수 있지만 비타민 A 부족에서도 올 수 있음이 증명된 바 있다. 불임증일 때도 비타민 A 부족을 염두에 두어야 할 정도로 임신과 밀접한 관계를 갖고 있기도 하다.

동물실험에 의하면, 비타민 A가 부족하게되면 기형 분만이 생길 수 있다고 한다.

암 발생이 비타민 A 부족과 밀접한 관계가 있음도 거론되고 있다.

실제로 많은 암 전조증(precancer)이 비타민 A의 부족으로 온다는 것이 동물 실험으로 증명되고 있다.

비타민 A의 작용중 세포의 세분화(세분화란 작용과 기능이 다른 각 세포들로 성장이 끝남을 의미함. 세분화가 이루어지지 않으면 불완전한 상태로 남아 있게됨)를 도와주는 성질이 있음으로 각종 세포를 튼튼하게 만들어 주게 된다.

면역력을 올려주는 비타민 A의 작용이 암의 발생을 억제해 줌과도 밀접한 관계가 있다. 따라서 암 발생의 억제에도 비타민 A가 도움이 되지만 이미 발생한 암의 치료에도 비타민 A는 대단히 유용하다.

야맹증이 있는 사람들은 비타민 A를 복용해야 한다. 제 3세계에서 많이 발생되고 있는 맹인이 되는 이유의 가장 큰 원인이 비타민 A의 결핍이다. 이외에도 각종 눈 병 치료에는 꼭 필요한 것이 비타민 A 이다.

기관지 천식이 있는 사람들에게 비타민 A를 투여했더니 천식이 많이 줄어 들었다는 보고도 있다. 기관지 천식이 일종의 알레르기질환 인데 비타민 A로 그 증상이 많이 좋아진다는 것은 비타민 A가 일반 알레르기에도 좋을 수 있다는 뜻이 될 수 있다.

실제로 알레르기가 심한 사람들은 비타민 A를 적당히 섭취할 때 알레르기를 많이 줄일 수 있다. 알레르기가 있는 사람들의 공통점은 점막에 있는 비만세포(mast cell)에서 히스타민을 너무 많이 분비하는 것인데, 비타민 A 부족증이 있을 때 비만세포에서 히스타민의 분비가 촉진된다.

따라서 다음과 같은 알레르기와 관계된 여러 가지 병에는 비타민 A 투여를 해야 한다.

축농증, 비염, 기관지 천식, 습진, 알레르기성 방광염, 류마치스성 관절염, 편두통, 염증성 장염.

비타민 A는 신생아의 뼈 및 이의 발육에 필요하며, 면역성 발달에 절대로 필요하다. 점막과 피부건강에 필요한 비타민 A의 부족으로

감기에 잘 걸리거나 귀 병으로 자주 고생을 하는 아이들에게는 적당량의 비타민 A 섭취가 도움을 줄 때가 많이 있다.

비타민 A에는 산화방지제(항산화제)의 기능이 있다. 따라서 적당량의 비타민 A는 이런 목적으로도 쓰인다. 방광염, 감기, 기관지염, 귀에 염증이 자주 올 때등 각종 감염증이 잦은 사람들은 비타민 A를 일단 복용하는 것이 좋다.

비타민 A에 대하여는 아직도 새로운 기전들이 발견되고 있는 중이다. 예를 든다면, 부신피질의 기능에 비타민 A가 절대로 필요하다는 것과 각종 염증을 일으키는 프로스타글랜딘의 대사에도 비타민 A가 깊게 작용하고 있다는 것 등이다.

앞으로 비타민 A에 대하여 더 많은 사실들이 밝혀지는 날이 올 것이다.

(2) 복용법

한국인들과는 약간 다를 수 있겠지만 미국의학협회 식품영양위원회는 성인의 비타민 A의 최대 허용량을 하루 3,000㎍(10,000IU)로 정했다. 비타민 A는 다른 비타민에 비하여 비타민 중독이 일어날 수 있으므로 추천된 이상은 복용하지 않는 것이 좋다. 하루에 2만 5천 단위 정도는 안전하다는 것이 대부분의 전문가들이 추천하는 양이다.

다만 임산부들은 하루에 1만 단위 이상의 복용은 추천하지 않는다. 임산부들이 초기 3개월 동안에 1만 단위 이상을 복용하면 태아에 기형이 생길 수 있기 때문이다. 그러나 예외적으로 의사들은 간 기능 검사, 혈중 비타민 A 수준 및 적혈구 침전검사 등 혈액검사를 한 후에 이를 토대로 짧은 기간 동안 치료 목적으로 아주 높은 비타민 A를 투여하기도 한다.

그러나 일반인들은 반드시 비타민 A를 추천한 양 선에서 복용해야 한다.

비타민 A는 철분의 섭취를 돕는다. 따라서 철분 부족에서 오는 빈혈의 경우에는 비타민 A의 복용이 철분의 흡수를 원활하게 한다.

비타민 A나 베타 카로틴을 장복하는 사람들은 꼭 비타민 E를 같이 복용해야 한다. 비타민 A나 베타 카로틴이 비타민 E의 혈중 수준을 낮추기 때문이다.

(3) 부작용

성인은 15,000㎍(50,000IU), 어린이는 6,000㎍(20,000IU)를 식품과 보충제를 통하여 매일 섭취하면 부작용이 나타난다. 부작용 증상으로 가장 많은 것은 피부가 마르는 것이나 두통, 탈모증, 피로감 및 간에 해를 끼칠 수 있는 것이다.

(4) 함유 식품

비타민 A는 동물성에 주로 있다. 간, 간유, 버터, 치즈 등 우유제품

등에 있으며 지용성 비타민이므로 기름이 있는 곳에서만 존재한다.

2. 베타카로틴

　불과 얼마 전까지만 하더라도 베타 카로틴은 비타민 A의 전구물질로만 생각되어 왔다. 즉 식물성 비타민 A로만 여겨 오고 있었다. 그러나 베타 카로틴에 대한 특수한 작용이 새로이 알려지기 시작한 후부터 베타 카로틴을 따로 독립해서 하나의 다른 비타민으로 취급하는 경향이 점점 늘어나고 있다.

　다른 카로틴도 다 그렇지만 베타 카로틴은 강력한 산화방지제(항산화제)의 역할을 하고 있다. 베타 카로틴의 산화방지제 역할은 다른 산화방지제와 융합될때 상승효과를 내게 된다.

　어떤 사람들은 비타민 A는 동물성 비타민 A이고 베타 카로틴은 식물성 비타민 A라고 말하기도 한다. 그러나 베타 카로틴이 체내에서 비타민 A로 바뀌는 것과 둘 다 산화 방지제로서의 역할을 한다는 것 이외에는 완전히 다른 물질들이다.

　베타 카로틴은 수 백 가지나 되는 카로틴 중의 하나이다. 카로틴 중 중요한 것들은 베타 카로틴 이외에도 라이코펜(lycopene), 루틴(lutein), 알파 카로틴(alpha carotene), 지잔틴(zeaxanthin) 등이 있다.

카로틴은 식물의 색깔을 내는 물질들이다. 식물들에게 색깔을 내는 카로틴과 같은 물질이 없게 되면 강한 햇볕에 견디어 내지 못하게 된다. 즉 식물들이 자신을 보호하기 위한 물질을 만들어 낸 것인데, 바로 이 성분들이 동물에게는 영양소로 작용하고 있는 것이다. 이와 같은 사실을 알고 식물의 일부분을 인간의 건강을 위해서 쓸 수 있는 지혜를 얻어가고 있다.

베타 카로틴은 몸 속에서 비타민 A로 변한다. 그러나 베타 카로틴을 아무리 많이 섭취하더라도 몸 속에 있는 아직은 알려지지 않은 작용에 의해서 몸에 필요한 만큼만 비타민 A로 변하게 됨으로 안전하게 베타 카로틴을 섭취할 수 있게 되어 있다.

최근에는 베타 카로틴 성분이 다량 함유된 버섯류들이 밝혀지면서 항암 기전에 대한 연구가 국내에도 활발하게 이루어지고 있다. 특히 일본과 우리나라에서 베타카로틴의 암예방 및 치료 효과에 대한 연구 논문은 수백편이 될 정도로 많다.

(1) 효능

베타카로틴의 가장 주목받는 약리기전은 암을 억제하는것이다. 일백 가지가 넘는 각종 연구조사에 의하면 베타 카로틴이 암을 억제하는 능력이 탁월하다고 한다. 특히 폐암, 구강암, 식도암, 인후암, 위암, 유방암, 방광암, 자궁경부암등을 예방하는데 좋은 효과가 있는 것으로 알려지고 있다. 따라서 암 예방을 위해서는 꼭 복용해야 할 영양소이다. 베타 카로틴에 대한 연구 중 특이한 몇 가지를 소개하면 다음과 같다.

미국 존스홉킨스 의과대학의 연구에서는 베타 카로틴의 혈중 농도가 낮은 사람들에게 4배나 더 많은 폐암이 발생했으며, 오스트레일리아의 한 연구조사에서도 자궁경부암의 발생과 베타 카로틴이 밀접한 관계를 갖고 있어 고농도의 베타 카로틴을 투여했더니 50~70%의 경우에 자궁경부의 암 전조증이 완전히 회복되었다고 한다.

남자에게도 베타 카로틴을 하루에 30밀리그램씩 복용시켰더니 약 50%의 경우에 장암을 발생시키는 특수세포의 활동을 억제시켰다고 한다. 또 다른 연구조사에 의하면, 유방암 환자에게 고농도의 베타 카로틴을 복용시킨 사람들의 생존율이 베타 카로틴을 복용하지 않은 사람들보다 12배나 더 높았다고 한다. 이처럼 베타 카로틴의 가장 큰 효과는 암 예방이라고 볼 수 있다. 또한 암에 대한 화학요법(항암제치료)을 받을 때 베타 카로틴을 같이 복용 하면 화학요법의 효과를 더 높일 수 있다는 것이 전문가들의 견해이다.

뇌졸중 예방에도 탁월한 효과를 갖고 있다. 미국 하바드 의과대학에서 9만명의 여자들을 대상으로 한 종합 건강검진 결과 일주일에 베타 카로틴이 많은 음식인 당근을 다섯 개 섭취한 사람은 베타 카로틴의 섭취가 적은 사람들에 비해서 뇌졸중에 대한 위험도가 68%나 줄어들었다고 한다. 역시 베타 카로틴이 많은 시금치를 자주 섭취한 사람들은 뇌졸중의 위험도도 40% 정도 낮았다고 한다.

비타민 E가 심근경색증 예방에 탁월한 효과가 있듯이, 뇌졸중 예방에는 베타 카로틴이 탁월한 효과를 낸다는 것이 일반적인 생각이다. 그러나 베타 카로틴으로 뇌졸중에 대한 예방효과를 얻으려면 최소한 2년 이상 베타 카로틴을 복용해야 하고, 폐암에 대한 예방효과를 기대하려면 베타 카로틴을 12년 이상 복용해야 한다.

심근 경색증 예방에도 효과가 있다. 베타 카로틴이 심근 경색증 예방에 뇌졸중 예방만큼은 효과가 없지만 그래도 상당한 효과를 갖고 있다. 이는 동맥내의 혈액응고를 막아주는 베타 카로틴의 특성 때문이라고 여겨지고 있다. 이와 관련해서 다음과 같은 연구가 있었다.

하버드 의과대학에서 남자 의사들에게 하루 건너씩 베타 카로틴을 50밀리그램씩 6년을 섭취 시켰더니, 가짜 약(placebo)을 섭취한 의사들에 비해 심근경색증의 발생율이 절반정도로 줄었다고 한다.

미국 아리조나 대학에서 평균 나이 56세인 연구대상 60명에 대해 매일 30~60밀리그램의 베타 카로틴을 복용시켰더니 각종 감염과 암세포를 초기에 잡아 없애 버리는 자연 살상세포(natural killer cell)와 T-임파구의 숫자가 월등하게 늘어났다고 한다.

하버드 대학에서 실시한 연구에서도 거의 같은 결과가 나타났다고 한다. 베타카로틴으로 인해 면역력이 높아졌기 때문이다. 이밖에도 베타 카로틴이 백내장의 예방을 도와주었다는 연구도 있다.

(2) 복용법

건강관리를 위해서라면 하루에 10~15mg을 복용하면 좋다. (10mg은 1만 7천 국제단위) 그러나 1994년에 베타카로틴 연구가들에게 놀랄만한 소식도 있었다.

음식이 식도, 위, 소장, 대장등으로 넘어가기 때문에 폐암은 음식과는 관련이 없어 보인다. 하지만 음식이 흡수되면 여러 물질이 혈액을 타고 폐로 가서 영향을 미칠 수 있다. 한 예로 과일과 채소, 특히 우리 몸에 들어오면 비타민 A로 변하는 베타카로틴이라는 항산화물질이 풍부한 채소를 섭취하면 폐암 발생이 20~30% 줄어드는 것으로 보고되고 있다.

그런데 특이한 사실은 이 베타카로틴을 채소가 아닌 종합비타민제와 같은 영양제의 형태로 섭취하면 오히려 폐암 발생이 높아진다는 점이다.

1994년 핀란드 남성 흡연자 약 2만9천명을 대상으로 한 조사에서, 절반은 베타카로틴 영양제를, 나머지 절반은 가짜약을 먹였는데 베타카로틴 영양제를 먹은 집단에서 폐암 발생이 약 18% 높았다. 또 1996년 미국인 약 1만8천명을 대상으로 한 임상시험 결과에서도 베타카로틴 영양제를 먹은 집단에서 폐암 발생이 약 28% 높아, 계획보다 일찍 연구가 종료됐다.

위의 두 연구 결과 흡연자가 베타카로틴을 음식이 아닌 영양제로 먹었을 때는 오히려 폐암 발생 가능성이 20~30% 높았던 것이다. 이를 근거로 미국 정부는 약 10년 전부터 흡연자는 채소 등이 아닌 영양제의 형태로 베타카로틴을 먹지 말라고 경고하고 있다. 하지만 이런 사실을 알고 있는 의료인은 많지 않다.

흡연자의 경우에 베타카로틴을 영양제로 과량 섭취하면 산화제로서 작용해 폐암 발생이 많아진 것으로 추정할 수 있다. 결론적으로 흡연자는 베타카로틴 영양제나 이 성분이 든 종합비타민제를 먹지 않도록 하고 채소를 통해 섭취하는 것을 권장한다. 비흡연자라면 관계가 없다.

(3) 부작용

베타 카로틴은 모든 비타민 중에서 가장 안전한 비타민이다. 얼마를 복용하든지 별다른 부작용이 없다. 다만, 피부가 노랗게 변할 뿐이다. 그것도 시일이 지나면 아무런 흔적도 남김이 없이 정상으로 돌아간다.

(4) 함유 식품

각종 음식에 많이 들어 있다. 유의할 점은 생채소보다는 약간 요리를 한 채소로부터 베타 카로틴의 섭취가 잘 된다는 것이다.

다음은 베타 카로틴이 많은 음식들이다.

당근 쥬스	1 컵	24.2mg	고구마		중간 크기	10.0mg
살구 말린 것 반쪽	10 개	6.2mg	치커리 생		1 컵	6.2mg
당근 생	중간 크기	5.7mg	시금치 요리한 것		반 컵	4.9mg
캔탈롭	1/8 개	4.0mg	민들레잎 요리한 것		반 컵	1.4mg

3. 비타민 D

(1) 비타민 D의 특성

비타민 D는 스테로이드 호르몬과에 속한 독특한 호르몬이다. 이 과에 속한 호르몬은 모두 콜레스테롤로 만들어지는데, 코티솔 (부신 피질에서 생기는 호르몬 일종), 에스트로겐 (여성 호르몬) , 프로제스테론(황체호르몬) , 테스토스테론 (남성호르몬) 등이 이에 속한다.

비타민 D는 음식으로부터 칼슘을 흡수하는데 중요한 역할을 한다. 아이들의 뼈와 이의 형성에 있어서 비타민 D의 중요성 역시 널리 알려져 있다. 더욱이 비타민 D는 근육을 만들고, 뇌세포를 손상과 염증으로부터 보호하는데 도움을 준다.

비타민 D는 세포 성장을 둔화 시키는데, 이것이 암 발생 위험을 50 페센트 정도 줄여주는 요인이 된다. 비타민 D는 또한 수정 능력과, 혈당 조절, 고혈압 저하, 계절성 정서장애를 호전시키는데 아주 중요하다. 비타민 D는 병균의 감염과 싸우고 백신의 효과를 높이는데도 도움을 준다. 비타민 D가 충분하지 못하면 자가면역증에 걸릴 위험이 300% 이상 증가할 수 있다.

비타민 D는 지용성 비타민이다. 비타민 D의 구조는 비타민이라고 하기보다는 차라리 스테로이드 호르몬과 비슷하다. 이런 비타민 D의 작용에 대한 새로운 연구가 최근에 많이 진행되고 있다.

아프고 피곤함에 지칠대로 지쳐있는 사람에게 비타민 D는 더할나위 없이 꼭 필요한 영양소이다. 비타민 D 결핍은 오늘날 만연해 있다. 다음과 같은 많은 건강문제들이 비타민 D 결핍이라는 공통 분모를 가지고 있다.

- 피로감
- 관절통, 부어오름
- 근육통, 경련, 혹은 힘이 없음
- 만성통증
- 주체할 수 없을 정도로 체중이 늘어남
- 고혈압
- 불면증
- 집중이 안되고 기억력이 나빠짐
- 두통
- 장의 문제 변비, 설사, 혹은 둘다
- 방광의 문제, 급하거나 자주 마려움, 혹은 둘다

- 계절성 정서장애를 포함한 우울증

- 섬유근육통

- 파킨슨병

- 알츠하이머

- 관절염, 통풍, 가성통풍, 건염, 점액낭염

- 골다공증

- 잇몸질환, 치아 손실

- 비만

- 당뇨

- 심장질환

- 대사증후군

- 자가면역 질환(다발성 경화증), 전신 홍반성 낭창

- 암

우리 뇌는 비타민 D 결핍의 초기 증상들을 심한 피로감으로 제일 먼저 감지한다. 겨울철에 저하된 비타민 D 수치가 피로의 원인이고 그 피로가 사라지지 않으면 다른 증상들이 쌓이기 시작한다. 기분이 가라앉고 수면의 질이 떨어지고, 그리고 상태가 점차 악화된다.

일을 하는데 의욕이 없는 것이 첫번째 경보이다.

전반적인 행복감이 급격히 떨어지는 것이 두번째 경보이다. 몸의 상태가 너무 안좋아서 어떤 일도 할 수 없고, 일을 하면 지치고, 또 피곤하니까 어떤 일도 하고 싶지 않은 것이다.

만성적인 비타민 D 결핍은 우리 기분에도 아주 많은 영향을 끼친다. 우리는 여름에 햇빛을 더 많이 쬐고 더 많은 과일과 야채를 소비한다. 그러면 비타민 D 수치와 칼슘의 흡수율이 높아지고 마그네슘과 세로토닌의 분비가 증가된다. 그러면 몸도 기분도 상승되는 것을 느낀다. 그러다가 겨울이 오면 비타민 D 수치가 떨어진다. 세로토닌과 칼슘, 마그네슘 생성량도 줄어들고 이런 변화들이 우리의 기분을 저하시킨다.

새로운 연구들은 비타민 D가 적절한 두뇌 발달에 중요하며, 이 비타민 부족이 정신분열증, 파킨슨 병, 우울증의 원인이 될 수도 있다는 것을 보여주고 있다. 칼슘과 마그네슘의 부족은 종종 비타민 D 부족과 동시에 발생하고, 유아에게는 발작과, 성인에게는 파킨슨병, 알츠하이머와 같은 퇴행성 뇌질환과 연관이 있다.

비타민 D는 음식을 통하거나 비타민제로 복용해도 되나, 매일 햇볕에 15분 정도 나가 있으면 피부에서 비타민 D를 충분히 만들어 낸다. 건강을 위해서도 이 정도의 야외생활은 해야 할 것이다. 그러나 현대생활의 특징중의 하나가 햇볕을 받지 않고 살아가는 것이다.

특히 노인들은 햇볕에 나가기를 싫어한다. 또한 노인들은 비타민 D의 장내 흡수도 낮아지게 된다.

따라서 노인층들에게 비타민 D 부족증이 많이 올 것은 쉽게 짐작이 갈 수 있다. 노인들에게 가장 무서운 것 중 하나인 골반 골절이 온 사람들을 조사해 보았더니 비타민 D의 부족증에 걸린 사람들이 대부분이었다고 한다.

(2) 효능

비타민 D는 칼슘의 대사와 밀접한 관계가 있다. 부갑상선 홀몬과 함께 칼슘의 혈중농도를 결정하고 있는 것이다. 또한 신경전도에 절대로 필요한 것이 칼슘임으로 비타민 D가 모자랄 때 칼슘에만 문제가 발생하는 것이 아니고 신경전도에도 문제가 생길수 있다.

최근에 밝혀진 바로는 비타민 D와 칼슘을 섭취하는 사람들에게 대장암의 발생이 낮았다고 한다. 이밖에도 비타민 D는 장내에서 칼슘의 섭취를 도와 골다공증을 예방하는데 좋고 튼튼한 치아를 갖는데 필요하다. 비타민 D 부족증이 다발성 경화증(multiple sclerosis), 근위축성 측색 경화증(amyotrophic lateral sclerosis), 파킨스씨 병(Parkinson's disease) 등과 같은 만성이면서 치료가 어려운 뇌 신경질환에서 발견된 바 있다.

비타민 D의 산화방지력은 비타민 E와 비슷할 정도로 강하다. 특히 지용성인 비타민 D는 지방질이 주로 되어 있는 신경에 친화력을 갖고 있다. 최근에 비타민 D와 뇌 신경질환의 관계에 대한 많은 연구가 이루어지고 있다.

비타민 D의 부족증과 여자의 유방암 그리고 남자의 전립선 암과 관계가 있음도 밝혀지고 있다.

한편 비타민 D에 관한 반가운 소식은 비타민 D가 다음과 같은 효능도 있다는 것이다.
- 계절성 우울증의 증상을 완화시켜 주고
- 많은 종류의 관절염 진행 속도를 저하시키거나 예방시키는데 중대한 역할을 하며
- 심장 마비나 뇌졸중을 일으킬 가능성을 낮춰주고
- 인슐린 분비 및 인슐린에 대한 근육과 간의 반응을 향상시켜주는데, 이는 정상적인 비타민 D 수치가 당뇨 예방에 도움이 될 수 있다는 것을 뜻한다.
- 유년 시절에 건강한 면역계를 발달시키는데 도움을 준다.
- 세포 성장과 분열의 조절에 아주 중요한 역할을 하는데, 이것으로 암을 예방할 수 있다.

비타민 D의 전단계는 간에서 만들어진다. 자외선 B 광선과 열에 의해 비타민 D 전단계는 화학 반응으로 피부에서 비타민 D3 형태로 만들어진다. 이것이 간에서 좀 더 활성화되고 다시 콩팥과 다른 조직에서 활성화되어 강력한 호르몬으로 변화된다.

대부분의 사람들은 대충 햇빛을 쏘이거나 식사를 하면 비타민 D를 충분히 얻을 수 있다고 잘못 알고 있다. 유감스럽게도 그것은 사실이 아니다. 오늘날과 같은 디지털, 스마트 시대에 도시에 사는 사람들은 비타민 D 필요량을 채울 수 있을 만큼 충분히 햇빛에 노출되어 있는

경우가 거의 드물다. 따라서 음식물이 아닌 다른 공급원으로부터 비타민 D 하루 필요량의 90% 정도를 얻어야 한다.

뼈와 관절, 치아를 위한 골격 발달에 있어서 비타민 D의 역할은 특별하다.

비타민 D는 뼈를 만들어낸다. 정말 그럴까?

태아 발달과 유년기 동안 비타민 D는 구조적으로 튼튼한 골격을 만들기 위해 성장호르몬과 성스테로이드와 연합하여 작용한다. 성년기에 비타민 D는 뼈의 형성과 뼈의 파손 사이의 균형을 조절한다. 아이가 성장하는 동안에 비타민 D는 뼈를 형성시키고 성년기에는 뼈의 교체를 조절시킨다.

다음은 비타민 D의 뼈에 관한 사실들이다.

- 뼈의 질량, 세기, 조직을 강화시키기 위해 비타민 D가 필요하다.
- 치아를 정상적으로 발달시키고 건강한 상태를 유지시키는데 비타민 D가 필요하다.
- 비타민 D가 충분하면 체내 칼슘 필요량을 감소시킨다.

노화로 인한 노인성 장애의 첫번째 원인은 근육, 뼈, 관절의 질환이다. 그리고 요통이 최고로 많다. 노년기에 가장 많은 건강상 문제들은 관절염, 골다공증, 심장질환, 암 및 치매이다.

초고령 사회로 접어들어 수명이 길어지면서 더 많은 사람들이 무릎과 허리, 목에 골관절염을 앓고 있다. 그리고 이 모든 것들은 비타민 D와 음식과 연관이 있다. 고령이 되어 가면서 비타민 D와 영양이 부족될 위험이 높아진다. 하지만 나이를 먹는다고 해서 다 관절염을 앓아야 한다는 것은 아니다.

비타민 D는 특히 노인들에게는 신비로운 샘 이상이다. 왜냐하면 이것은 청춘을 위한 샘이기 때문이다. 발육하고 있는 태아와 자라는 아이들에게도 적당한 비타민 D와 산알칼리가 균형된 식사는

- 건강한 두뇌 발달을 보장 해주고
- 감염 위험을 줄여주고
- 백신에 대한 반응을 좋게 해주고
- 보다 튼튼한 뼈와 치아를 형성하게 해주고
- 노년에 관절염, 척추 측만증, 고혈압, 당뇨, 심장질환, 자가면역 질환의 위험을 줄여 주며
- 나중에 유방암, 전립선암 및 다른 악성 종양의 위험을 줄여준다.

(3) 복용법

우리에게 비타민 D가 얼마나 필요한가

이제 우리는 햇빛 만으로는 비타민 D 결핍에 대한 답을 찾을 수 없다는 것을 알았을 것이다. 아무도 더이상 옥외에서 충분한 시간을 보내지 않기 때문이다. 뿐만아니라 특정약을 복용하거나 특정 질병에

걸린 사람들에게 햇빛에의 노출은 선택할 수 있는 사항이 아니다.

1주일에 3번, 한번에 15분 가량 햇빛에 노출되거나 하루에 400에서 1,000 IU만 섭취하면 비타민 D를 적당량 만들 수 있다. 그러나 모두에게 맞는 일정 복용량은 없다. 비타민 D는 사람에 따라 복용량이 다르다. 비타민 D는 지용성으로 체구가 큰 사람일 수록 비타민 D도 더 많이 필요하다. 우리에게 필요한 비타민 D 양을 결정하는 방법은 미임상영양지(American Journal of Clinical Nutrition)에 실린 로버트 히니 (Robert Heaney) 박사와 마이클 홀릭 (Michael Holick) 박사의 정보를 바탕으로 한 체중 기준 계산법이 있다. 이것은 적당한 복용량을 결정하는데 체구를 고려한다는 것이다.

비타민 D는 몸무게를 기준으로 섭취해야 하는데 혈중 비타민 D 수치에 따라 조절한다.

정상적인 비타민 D 수치는 20에서 50사이이나 이상적인 비타민 D 수치는 50에서 70사이이다.

성인은 하루 1,200밀리그램의 칼슘이, 폐경후 여성 및 65세 이상의 성인은 하루 1,500밀리그램의 칼슘이 필요하다. 산 알칼리 균형이 있는 음식을 먹고 비타민 D 수치가 50에서 70사이이면 추가로 칼슘 보충제는 필요하지 않다.

일일 400단위 이상은 권장되지 않고 있다. 그러나 야외생활을 많이 하는 사람들은 비타민 D를 따로 복용할 필요가 없게 된다.

비타민 D의 일일 복용량

질병통제 및 예방센터의 자료에 의하면 미국인 평균 비타민 D 수치는 15에서 35사이이다. 이상적인 수치가 50에서 70사이이기 때문에 평균적인 미국인들은 비타민 D 수치를 50에서 70으로 끌어올리기 위해서는 아마도 체중 1Kg 당 44-55IU가 필요할 것이다. 우리나라에서도 현재 많은 대학병원에서 비타민 D 수치를 조사하고, 환자들에게 비타민 D를 처방하고 있다. 최근 몇 년 사이에 비타민에 대한 인식이 크게 달라진 우리나라 의료계의 모습이다.

좋은 건강상태를 유지하고 있는 사람에게 최소한의 정상적인 비타민 D 수치는 35이다. 우발적으로도 발생할 일이 거의 없지만, 몸에 독성이 생기려면 비타민 D 수치가 100정도, 아니 120은 넘어야 할 것이다. 실제로 비타민 D 수치가 60인 사람이 일광욕을 하거나 선탠실에서 피부를 그을려도 독성이 발생하지 않는다.

비슷한 사례로, 비타민 D 수치가 60인 사람이 체중 1Kg 당 44IU를 복용해도 해를 입지 않을 것이다. 이 사람의 비타민 D 수치가 아마 90에 달할지 모르겠다. 하지만 이 사람이 칼슘을 과도하게 복용하지 않는 한, 이것이 유독하지는 않을 것이다. 동시에 만약 피부를 그을리는 사람은 보충제가 필요하지 않다는 것을 기억하는 것이 중요하다.

마찬가지로, 실내에 갇혀서 하루 종일 햇빛을 보지 못하고 비타민 D 수치가 5정도인 사람이 체중 1Kg 당 55IU를 복용하면 비타민 D

수치는 40으로 오를 것이다. 따라서 혈중 비타민 D 수치를 재지 않더라도 자신의 위험도 점수에 근거하여 체중 1Kg 당 40-60IU를 복용하면 정상적인 범위의 비타민 D 수치를 유지할 수 있을 것이다.

비타민 D는 아이들에게 절대적으로 필요하다

아이들, 특히 유아기와 취학전에 있는 아이들은 성인보다 비타민 D가 결핍될 위험이 훨씬 더 크다. 미국 피츠버그에서 이루어진 한 연구는 92%의 아프리카계 신생아와 66%의 유럽계 신생아가 혈액 1밀리리터당 비타민 D가 30 나노그램이 안된다고 발표하였다. 정상치는 35이상이다. 그리고 이 신생아들은 산모보다 비타민 D 수치가 더 낮았다. 이 말은 이 신생아들이 산모의 자궁에서 발달하는 동안에 비타민 D가 결핍되었다는 것을 의미한다.

골다공증은 폐경후 시작되는 노화와 관련된 질병이다.

골다공증은 비타민 D 부족, 영양 불균형, 운동부족이면 태어나기 전과 유년시절에도 시작되는 질병이다. 성년 초기에 최대 골량에 도달하지 못하면 성인 후반기에 골다공증에 걸리게 된다.

노인들 중 햇볕에 별로 나가지 않는 사람들은 하루 복용량을 600단위까지 올려도 된다. 그러나 따뜻한 지방에서 사는 사람들로 햇볕에 자주 나가는 사람들은 하루에 200단위만 복용해도 된다. 햇볕에 나가더라도 일광 차단제를 쓰는 사람들은 비타민 D의 합성에 효과가 없다.

다량의 비타민 D를 복용하면 조직에 칼슘이 침전될 수 있다. 이렇게 침전된 칼슘을 되돌릴 수 없게 된다. 비타민 D와 과잉 칼슘은 신장결석의 원인이 된다. 따라서 비타민 D가 첨가된 음식을 많이 섭취하는 것에 대하여 이를 검토해 보아야 한다. 또한 권장량 이상의 비타민 D를 복용할 필요는 없다.

(4) 부작용

비타민 D 부작용으로 식욕부진, 메스꺼움, 근력 약화, 두통, 신장결석, 관절염, 동맥경화, 고혈압 등이 있다.

과량의 비타민 D는 독성이 있으며 어린이에게 독성이 강하다. 특히 영아는 비타민 D에 매우 민감하여 과량 섭취할 경우 정신발달 장애, 혈관 수축 등과 같은 독성 증상이 나타난다. 과량의 비타민 D 섭취는 고칼슘혈증과 고칼슘뇨증을 일으키고 연 조직에 칼슘을 축적시킬 뿐 아니라 신장과 심혈관계에 손상을 일으킨다.

비타민 A의 과다 복용을 피한다

비타민 D를 구입할 때, 비타민 A가 섞인 보충제는 피하는 것이 좋다. 비타민 A가 포함된 비타민 D 보충제를 복용하면, 비타민 D의 수치를 높이려고 하는 부지불식간에 비타민 A를 쉽게 과다 복용할 수 있음으로 조심해야 한다.

비타민 D/A 혼합물은 생선 간유 보통 대구 간유에서 파생된 것으로 보통 10:1의 비율, 즉 비타민 A가 비타민 D보다 10배가 많이 들어있다. 비타민 A의 새로운 일일 권장량은 여성이 2,310IU, 남성이

3,000IU, 그리고 아이들은 그 절반이다. 그리고 성인이 9,000에서 10,000IU를, 아이들이 3,000IU를 하루에 복용하면 독이 된다. 더 좋고 안전한 형태의 비타민 A는 베타 카로틴 (beta-carotine ; 체내에서 비타민 A로 전환됨)이다. 비타민 A에 급성으로 중독되었을 때 아래의 증상들이 나타날 수 있다.

- 메스꺼움
- 시야의 흐림
- 구토
- 발진
- 두통
- 몸 기능의 불안정한 조정
- 현기증

만성적으로 비타민 A에 중독되면 태아의 선천적 결손, 간의 기형, 골다공증, 중추신경체계의 장애 등이 나타날 수 있으므로 가볍게 복용할 수 있는 비타민이 아니라는 것을 명심 한다.

대부분의 사람들은 비타민 D 과다 복용을 염려한다. 하지만 비타민 D는 과다 복용하기가 쉽지 않다. 비타민 D 수치가 100 미만이고 일일 비타민 D 복용량이 1Kg당 132IU 정도 미만이면 중독될 가능성은 아주 미미하다.

비타민 D에 중독되면 다음의 증상들이 나타날 수 있다.

- 빈번한 배뇨
- 변비
- 메스꺼움
- 허약함
- 구토
- 체중 감소
- 식욕부진

체내 비타민 D가 증가하면 혈중 칼슘 농도를 증가시킬 수 있는데, 이로 인해 빈번한 배뇨, 탈수, 무기력, 혼란 등을 일으킬 수 있다. 만성적으로 혈중 칼슘 농도가 증가되면 피부, 근육, 신장과 같은 체내 기관에 칼슘과 인을 저장시킬 수 있다.

비타민 D 수치가 이상적인 혹은 그 이상으로 높은 상태에서 칼슘 보충제를 너무 많이 복용하면, 신장 결석의 위험을 증가시킨다. 비타민 D 보충제를 복용하면 칼슘 보충제는 필요 없을 것이므로 주의한다.

비타민 D나 A를 과다 복용했다는 생각이 들면, 당장 의사에게 알리고 혈중 농도를 검사해 볼 필요가 있다. 그러면 의사가 결과에 따라 적절한 처방을 내려 줄 것이다.

(5) 함유 식품

고등어, 정어리, 연어, 대구, 청어 등의 생선 및 생선 간유, 비타민 D를 첨가한 각종 음식 특히 우유나 우유제품들에 들어 있다.

4. 비타민 E(토코페롤)

지방질이 주성분을 이루고 있는 각종 세포의 세포막 산화를 방지하려면 지방질과 친화력을 갖고 있는 비타민 E의 중요성은 거의 독보적이다. 세포막과 마찬가지로 지방질 성분이 많은 각종 신경조직을 보호하려면 지방질과 친화력이 있는 몇 안 되는 영양소 중의 하나인 비타민 E가 절대로 필요하다는 사실도 새롭게 인식되어지고 있는 것이다.

비타민 E를 고를 때는 반드시 자연 비타민 E를 찾아야 한다.

자연 비타민 E에는 모두 8가지가 있다. 그러나 그 중에서 가장 중요한 것은 알파, 베타, 감마, 델타 등의 4가지이다. 합성한 비타민 E보다 약 두 배나 그 작용이 강하고 자연 비타민 E에는 여러 가지 비타민 E가 섞여 있어 상호보완적인 작용을 하기 때문이다. 비타민 E에는 여러 가지가 있다. 그러나 자연 비타민 E는 반드시 다음과 같은 표시가 되어 있다. (d-alpha tocopherol, beta, gamma, delta) 반면에 합성 비타민 E 에는 dl 이란 표시가 되어 있다.

(1) 효능

만약 비타민 하나만 복용해야 된다면, 무슨 영양제를 선택해야 하나?

많은 전문가들은 서슴없이 비타민 E를 선택 할 만큼 비타민 E의 작용은 거의 절대적이라고 볼 수 있다.

비타민 E는 강력한 산화억제작용(항산화작용)을 한다. 노화를 방지하는 차원에서 본다면 특히 더 좋은 것이 비타민 E이다. 왜냐하면 비타민 E는 핵산을 보호하면서 유전물질들의 변질을 막기 때문이다. 즉 비타민 E는 우리의 몸을 건강한 상태로 보존해 주는 비타민이다.

비타민 E가 부족할 때에 온 몸의 모든 기관에 산화가 촉진된다.

그 중에서도 순환기 계통과 피부계통 조직의 노화가 눈에 보일 정도로 진행이 된다. 몸 안으로, 몸 밖으로 늙어 가는 것이다.

비타민 E는 노화물질 중의 하나인 라이포퓨신(lipofuscin)이란 색소의 생성을 막아 준다. 이 색소는 검버섯을 만드는 요소인데 피부에도 생겨 많은 사람들에게 눈에 보이는 걱정을 끼치지만, 실제로는 눈에는 보이지 않는 몸 속의 여러 기관들 특히 뇌, 간 등에도 침착이 되어 해당 기관의 생리작용에 좋지 않은 영향을 끼치게 된다. 즉 이 색소는 온 몸의 노화를 가시적으로 촉진시키고 있는 것이다.

비타민 C, 비타민 B, 카로티노이드, 글루타타이언 등의 산화방지제는 비타민 E가 없으면 그 기능을 제대로 발휘하지 못한다. 또한, 생명유지에 절대로 필요한 프로스타글란딘의 원료로 쓰이는 필수 지방산(오메가-3 및 오메가-6)의 산화를 막아 준다.

많은 기름 제품들에 비타민 E를 첨가한다. 그 이유는 비타민 E가 기름 제품들의 산화를 막아주기 때문이다. 이는 몸 속에서 산화를 방지하는 기능과 마찬가지이다.

세포막과 각종 뇌 신경조직은 물론 다른 영양소 및 비타민들의 산화를 방지해 주는 역할을 하는 것이 비타민 E인 것이다. 이런 면으로 본다면 비타민 E는 몸속의 모든 조직과 세포는 물론 모든 영양소 및 비타민을 보호해주는 역할을 하는 비타민이라고 인식하면 된다.

콜레스테롤, 그 중에서도 좋은 콜레스테롤인 HDL은 올려주고 나쁜 콜레스테롤인 LDL은 낮추어 주어 이중으로 좋은 일을 한다. 그러나 콜레스테롤에 관해서 비타민 E의 역할 중 가장 중요한 것은 콜레스테롤의 산화를 막아주는 것이다. 이 말은 굉장히 중요한 뜻을 갖고 있다. 산화되지 않은 콜레스테롤은 동맥의 벽에 침착 되지 않기 때문에 콜레스테롤이 높다고 하더라도 동맥경화증은 일어나지 않게 된다. 또한, 동맥경화, 당뇨, 뇌졸중 등의 원인이 되는 부적절한 혈액 응고상태를 막아주며, 혈소판 응고를 막아준다.

비타민 E를 복용할 경우 작은 양으로부터 시작하여 점차 늘려가야 안전하다. 간혹 혈압을 올리는 경우가 있기 때문이다.

영국의 의학잡지인 뉴 잉글랜드 의학저널(New England Journal of Medicine)에 실린 한 논문에 의하면, 2년 동안 하루에 1백 단위의 비타민 E를 복용한 사람들은 심장병에 걸리는 확률이 37~41%나 낮았다고 한다.

다른 비슷한 연구조사는 더 양호한 결과를 보여주었다. 하루에 400~800단위의 비타민 E를 복용한 사람들은 77%나 심장병에 덜 걸렸다고 한다.

모든 근육(심장 근육 포함)의 활력을 높여 준다. 이 때 근육이 적은 양의 산소를 소비하더라도 같은 기능을 발휘하도록 도와주는 것이 바로 비타민 E 이다. 면역력도 높여준다. 따라서 각종 감염증과 암 예방에 절대로 필요한 영양소이다. 특히 나이든 사람들에게는 더 필요하다. 노화하면서 각종 감염증 및 암에 잘 걸리기 때문이다.

각종 환경 오염 물질로부터 신체를 보호하는 작용을 한다. 그 중에서도 지방질로 구성되어 있는 조직들은 비타민 E가 없으면 쉽게 상하게 된다. 이는 마치 공기(산소)와 접촉이 되어 있는 각종 기름이 쉽게 냄새가 날 정도로 상하는 것과 마찬가지이다. 뿐만아니라 각종 환경오염 물질들은 대부분 지방질로 가서 저장되어 있게 되기 때문에 이중으로 지방조직에 해를 끼치게 된다. 과체중인 사람들이 항상 피곤한 이유 중의 하나는 지방질에 저장되어 있는 각종 환경 오염 물질이 많이 있기 때문이다. 또한, 폐에 대한 대책으로 비타민 E를 복용하면 좋다. 각종 환경오염 물질이 폐로 들어 와서 끼치는 나쁜 작용을 일선에서 막아 주는 역할을 한다.

조산아에게 비타민 E를 복용시켰더니, 망막 전 섬유증식(시력이 나빠짐 retrolental fibroplasia)이 덜 왔다고 하는 보고도 있다..

화상을 입었을 때 화상부위에 비타민 E를 직접 발라주면 화상치료에 효과가 있다. 또한 햇볕에 그을렸을 때에도 효과가 있다.

각종 호르몬을 보호해준다. 특히 뇌하수체 호르몬, 부신 호르몬 등은 비타민 E가 있어야 그 기능이 제대로 발휘된다. 최근 이스라엘의 한 과학잡지가 관절염에 비타민 E가 효과가 있는 것으로 보고한 바 있다.

그 외에도 다음과 같은 효과가 있다.

① 적당량을 투여하면 젖몽우리를 풀어준다. (다만 커피를 자제해야 한다)
② 여성 생리통에도 효과를 본다.
③ 간장병, 위궤양, 빈혈과 두통(혈관 수축형)에 효과를 낸다.
④ 다리 등에 쥐가 올 때 효과를 볼 수 있다.
⑤ 협심증이 있는 사람들은 다른 협심증 치료제와 같이 비타민 E를 복용하면 많은 효과를 얻을 수 있게 된다. 그러나 단시간에는 아무런 효과가 없고 장기간 최소한 1~2년은 복용해야 그 결과를 얻게 된다.
⑥ 비정상의 팹 테스트(Pap test, 여자들의 자궁경부암 조기검사)에 다른 영양소와 같이 비타민 E를 쓰면 좋다.
⑦ 암에 대한 화학요법(항암제 치료)을 받고 있는 사람들은 비타민 E를 꼭 써야 한다. 특히 화학요법을 받기 전부터 비타민 E를 다

량(1천 5백 단위 정도) 쓰면 머리가 빠지는 것을 예방하는 효과가 있다고 한다.

⑧ 당뇨병의 예방 또는 당뇨병의 치료를 위하여도 비타민 E는 꼭 써야 한다.

⑨ 알츠하이머 치매를 비롯하여 다른 치매증에도 비타민 E를 꼭 써야 한다. 물론 다른 영양제나 생약제를 같이 써야 한다.

⑩ 습진에 효과를 볼 수 있다

⑪ 여성 불임증에도 효과를 볼 수 있다.

⑫ 비타민 E가 망막을 보호하는 작용도 한다.

⑬ 동맥경화증의 예방과 치료에 비타민 E가 있어야 한다.

⑭ 운동선수들의 지구력과 상처의 치료에도 효과가 있다.

⑮ 고압 산소치료 때 간질의 예방 및 잠수병 예방에 비타민 E가 사용된다.

⑯ 면역성을 올리는데 비타민 E의 투여가 절대로 필요함이 증명되고 있다.

영양학 연구가인 터프트 대학의 모센 메이다니 박사는, "만약 모든 사람들이 비타민 E를 복용한다면, 오늘날과 같은 면역성의 문제는 없었을 것이다."라고 말하고 있다.

⑰ 백내장의 예방에 비타민 E의 작용이 절대로 필요하다. 또한 백내장이 발생했다고 하더라도 이의 진행을 완화시킨다. 또한 망막을 건강하게 유지하는데 비타민 E는 절대로 필요한 영양소이

다. 결과적으로 비타민 E는 시력을 보존하는데 큰 도움이 된다.

(2) 복용법

음식을 통해서 하루에 필요한 양을 다 얻기는 아주 힘들다.

비타민 E가 비교적 많은 편인 밀눈 한 컵에 들어 있는 비타민 E의 양은 불과 20단위밖에는 안되기 때문이다. 추천되고 있는 비타민 E의 일일 복용량은 400~800단위이다. 따라서 음식을 통해서 필요한 비타민 E를 섭취한다는 것은 거의 불가능하다고 봐야 한다. 밀 눈을 20컵 정도 섭취해야 일일 복용량인 400단위를 얻게 된다.

경우에 따라서는 비타민 E를 하루에 1천 5백 단위까지도 복용하는 경우도 있다. 이런 정도의 많은 양을 복용할 경우에도 비타민 E의 해독성은 거의 없다. 그러나 많은 비타민 E를 복용하는 것은 의사의 지시를 받는 것이 좋다. 2천 4백 단위를 복용했더니 출혈이 있었다는 보고가 있으며 성기능에 이상이 왔다는 보고도 있다.

이와 같이 많은 양의 비타민 E를 복용할 때 나타날 수 있는 또다른 부작용들은 두통, 설사, 혈압이 올라가는 것 등이다. 아무리 좋은 영양소라도 필요 이상 복용하게 되면 반대의 현상이 생길 수 있음을 보여주는 좋은 예라고 할 수 있다.

자연 비타민 E는 여러가지 기름으로부터 만들어진다. 따라서 그 기름의 원료가 무엇이든지 이에 대한 알레르기가 있는 사람들은 그 해당 비타민 E에 알레르기가 생길 수 있다. 이를 대비해서 마른(dry)

비타민 E가 나와 있다. 이는 기름 성분은 거의 제거해 버림으로써 알레르기를 없애려는 시도로 만들어 진 것이다.

비타민 E는 오랜 시일이 지나야 조직에까지 도달한다. 비타민 E의 혈중농도는 높더라도 조직에까지 도달하여 조직이 비타민 E에 완전히 침윤 되려면 상당한 시일이 걸리는 것이다. 따라서 비타민 E를 복용하면서 건강상의 도움을 얻으려면 계속적인 복용이 있어야 한다. 모든 영양제의 복용이 다 그렇지만 비타민 E를 간헐적으로 복용하게 되면 큰 도움을 기대할 수는 없다.

(3) 부작용

비타민 E는 다른 지용성 비타민들에 비하여 상대적으로 독성이 낮다. 그러나 하루 800~1200㎎ 이상 복용하면 비타민 K의 흡수를 방해하여 혈소판 응집의 감소, 수술 후 출혈의 초래, 위장 장애, 근육 약화, 두통, 만성 피로 등의 증상이 나타난다.

미국의학협회 식품영양위원회는 성인이 출혈의 위험 없이 복용 가능한 비타민 E의 상한선을 1,000㎎으로 정하였다. 비타민 E를 하루 1,000㎎ 이상 섭취하면 뇌졸중으로 인한 사망의 위험을 증가시킬 수 있다.

비타민 E를 처음으로 복용할 때는 적은 양으로부터 시작하는 것이 좋다. 100단위로부터 점차적으로 올려 목표한 양을 복용해야 한다. 처음부터 많은 양의 비타민 E를 복용하면 가끔가다 혈압이 올라가는 경우가 있기 때문이다.

(4) 함유 식품

각종 식물들의 씨에 많이 들어 있다. 건과류, 각종 곡식류 그리고 녹황색 채소에도 약간은 들어 있다. 편도에 특히 많이 들어 있다.

거의 모든 식물성 기름에는 비타민 E가 조금이라도 들어 있다. 모든 식물에 비타민 E가 다 들어 있는 이유는 식물 속에 들어 있는 불포화지방산들을 보호하기 위함이다. 마찬가지로 동물에게도 비타민 E가 있어야 몸 속에 있는 여러가지 지방산들을 보호하게 된다. 그러나 문제는 비타민 E의 일일 섭취량을 음식을 통하려면 너무나 많은 지방질을 섭치해야 하는 문제점을 안고 있다. 따라서 이는 불가능한 일일 뿐 아니라 원칙적으로 권장을 하기가 어려운 방법이다.

5. 비타민 K(필로키논)

1) 효능

비타민-K는 뼈를 형성하는데 필요한 비타민이고 또한 혈액이 응고되는데 절대로 있어야 하는 비타민이기도 하다. 두 가지 경우 모두 칼슘을 원활하게 작용하도록 하는 것이 특징이다.

혈액 응고 성분인 프로트롬빈은 비타민-K가 있어야 만들어지는 성분으로 비타민-K의 결핍은 혈액 응고에 문제를 가져와 출혈 위험이 증가할 수 있다.

① 골다공증이 있는 사람들이 꼭 섭취해야 하는 성분 중의 하나이다.
② 비타민 C와 함께 복용하면 임신 구토증에 효과가 있다. 이때 복용하는 비타민-K의 양은 5mg이다.
③ 관절염에도 쓰인다.
④ 심한 위장질환이 있어 비타민-K의 생성과 흡수에 이상이 있을 때에도 비타민-K를 투여한다. 그러나 이런 상태에 있을 때에는 반드시 의사의 지시를 따라야 한다.

지용성인 비타민 K는 뼈와 혈관에 중요하다. 비타민 K 섭취량이 높으면 골다공증성 골절의 위험을 줄이고 뼈의 미네랄 작용을 조절해 준다.

혈액 희석제를 복용하고 있는 사람은 비타민 K가 혈액 희석제의 작용을 방해한다는 것을 이미 알고 있을 것이다. 그렇다고 해서 비타민 K가 혈전의 원인이 된다는 뜻은 아니다. 혈액 안에 피가 응고되는 것을 예방시키는 자연적인 혈액 희석제들이 있는데, 이것들이 비타민 K에 가장 민감한 반응을 보이는 것이다.

(2) 복용법

비타민-K가 부족해서 문제가 발생하는 경우는 거의 없다. 그러나 오히려 갓난 아이에게 너무 많은 비타민-K를 섭취시켰을 때에는 뇌의 발육에 지장이 올 수 있다. 일일 섭취량은 60~80밀리그램 정도이며 이는 일상 채소 섭취 정도로 충분한 양이다.

혈액응고 방지약을 복용하는 사람들은 비타민-K가 많이 들어 있는 과일이나 채소의 섭취를 줄여야 한다. 혈액응고를 억제하는 약을 복용하면서 혈액을 응고시킬 수 있는 비타민-K를 섭취하면 서로간에 상쇄가 되기 때문이다.

(3) 부작용

비타민 K는 지용성 비타민이지만 배설에 용이하여 독성은 거의 나타나지 않는다. 그러나 비타민 K의 과다 복용은 간, 창자, 쓸개 등에 질환을 일으킬 수 있다.

(4) 함유 식품

비타민-K는 장내의 우호적인 세균들을 만들어낸다. 음식 중에는 양배추, 꽃양배추, 귀리, 콩, 시금치, 달걀 노른자위, 녹차 등에 풍부하게 들어 있다. 케일, 스위스 근대, 청경채 등과 같은 녹색잎 채소로부터 많은 양의 비타민 K를 얻을 수 있다. 차, 특히 녹차는 비타민 K가 풍부하다.

3장
식품과 비타민

1. 식품 종류별 함유 비타민

1) 정제하지 않은 곡물 (전곡류)

(1) 현미

비타민 B를 함유하여 각기병이나 빈혈을 예방하고, 콜레스테롤 수치를 감소시켜 동맥경화 예방등의 효능이 있다. 현미 100g을 기준으로 비타민 B1(0.34mg), 비타민 B2(0.07mg), 비타민 B3(2.40mg), 비타민 B6(0.62mg), 비타민 E(1.70mg), 엽산(20.00㎍) 등의 비타민을 섭취 할 수 있다.

(2) 보리

보리 100g을 기준으로 비타민 B1(0.31mg), 비타민 B2(0.10mg), 비타민 B3(5.50mg), 비타민 B6(0.56mg), 비타민 E(0.60mg), 엽산(20.00㎍) 등의 비타민을 섭취 할 수 있다.

(3) 옥수수

비타민 B1, B2, E와 칼륨, 철분 등의 무기질도 풍부하고 옥수수의 씨눈에는 필수 지방산인 리놀레산이 풍부해 콜레스테롤을 낮춰주고 동맥경화 예방에 도움을 준다. 옥수수 100g을 기준으로 베타카로틴(156㎍), 비타민 A(26.00㎍RE), 비타민 B1(0.23mg), 비타민 B2(0.14mg), 비타민 B3(2.20mg), 비타민 B6(0.01mg), 비타민 E(1.73mg), 엽산(88.00㎍) 등의 비타민을 섭취 할 수 있다.

(4) 통밀

통밀은 비타민 B군의 집합체이자 60%정도가 섬유질로 이루어져 있다. 통밀 100g을 기준으로 비타민 B1(0.34mg), 비타민 B2(0.11mg), 비타민 B3(5.00mg), 비타민 B6(0.44mg), 비타민 E(1.40mg), 엽산(49.00㎍) 등의 비타민을 섭취 할 수 있다.

그 외에 기장, 수수, 퀴노아 등의 곡물에서도 비타민을 섭취 할 수 있다.

2) 과일류

(1) 아보카도

피부 건강에 도움을 주며 특히 비타민 B, C, E가 풍부해 노화 방지에 효능이 있다. 모든 비타민 B군을 포함하고 있어 이를 섭취하고자 할 때 먹으면 좋다. 아보카도 100g을 기준으로 베타카로틴(53.00μg), 비타민 A(8.83μgRE), 비타민 B1(0.10mg), 비타민 B2(0.21mg), 비타민 B3(2.00mg), 비타민 B5 (1.65mg), 비타민 B6(0.32mg), 비타민 B7(5.3μg), 비타민 C(15.00mg), 비타민 E(3.60mg), 엽산(84.00μg) 등의 비타민을 섭취 할 수 있다.

(2) 시트러스 계열(귤, 오렌지, 레몬 등)

신진대사를 원활히 하며 피부와 점막을 튼튼하게 하는 작용이 있으며 겨울철 감기 예방효과가 있다. 귤류의 과일에는 비타민 B군을 함유하고 있고 그 외에 비타민 C가 귤은 35mg, 오렌지는 46mg, 레몬은 70mg으로 풍부하다.

(3) 살구

살구는 감귤과 같은 노란색 계통의 과일로 비타민 A가 많아 야맹증을 예방하고 혈관을 튼튼히 하는 효과가 있다. 살구 100g을 기준으로 베타카로틴(2,280.00μg), 비타민 A(380.00μgRE), 비타민 B1(0.08mg), 비타민 B2(0.03mg), 비타민 B3(0.16mg), 비타민

B6(0.01mg), 비타민 B7(2.37㎍), 비타민 E(0.18mg), 비타민 K(8.08㎍) 등의 비타민을 섭취 할 수 있다.

(4) 딸기

딸기는 비타민 C가 풍부하여 항산화 작용이 뛰어난 과실이며, 딸기 속의 일라직산은 암세포의 APOPTOSIS를 유발하여 암세포 억제에 도움이 된다. 딸기 100g을 기준으로 비타민 B1(0.08mg), 비타민 B2(0.06mg), 비타민 B3(0.40mg), 비타민 B5 (0.13mg), 비타민 C(67.11mg), 비타민 E(0.40mg), 비타민K(5.52㎍), 엽산(54.00㎍) 등의 비타민을 섭취 할 수 있다.

3) 견과류

(1) 땅콩

비타민 E가 풍부하고 항산화 작용을 하여 노화 방지의 효능이 있다. 또한, 불포화 지방산이 많아 콜레스테롤 개선에 효과적이다. 땅콩 100g을 기준으로 비타민 B1(0.39mg), 비타민 B2(0.212mg), 비타민 B3(10.51mg), 비타민 B5 (0.86mg), 비타민 B6(0.05mg), 비타민 E(18.56mg), 엽산(89.00㎍) 등의 비타민을 섭취 할 수 있다.

(2) 호두

호두에는 엽산, 비타민 B, E가 풍부하다. 그중 비타민 E 함유가 높아 항산화 효능과 동맥경화 예방의 효과가 있다. 호두 100g을 기준으로 베타카로틴(26μg), 비타민 A(4.33μgRE), 비타민 B1(0.05mg), 비타민 B2(0.28mg), 비타민 B3(2.87mg), 비타민 B6(0.04mg), 비타민 B7(18.80μg), 비타민 E(19.41mg), 엽산(156.00μg) 등의 비타민을 섭취 할 수 있다.

(3) 호박씨

호박씨에는 불포화지방산과 비타민 E가 풍부하며 이는 정서적 안정과 피로회복 등의 효과가 있다. 말린 호박씨 100g을 기준으로 베타카로틴(27.00μg), 비타민 A(4.50μgRE), 비타민 B1(0.09mg), 비타민 B2(0.18mg), 비타민 B3(1.55mg), 비타민 B5(0.12mg), 비타민 E(27.10mg), 엽산(83.00μg) 등의 비타민을 섭취 할 수 있다.

(4) 해바라기 씨

해바라기 씨에는 비타민 B, E가 많이 함유되어 있다. 그중에서 비타민 B9라고 불리는 엽산이 풍부하여 혈액 응고와 동맥경화증을 예방한다. 말린 해바라기 씨 100g을 기준으로 베타카로틴(10.00μg), 비타민 A(1.67μgRE), 비타민 B1(1.16mg), 비타민 B2(0.29mg), 비타민 B3(6.52mg), 비타민 B6(0.06mg), 비타민 B7(26.92μg), 비타민 E(21.53mg), 엽산(246.00㎍) 등의 비타민을 섭취 할 수 있다.

4) 채소류

(1) 당근

당근의 비타민 A와 카로틴은 체내에 흡수되어 시각 기능에 영향을 주어 시력 개선 효과가 있다. 베타카로틴과 비타민 A 그리고 비타민 C가 풍부하게 함유되어 있다. 당근 100g을 기준으로 베타카로틴(5,516.00㎍), 비타민 A(919.33㎍RE), 비타민 B1(0.03mg), 비타민 B2(0.06mg), 비타민 B3(0.88mg), 비타민 B5 (0.19mg), 비타민 B6(0.01mg), 비타민 B7(0.89㎍), 비타민 C(3.02mg), 비타민 E(0.73mg), 비타민K(14.46㎍), 엽산(22.00㎍) 등의 비타민을 섭취 할 수 있다.

(2) 케일

케일에는 비타민 A, B, C, E를 함유하고 있고 베타카로틴이 풍부하여 면역력을 높여주며 동맥경화 예방 등의 여러 효능이 있다. 케일 생것 100g을 기준으로 베타카로틴(3145.00㎍), 비타민 A(524.17㎍RE), 비타민 B1(0.51mg), 비타민 B2(0.17mg), 비타민 B3(0.35mg), 비타민 C(76.00mg), 비타민 E(0.53mg), 비타민 K(525.06㎍), 엽산(105.00㎍) 등의 비타민을 섭취 할 수 있다.

(3) 시금치

시금치는 각종 영양성분을 함유한 완전 영양 식품으로 철분과 엽산이 풍부하여 빈혈과 치매 예방에 효과적이다. 하우스 시금치 생것 100g을 기준으로 베타카로틴(4979.00μg), 비타민 A(829.83μgRE), 비타민 B1(0.48mg), 비타민 B2(0.16mg), 비타민 B3(0.27mg), 비타민 B6(0.01mg), 비타민 C(43.70mg), 비타민 E(0.70mg), 비타민 K(435.03μg), 엽산(119.00μg) 등의 비타민을 섭취 할 수 있다.

(4) 파프리카

파프리카에는 비타민 A, C 등 영양성분이 다른 채소보다 훨씬 많이 함유되어 있다. 비타민 C가 풍부해 멜라닌 색소의 생성을 방해함으로써 기미, 주근깨에 효과적이다. 붉은 파프리카 생것 100g을 기준으로 베타카로틴(338.00μg), 비타민 A(56.33μgRE), 비타민 B1(0.01mg), 비타민 B2(0.15mg), 비타민 B3(0.93mg), 비타민 B6(0.01mg), 비타민 C(91.75mg), 비타민 E(1.61mg), 비타민K(9.91μg), 엽산(45.00μg) 등의 비타민을 섭취 할 수 있다.

(5) 파슬리

파슬리는 베타카로틴, 비타민 C가 풍부하여 노화 방지와 생활습관병 예방 효능이 있다. 파슬리 생것 100g을 기준으로 베타카로틴(2,941.00μg), 비타민 A(490.17μgRE), 비타민 B1(0.17mg), 비타민 B2(0.24mg), 비타민 B3(1.40mg), 비타민 B6(0.33mg), 비타민 B7(0.89㎍), 비타민 C(139.00mg), 비타민 E(5.10mg), 엽산(371.70㎍) 등의 비타민을 섭취 할 수 있다.

(6) 브로콜리

브로콜리에는 비타민이 골고루 함유되어 있으며 브로콜리 생것 100g을 기준으로 베타카로틴(264.00㎍), 비타민 A(44.00㎍gRE), 비타민 B1(0.03mg), 비타민 B2(0.14mg), 비타민 B3(1.02mg), 비타민 B5(0.32mg), 비타민 B6(0.03mg), 비타민 C(29.17mg), 비타민 E(5.10mg), 비타민K(182.46㎍), 엽산(43.00㎍) 등의 비타민을 섭취 할 수 있다.

5) 유제품

(1) 우유

비타민 B군을 골고루 섭취하고 싶을 때는 우유 같은 유제품을 먹는 것이 효과적이다. 우유 100g을 기준으로 비타민 A(55㎍), 비타민 B1(0.02mg), 비타민 B2(0.16mg), 비타민 B3(0.30mg), 비타민 B5(0.30mg), 비타민 B7(2.25㎍), 비타민 B12(0.34㎍), 비타민(0.79mg), 엽산(2㎍) 등의 비타민을 섭취 할 수 있다.

(2) 치즈

치즈에는 지방이 함유되어 있지만, 그 형태가 소화되기 쉬운 유화 상태로 되어 있고 치즈의 비타민 B2의 작용에 의해 지방은 쉽게 연소하여 조금만 먹어도 포만감을 준다. 식이조절에 효과가 있다. 또한, 우유를 마시면 탈이 나서 마시고 싶어도 못 마시는 사람이 있다. 이런 사람은 우유 대신 치즈를 먹으면 좋다. 우유를 마시고 탈이 나는 것은 우유에 들어 있는 유당 때문인데, 치즈는 우유의 좋은 영양성분을 가지고 있으면서 유당은 거의 없어 우유를 소화하지 못하는 사람에게 적당하다. 특히 자연 치즈에는 고기나 생선의 소화를 돕는 독특한 소화 효소가 들어 있어 디저트로 먹으면 좋다.

사람들이 자주 섭취하는 체다치즈 100g을 기준으로 베타카로틴(272μg), 비타민 A(102.33μgRE), 비타민 B1(0.06mg), 비타민 B2(0.17mg), 비타민 B3(0.08mg), 비타민 B5 (0.44mg), 비타민 B12(0.97μg), 비타민 C(0.07mg), 비타민 E(1.03mg), 엽산41(μg) 등의 비타민을 섭취 할 수 있다.

(3) 요구르트

요구르트 또한, 우유만 마시면 몸에 유당분해효소가 부족하여 배탈, 설사를 하는 등 유당불내증이 있는 사람에게 좋다. 유산균이 유당을 분해시키기 때문이다.

탄수화물 함량은 요구르트가 7~16%로 우유보다 높다. 발효 식품 특유의 신맛을 줄이기 위해 요구르트 제조 과정에서 과당, 포도당 등 당분을 인위적으로 첨가하기 때문이다. 이에 비만, 당뇨병 환자들은 과다 섭취는 바람직하지 않다. 동맥경화, 고혈압, 비만 등 성인병이 있거나 우려되는 사람은 저지방 또는 무지방 제품을 먹는 것이 좋다. 플레인 요구르트 100g을 기준으로 비타민 A(60㎍), 비타민 B1(0.01mg), 비타민 B2(0.49mg), 비타민 B3(0.26mg), 비타민 B5(0.23mg), 비타민 B7(1.17㎍), 비타민 B12(0.19㎍), 엽산(8㎍) 등의 비타민을 섭취 할 수 있다.

6) 육류, 간 및 난류

(1) 닭가슴살

닭의 부위 중 가장 지방이 적은 부위로 비타민 B를 섭취하기에 좋은 육류부위이다. 팬에 구운 닭가슴살 100g을 기준으로 비타민 A(11㎍), 비타민 B1(0.18mg), 비타민 B2(0.09mg), 비타민 B3(16.26mg), 비타민 B5 (0.47mg), 비타민 B6(0.02mg), 비타민 B7(4.86㎍), 비타민 B12(0.50㎍), 비타민 E(0.13mg), 엽산(57㎍) 등의 비타민을 섭취 할 수 있다.

(2) 오리고기

오리고기는 피부미용, 기력회복 등의 효능이 있으며 오리고기에는 불포화지방산이 소, 돼지고기보다 월등히 높다. 그리고 비타민 B, C 가 풍부하여 혈중 콜레스테롤을 낮추고 혈류 흐름을 원활하게 하여 혈관질환을 예방할 수 있다. 생오리 100g을 기준으로 비타민 A(35μg), 비타민 B1(0.07mg), 비타민 B2(0.01mg), 비타민 B3(3.30mg), 비타민 B5 (1.84mg), 비타민 B6(0.02mg), 비타민 B7(3.74μg), 비타민 B12(3.25μg), 비타민 C(0.23mg), 비타민 D(1.97μg), 비타민 E(0.51mg), 엽산(6μg) 등의 비타민을 섭취 할 수 있다.

(3) 소간

비타민 A, B1, B2 및 철분의 보물 창고로 알려져 있다. 특히 비타민 A의 함량이 월등히 많고, 비타민 복합체, 철 등 빈혈이나 스태미너 증진에 필요한 무기질도 다량으로 포함하고 있다. 익힌 소간 100g을 기준으로 베타카로틴(162μg), 비타민 A(9428μg), 비타민 B1(0.19mg), 비타민 B2(3.43mg), 비타민 B3(17.53mg), 비타민 B5 (7.11mg), 비타민 B6(1.02mg), 비타민 B7(μg), 비타민 B12(70.58μg), 비타민 C(1.9mg), 비타민 D(1.2μg), 비타민 E(0.57mg), 비타민 K(3.3μg), 엽산(253μg) 등의 비타민을 섭취 할 수 있다.

(4) 달걀

달걀은 성장에 필요한 필수아미노산은 물론 레시틴, 철분, 인, 비타민 등이 많이 함유돼있는 완전식품이다. 생달걀 100g을 기준으로 비타민 A(136㎍), 비타민 B1(0.08mg), 비타민 B2(0.47mg), 비타민 B3(0.10mg), 비타민 B5 (0.91mg), 비타민 B7(20.98㎍), 비타민 B12(0.81㎍), 비타민 D(20.90㎍), 비타민 E(1.77mg), 엽산(81㎍) 등의 비타민을 섭취 할 수 있다.

7) 생선류

(1) 연어

연어는 비타민 A, B, D, E 등 비타민도 풍부하다. 비타민 D는 칼슘 흡수를 도우므로 중년 이후 골다공증을 예방하려면 연어를 자주 먹는 것도 좋은 방법이다. 연어에는 비타민 A, E 성분이 많아 세포 점막을 튼튼하게 하고 노화 방지에도 도움이 된다. 연어 알에는 비타민 E가 풍부하다. 연어 생것 100g을 기준으로 비타민 A(27㎍), 비타민 B1(0.26mg), 비타민 B2(0.15mg), 비타민 B3(6.00mg), 비타민 B5(1.23mg), 비타민 B6(0.41mg), 비타민 B12(9.40㎍), 비타민 D(33.00㎍), 비타민 E(1.30mg), 엽산(13㎍) 등의 비타민을 섭취 할 수 있다.

(2) 청어

청어는 동맥경화와 심장병을 예방하는 효능이 있으며 비타민 D가 월등히 풍부하다. 훈제한 청어 100g을 기준으로 비타민 B1(0.01mg),

비타민 B2(0.35mg), 비타민 B3(5.00mg), 비타민 B5(1.74mg), 비타민 B6(0.10mg), 비타민 B12(14.50μg), 비타민 D(48.00μg), 비타민 E(0.50mg), 엽산(16μg) 등의 비타민을 섭취 할 수 있다. 또한, 말린 청어 알에는 100g을 기준으로 비타민 E가 6.4mg으로 풍부한 양이 함유되어 있다.

(3) 고등어

고등어는 비타민 B2와 철이 많아 피부 미용과 빈혈을 개선하는 데 효과가 있으며 동맥경화 예방, 혈압 강하, 치매예방 등의 효능이 있다. 구운 고등어 100g을 기준으로 비타민 A(34μg), 비타민 B1(0.30mg), 비타민 B2(0.37mg), 비타민 B3(13.40mg), 비타민 B5 (0.79mg), 비타민 B6(0.54mg), 비타민 B7(8.20μg), 비타민 D(4.90μg), 비타민 E(2.10mg), 비타민K(4.00μg), 엽산(13.00μg) 등의 비타민을 섭취 할 수 있다.

〈자료: 국가표준식품성분표〉

2. 비타민 함유 식품 조리법

1) 수용성 비타민

수용성 비타민은 물과 만나면 손실이 점점 커진다. 조리할 때는 식품이 물과 닿는 시간을 최소한으로 하고 삶는 조리법 보다 찌거나 살짝 데치는 조리법이 좋다. 비교적 오랜시간 조리해야하는 양배추, 옥수수, 고구마, 밤 등의 경우는 찜을 이용하는 것이 비타민 손실을 줄일 수 있는 방법이다. 단 찜 요리 중 뚜껑을 열지 않아야 비타민이 손실되는 양을 더 줄일 수 있다. 이러한 방법 외에 수용성 비타민을 가장 편리하게 보존할 수 있는 조리법이 있다. 그것은 바로 전자레인지와 오븐으로 조리하는 것이다. 전자레인지와 오븐을 이용하면 물을 거의 사용하지 않으면서 비교적 짧은 시간에 조리하기 때문에 비타민 보존에 유리하다.

비타민 B는 물과 열에 약해서 구이, 볶음 등의 조리보다는 빠르게 세척 한 뒤 생으로 섭취하는 것이 가장 좋다. 비타민은 우리 몸에 필요한 영양소임에도 불구하고 여러 조리 과정을 통해 많이 손실되는 경우가 많다.

특히 비타민 B1은 물과 열 그리고 알칼리에도 약하다. 비타민 B1이 풍부한 식품을 가열조리 하면 가열조리 전보다 약 20~50%까지 손실된다고 한다. 육류는 물에 삶는 것보다는 물에 의한 손실이 적은 조리방법을 이용하는 것이 좋다. 볶고 조리거나 구워서 먹는 편이 티아민의 손실을 최소화 할 수 있다. 채소는 이미 조리하기 전, 물에 씻는 과정을 통해 비타민 B군이 손실되기 시작한다. 생채나 샐러드, 겉절이의 형태로 섭취하는 것이 가장 좋은 방법이다. 만약 채소를 익혀서 섭취하고 싶다면, 단시간 데쳐서 나물로 무치거나 짧은 시간 내에 볶아서 섭취하는 것이 좋다.

(1) 비타민 B군이 모두 풍부한 소간 조리법

절단한 간을 한동안 우유에 담가두면 간의 나쁜 냄새와 맛이 상당히 많이 제거된다. 간에 들어 있는 수용성 영양소인 일부 단백질, 당질, 칼륨 등과 비타민 B와 C등의 무기질의 손실이 매우 큰데 우유를 이용하면 영양소 손실을 막을 수 있다.

(2) 비타민 B군이 모두 풍부한 아보카도 조리법

수용성 비타민 손실을 막기 위해 일반 과일처럼 생식으로 먹거나, 잘라서 샐러드나 샌드위치에 이용하면 좋다.

(3) 비타민 B1이 풍부한 돼지고기 조리법

돼지고기에는 약 0.6mg의 비타민 B1이 들어있는데 이를 구울 경우, 10%정도(0.06mg) 감소하지만 삶을 경우 50%(0.3mg)나 감소하는 것으로 나타났다. 따라서 물에 삶는 것보다는 물에 의한 손실이 적은 조리방법을 이용하는 것이 좋다. 즉, 볶고 조리거나 구워서 먹는 편이 비타민 B1의 손실을 최소화하여 섭취할 수 있다는 것이다.

(4) 비타민 B9(엽산)이 풍부한 시금치 조리법

녹색 채소류는 살짝 데쳐 먹으면 부피가 크게 줄어들어 생으로 먹는 것보다 더 많은 양을 섭취할 수 있고 소화 흡수율도 크게 증가한다. 나물류와 채소류를 즐겨 먹는 한국인이 생 샐러드를 먹는 서양인보다 더 많은 양의 채소를 먹을 수 있는 이유이다. 하지만 시금치는 5분만 데쳐도 비타민이 크게 줄어든다. 시금치는 한번 데친 후 섭취하는 것이 좋다. 시금치 속 수산성 성분이 체내의 칼슘과 결합하여 녹지 않는 수산칼슘으로 변해 신장과 요도에 결석을 만들기 때문이다. 데칠 때는 자르지 않고 통째로 30~40초 정도로 짧게 데친다. 데친 후 찬물에 살짝 빠르게 헹구고 참기름에 무치면 비타민 B뿐만 아니라 시금치속 비타민 A의 흡수율도 높일 수 있다.

비타민 C는 식품 자체의 산화효소 작용으로 인해 파괴될 수도 있고, 수분, 산소, 열, 금속 등의 접촉으로 손실될 수도 있다. 보통 조리와 음식을 준비하는 과정에서 약 30%가 손실된다. 식품을 구매하고 음식으로 섭취하기까지 비타민 C 손실을 최소화하는 방법을 소개한다.

첫 번째, 상처가 없고 싱싱한 식품일수록 비타민 C도 풍부하다.

호박, 당근, 무, 오이 등 식품 자체 내에 비타민 C 산화효소를 가지고 있는 경우, 저장기간이 길어질수록 산화효소 활성도가 증가되어 비타민 C 손실도 증가된다. 또한 상처가 있을 경우 식품 속 비타민 C가 공기 중으로 산화될 수 있다. 그러므로 식품을 선택할 때는 상처가 없고 저장기간이 짧은 것을 고른다.

두 번째, 비타민 C는 물과 함께 사라지므로 흐르는 물로 단시간에 씻는다. 비타민 C는 물에 녹는 수용성 영양소로 물에 오래 담가 씻을 경우 손실 양이 많아진다. 또한 다듬거나 썰어둔 상태로 씻게 되면 절단면을 통해 쉽게 손실되므로 흐르는 물에 빠르게 씻은 후 다듬거나, 자르는 것이 좋다. 식품을 절단할 때, 칼을 이용하면 금속과 접촉하면서 비타민 C 파괴가 일어나므로 가능한 손으로 찢고, 다지기 보다는 덩어리를 크게 자르는 것이 좋다.

세 번째, 비타민 C는 식품 있는 그대로를 가장 좋아해 생으로 섭취하는 것이 좋다. 비타민 C는 열에 약한 영양소이며 조리 시 사용되는 수분 양과 시간에 따라 손실량이 달라질 수 있다. 예를들면 브로콜리를 생으로 먹거나 찔 경우엔 비타민 C가 거의 파괴되지 않으나 전자레인지로 조리 시 16%, 볶았을 때 24%, 삶았을 때 33%, 데친 후 냉동했을 때 55%, 통조림으로 가공 하였을 때에는 84% 파괴된다.

그러므로 채소나 과일은 가능하면 생으로 먹거나 살짝 쪄서 고유의 아삭한 조직감을 살려 섭취한다.

네 번째, 식초와 레몬즙은 비타민 C를 안정시킨다.

비타민 C를 파괴하는 산화효소는 산성(pH3.5이하)환경에서는 활성도가 줄어들어 식초나 레몬즙 등을 사용하면 비타민 C 파괴를 줄일 수 있다. 그러므로 산화효소를 함유하고 있는 당근, 무, 오이 등은 식초를 이용하여 초무침을 하거나, 초절이(피클) 형태로 보관을 하면 비타민 C를 효과적으로 섭취할 수 있다.

다섯 번째, 유리 또는 플라스틱 그릇에 담아 저온에서 보관한다.

비타민 C는 구리나 철과 같은 금속이온과 접촉했을 때 산화되어 쉽게 손실된다. 그러므로 채소나 과일을 담을 때에는 철과 금속이 함유된 유기(놋그릇), 양은, 스테인리스보다는 유리, 플라스틱 그릇에 담는 것이 좋다. 또한, 섭씨 4 이하의 저온에 보관하는 것이 비타민 C 산화효소의 활성을 떨어뜨려 비타민 C 파괴를 방지할 수 있다.

비타민 C가 함유되어 있는 식품은 당근과 함께 먹지 않아야 한다. 당근에는 비타민 C를 파괴하는 '아스코르미나아제'라는 효소가 함유되어 있다. 이를 비타민 C가 많은 제품과 함께 먹는다면 비타민 C가 최대 90%까지 손실되기도 한다. 이를 막기 위해 비타민 C식품(무, 오이 등)에 식초와 레몬즙 등의 산을 첨가하면 효소의 활동을 정지시켜 비타민 C의 파괴를 어느 정도 억제한다.

(5) 비타민 C가 풍부한 파프리카 조리법

파프리카 속 비타민 C를 섭취하기 위해서는 생식을 하거나 샐러드로 먹는 것이 가장 좋다. 하지만 비타민 A나 베타카로틴의 섭취가 목적이라면 기름에 살짝 볶아 먹는 것이 좋다.

(6) 비타민 C가 풍부한 브로콜리 조리법

브로콜리를 볶아먹을 경우 비타민 C의 함량이 24%나 떨어지고 엽록소와 수용성 단백질이 손상된다. 브로콜리는 찜기에 3분 이하로 쪄서 먹는 방법이 영양가 있게 브로콜리를 섭취하는 방법이다. 브로콜리는 지용성 비타민인 비타민 E, K도 풍부한데 지용성 비타민의 흡수를 높이려면 기름에 살짝 볶아 먹는 것도 좋은 방법이다.

2) 지용성 비타민

　지용성 비타민은 지방이나 기름과 함께 섭취되어야 체내 흡수율이 높아진다. 그러므로 지용성 비타민을 조리 할 때는 기름에 볶거나 튀기는 조리법이 좋다.

　이 중 비타민 A는 지용성 비타민이기 때문에 물에 녹지 않고 수용성 비타민 보다 조리 시 열에 의한 비타민 손상이 적다. 비타민 A가 함유되어 있는 채소 및 당근 같은 경우는 기름에 살짝 볶아서 섭취하는 것이 좋다. 이 경우 비타민 A 흡수율이 8%에서 60~70%로 올라간다고 한다. 비타민 D는 지용성 비타민이므로 지방이나 기름과 함께 섭취되어야 체내 흡수율이 높아진다. 또한, 비타민 D는 안정된 생체원소이므로 장기간 보존 또는 조리 과정에서 쉽게 파괴되지 않는다.

　하지만 비타민 E는 튀길 때 불안정해서 파괴되는 경향이 있다. 올리브유나 옥수수유는 비타민 E도 많고 열에도 강한 편이다. 하지만 오래둘수록 기름 속 비타민 E가 파괴되므로 식용유는 작은 것을 구입하고 개봉 후에는 가능한 빨리 사용하는 것이 좋다. 기름을 이용하여 조리를 할 때는 튀김보다 볶거나 나물 무침 등에 사용하는 것이 좋다. 그리고 비타민 E는 산소, 자외선에 노출되면 불안정해서 손실되므로 견과류나 식물성 기름과 같이 비타민 E가 풍부한 식품은 자외선이 차단되는 밀봉용기에 보관해야 한다. 또한 조리할 때 구리나 철제 조리기구를 사용하면 비타민 E가 파괴되므로 되도록이면 접촉하는 시간을 줄이도록 하는 것이 좋다.

요리할 때 비타민 C가 풍부한 식품을 첨가하면 비타민 E 보존에 도움을 준다. 예를 들어, 비타민 C를 함유한 여러가지 채소 및 과일 샐러드에 비타민 E가 함유된 올리브유나 마요네즈 등을 이용한 드레싱을 사용할 수 있다. 또한 채소를 튀길 때 비타민 C가 풍부한 채소를 사용하면 튀길 때 불안정해지는 비타민 E를 어느 정도 보존할 수 있다.

(1) 베타카로틴, 비타민 A가 풍부한 당근 조리법

당근의 껍질에는 중심부보다 베타카로틴이 2.5배로 많기 때문에 껍질을 깎아내지 않고 먹는 것이 당근의 영양소를 제대로 섭취하는 데에 좋다. 당근의 베타카로틴은 공기중의 산소와 만나면 빠르게 산화된다. 당근을 미리 썰어서 냉장 보관한 후 나중에 요리하면 영양성분이 일부 파괴된다. 따라서 산소와 접촉을 최소화하기 위해서 당근은 조리 직전에 자르는 것이 가장 좋다. 당근은 토마토와 마찬가지로 생으로 먹는 것보다 익혀 먹을 때 더 많은 영양소를 얻을 수 있다. 당근의 베타카로틴은 물에 녹지 않은 지용성이다. 따라서 당근을 식물성 기름에 볶아서 먹으면 항산화 성분을 더 많이 흡수할 수 있다.

3부

질병에 따른 비타민 효능

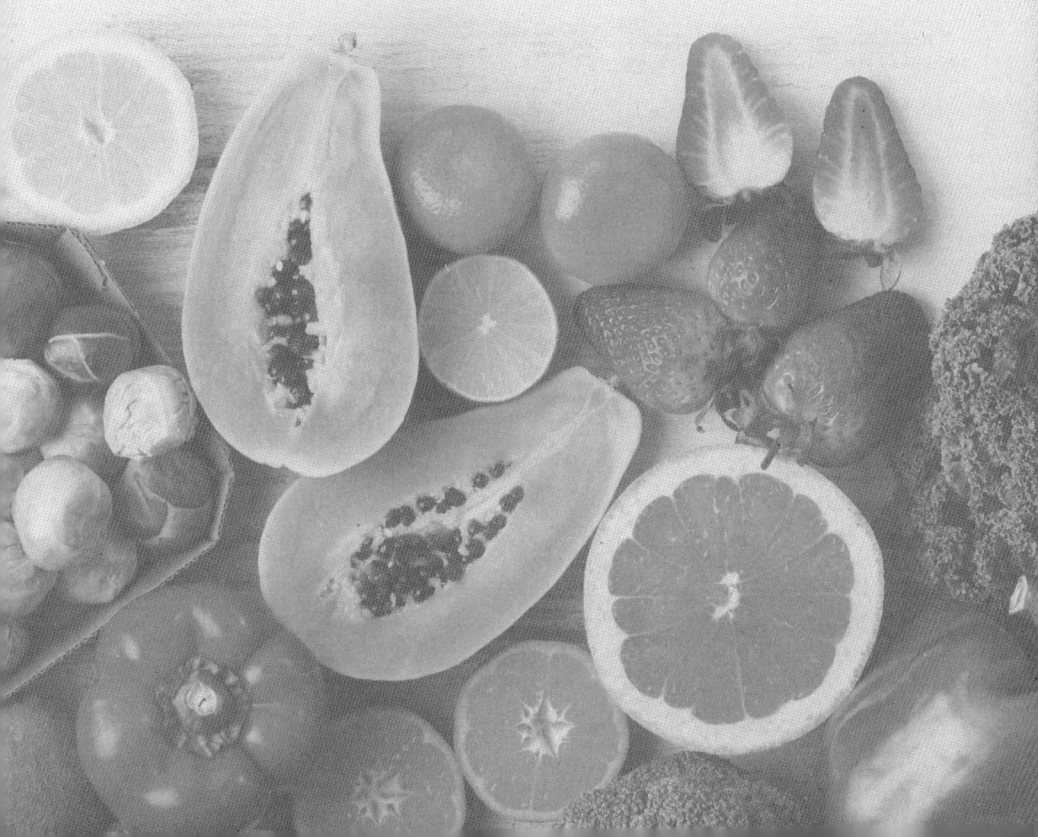

심뇌혈관 질환
(뇌졸중, 심근경색, 고혈압)

1. 뇌졸중

1) 베타카로틴

　최근들어 가장 주목받고 있는 영양소 중의 하나인 베타카로틴은 뇌졸중(중풍) 예방에도 탁월한 효과를 갖고 있다. 베타카로틴이 많은 시금치를 자주 섭취한 사람들은 뇌졸중의 위험도가 40% 정도 낮았다고 한다. 그러나 한 두번 또는 일시적으로 베타카로틴을 복용한다고 해서 즉각적인 효과가 나타나는 것은 아니고 베타카로틴으로 뇌졸중에 대한 예방효과를 얻으려면 최소한 2년 이상 베타카로틴을 복용해야 한다.

2) 비타민 B6, B12

　동물성 식품과 같은 고단백 식품을 섭취했을 때 호모시스테인이 생성되는데, 이 물질은 필수 아미노산 중 하나인 메티오닌이 파괴되면서 생긴 독성 부산물이다. 건강한 사람의 경우에는 이러한 호모시스테인을 다시 메티오닌이나 시스테인과 같은 아미노산으로 전환시킬 수 있다. 하지만 호모시스테인이 더 이상 전환되지 않고 일정량 이상 쌓이게 되면 혈관을 파괴하고 노후시켜 혈전이나 혈액 응고를 일으키고 동맥경화 등 심혈관 질환을 유발한다고 한다.

　이처럼 뇌로 영양소와 산소를 공급하는 혈관을 손상시키게 되면 뇌졸중의 위험을 증가시키는 등 뇌에 심각한 영향을 미친다. 따라서 피리독신(B6)은 엽산, 비타민 B12와 함께 혈중 호모시스테인의 농도를 낮춰주는 효소를 만들어 주어 호모시스테인을 줄여주기 때문에 뇌졸중의 예방을 위해서는 피리독신을 충분히 섭취하는 것이 중요하다.

2. 심근경색

1) 베타카로틴

　베타카로틴은 심근 경색증 예방에도 효과가 있다. 이는 동맥내의 혈액응고를 막아주는 베타 카로틴의 특성 때문이다.

하버드 의과대학에서 남자 의사들에게 이틀에 한번씩 베타 카로틴 50밀리그램을 6년동안 섭취 시켰더니, 가짜 약(placebo)을 섭취한 의사들에 비해 심근경색증의 발생율이 약 절반정도로 줄었다고 한다. 일반인을 대상으로 한 연구에서도 베타카로틴을 장기 복용시킨 결과 심혈관 시술, 심근경색, 심장 질환으로 인한 사망률이 복용하지 않은 사람들보다 30%정도 줄어들었다고 한다.

2) 비타민 B3

비타민 B3는 나쁜 콜레스테롤이라 불리는 LDL은 낮추고 좋은 콜레스테롤인 HDL을 상승시키는 효능이 있어 실제 약으로도 쓰인다. 자연식품에도 많이 들어 있지만, 이 식품들을 많이 먹어도 섭취량이 적기 때문에 콜레스테롤을 낮추는 효과는 거의 없다. 비타민 B3의 하루권장량은 15mg이지만 1500mg의 양을 써야 치료 효과가 나타난다. 1986년 전국 관상동맥학회에서 발표된 비타민 B3의 치료효과에 대한 연구에 따르면, 1966년과 1975년 사이에 3개월 이상 심근경색을 앓은 적이 있는 30~64세 사이의 환자 8,342명을 대상으로, 콜레스테롤 수치를 낮추기 위해 사용되는 5가지 약물에 대한 비교실험 결과 니아신만으로 다양한 원인으로 인한 사망 숫자를 현저하게 줄일 수 있다는 것이 확인되었다. 사망률이 11% 줄어들었으며, 수명이 평균 2년 연장되었다고 한다.

3) 비타민 E

비타민 E도 유해한 LDL 콜레스테롤 수치를 낮추고 유익한 HDL 콜레스테롤 수치를 높이며, 혈관 기능을 보호한다. 또한 혈소판의 지나친 응집을 억제하여 혈전 생성을 방지하고 동맥 혈관에서 염증 반응을 억제하며, 염증 반응에서 생성되는 활성산소에 의한 손상을 예방한다. 이처럼 비타민 E는 혈관을 보호해주면서 강화시켜주기 때문에 심혈관 경화에 의한 심근경색증 예방에 탁월한 효과가 있다.

간호사 연구 (U.S. Nurses Health Study) 에서 87000명의 여성을 평균 8년간 추적조사한 결과 이중 13%가 규칙적으로 비타민 E를 복용하고 있었는데, 복용하지 않는 여성에 비해 사망에 이르지 않은 심근 경색(nonfatal myocardial infarction,)과 심혈관 질환 사망에 대해 통계적으로 유의한 31%의 상대적 위험 감소를 보였다. 그러나 2년 이상 사용한 경우만 유의한 위험 감소를 보였다. 의료인 연구 (Health professional study)에서는 39,000명의 남성에 대해 4년간 추적하였는데 비타민 E가 심혈관 질환으로 인한 사망 위험을 40% 감소 시키는것으로 나타났다.

핀란드에서는 2748명의 남성과 2385명의 여성을 14년간 추적 조사하였는데 비타민 E 복용으로 65%의 상대 위험 감소 효과가 있는 것으로 나타났다.

3. 고혈압(동맥경화)

1) 비타민 B2

　비타민 B2는 체내 노폐물을 배출해주어 혈중 콜레스테롤을 낮추는 효능이 있다. 2013년 한 연구에서 심뇌혈관 질환의 위험이 높은 사람들에게 비타민 B2 투여가 도움이 된다는 결과가 나왔다. 연구 대상자들은 16주 동안 하루 1.6mg의 비타민 B2를 복용 받았는데 연구 기간이 끝난 후 비타민 B2의 투여 없이 일반적인 고혈압 치료를 받은 환자들에 비해 혈압이 훨씬 낮게 측정되었다고 한다.

　같은 B군인 B3, B6도 혈관 청소 기능이 있어 동맥경화로 인한 고혈압에 도움된다.

2) 비타민 B9(엽산)

　고혈압이 있거나 과거에 혈관문제로 뇌졸중, 심장병을 앓았던 중국인 2만명을 대상으로 실시된 연구에 의하면 항고혈압제와 함께 엽산 보충제를 섭취한 사람들은 고혈압 약만을 복용한 사람들보다 뇌졸중 발생 가능성이 훨씬 낮은 것으로 밝혀졌다. 엽산은 비타민 B군의 일종으로 우리 몸의 DNA와 아미노산 합성, 세포분열, 적혈구 성숙에 관여하며 신경과 성장에도 중요한 역할을 하는 영양소다.

　고혈압은 주요한 뇌졸중 위험 인자이기 때문에 연구자들은 고혈압이 있는 20,000 이상 성인들의 뇌졸중 위험을 추적하였다.

연구대상자들은 모두 혈압약을 복용하고 있었으며(에날라프릴 또는 바소텍). 그들 중 절반은 매일 엽산(folic acid) 보충제도 함께 투여받았다. 4~5년 후에 엽산(folic acid) 보충제를 섭취한 사람들은 혈압약만 복용한 사람들보다 뇌졸중 위험이 21% 낮았다.

비타민 B군인 B12도 고혈압에 유용하다.

3) 비타민 C

1990년대에 들면서 동맥경화의 원인에 대한 견해가 다양하게 제시되기 시작했는데, 일련의 학자들이 콜레스테롤이 높다고 무조건 동맥경화가 생기는 것이 아니고 콜레스테롤이 과산화 될 때 동맥경화가 생긴다고 주장했다. 즉 과산화된 콜레스테롤만이 동맥경화를 유발할 수 있다는 것이다. 비타민 C는 동맥경화의 주범 콜레스테롤의 과산화를 막아 주는 역할을 하는 항산화제이다. 또한 혈관벽에 많은 작은 상처들을 만드는 발암물질과 활성산소가 비타민 C에 의해 억제된다.

4) 비타민 E

비타민 E도 혈관벽을 튼튼하게하여 고혈압을 예방한다.

암

1. 위암

　채소에는 베타카로틴이나 비타민 E등의 항산화제가 많이 들어있는데 항산화제는 자유라디칼의 세포 손상을 예방하는데 중요한 역할을 한다. 자유라디칼은 동식물의 체내 세포들의 대사과정에서 생성되는 산소화합물로 노화나 동맥경화, 암 등의 원인과 관계가 있다. 흔히 활성산소라고 한다. 위암발생 위험을 줄이는 미량 영양소로는 비타민 C, 베타카로틴, 비타민 E, 셀레늄이 제시되고 있다.

1) 베타카로틴

과일과 녹황색 채소가 발암 위험도를 낮추어 준다는 사실은 워낙 많은 연구에서 밝혀졌다. 과일과 채소 속에 있는 베타카로틴은 녹황색 채소 특히 당근에 많은데, 흡연과 연관된 암의 발생 억제 효과가 보고되고 있다.

2) 비타민 C

비타민 C의 암 예방 효과도 무수히 많은 연구에서 밝혀졌다.

3) 비타민 E

1985년부터 40~69세의 29,584명의 사람을 대상으로 5년간 비타민 A, 아연, 비타민 B2, 비타민 B3, 비타민 C, 몰리브덴, 베타카로틴, 비타민 E와 셀레늄을 투여하고 암 발생을 조사한 연구에 따르면 베타카로틴, 비타민 E와 셀레늄(selenium)을 동시에 투여하였던 사람에서만 암 위험률이 13% 낮아진 것으로 나타났다.

4) 비타민 E12

비타민 B12도 위암 억제에 유용한 것으로 알려져 있다.

2. 폐암

1) 베타카로틴

베타 카로틴의 항암효과는 이미 널리 알려진 사실이다.

특히 폐암, 구강암, 식도암, 인후암, 위암, 유방암, 방광암, 자궁경부암등을 예방하는데 좋은 효과가 있는 것으로 알려져 있어 암 예방을 위해서는 꼭 복용해야 할 영양소이다.

2) 비타민 C

비타민 C는 특히 발암물질 중 가장 잘 알려져 있고 또한 많은 암을 발생케 하는 니트로사민 (nitrosamine)을 무력화시키는 성질을 갖고 있다. 따라서 비타민 C는 암예방 차원에서 그리고 암의 치료 과정에 필수적인 영양소이다. 상하이 통지대학교 호흡기병원 종양내과에서 실시한 폐암 환자 8938명을 대상으로 한 연구에 따르면 비타민 C의 섭취량을 하루 100mg씩 증가할수록 폐암의 위험도가 7% 줄어든다는 결과가 나왔다.

3) 비타민 D

2014년 원자력 병원 연구팀이 원자력병원에서 폐암으로 진단받은 환자 135명을 대상으로 임상연구를 시행한 결과, 폐암 환자의 80% 가량이 비타민 D가 부족한 것으로 나타났다고 밝혔다.

4) 비타민 E

　미국 국립암연구소 카렌 우드슨 박사가 1,144명의 남성 폐암환자들을 대상으로 비타민 E와 폐암에 대한 연구를 진행한 결과 비타민 E의 형태로 혈액내에 다량으로 포함되어 있는 알파-토코페롤이 폐암 발생률을 약 20% 가량 감소시켜 주는 것으로 나타났다.

3. 간암

1) 비타민 D

　세계보건기구 산하 국제 암연구소 2014년 자료에 의하면 비타민 D가 간세포암의 위험을 절반에 가까운 수준으로 낮추는 효과가 있다는 연구결과가 나왔다.

　또한, 일본 국립암연구센터 연구팀은 암과 비타민 D 관련성을 조사하여 비타민 D를 충분히 섭취하는 사람은, 부족한 사람에 비해 암 발생 위험이 20% 정도 낮아진다는 연구결과를 영국 의학저널 'BMJ'에 발표했다.

암 중에서는 간암 위험 감소가 가장 컸다. 비타민 D의 농도가 가장 높은 그룹은 가장 낮은 그룹에 비해 간암에 걸릴 위험이 약 50% 낮았다고 한다. 간암은 간염에서 진행되기 때문에 비타민 D의 염증 억제 작용이 위험을 낮춰주는 것으로 추정되고 있다.

4. 유방암

1) 베타카로틴

유방암 환자에게 고농도의 베타 카로틴을 복용시킨 사람들의 생존율이 베타 카로틴을 복용하지 않은 사람들 보다 12배나 더 높았다고 한다.

2) 비타민 B9(엽산)

스웨덴 카롤린스카 연구소의 하리스 박사 연구팀에 따르면 유방암으로 진단 받은 3116명의 여성들을 대상으로 1998년부터 2008년까지 장기 추적 조사한 결과 시금치, 아스파라거스 등 엽산이 풍부한 식품을 섭취하면 유방암으로 인한 사망률이 22% 감소되는 효과가 있는 것으로 나타났다. 즉 엽산을 많이 섭취하면 유방암으로 인한 사망률을 낮추는데 도움이 된다는 뜻이다.

3) 비타민 D

미국의 종양학 권위지인 JAMA Oncology에 보고된 연구논문에 따르면 혈청 비타민 D의 농도가 유방암 예후와 관련이 있는 것으로 밝혀졌다. 유방암 환자 4,505명을 대상으로 추적조사 한 결과 유방암환자에서 비타민 D 농도가 유의하게 낮았다. 그리고 비타민 D농도가 낮으면 유방암으로 인한 사망률도 높았다. 논문은 이처럼 비타민 D가 유방암의 발병과 사망률을 낮춘다는 사실을 증명했다.

5. 자궁경부암

1) 베타카로틴

오스트레일리아의 한 연구조사에서도 자궁경부암의 발생과 베타카로틴의 밀접한 관계를 확인 했는데, 고농도의 베타 카로틴을 복용했더니 50~70%의 경우에 자궁경부의 암 전조증상이 완전히 회복되었다고 한다.

2) 비타민 B9

알라바마 의과대학에서도 자궁경부암은 특정된 바이러스와 상관관계가 있는데 자궁경부에 국한된 엽산 부족이 올 때 암이 발생한다고 밝혔다.

즉 엽산이 자궁경부에 충분히 있을 때는 자궁경부암의 발생을 막을 수 있다는 것이다. 엽산의 작용 중 하나가 세포핵의 염색체를 튼튼하게 만들어 주는 것인데 튼튼한 염색체는 바이러스 등 외부의 해로운 인자들의 침입을 막아 준다는 것이다.

3) 비타민 C

여자들의 자궁 경부암의 조기발견 방법으로 팹 검사(PAP test)에 이상이 있을 때 다른 영양소들(엽산, 베타 카로틴 등)과 함께 비타민 C를 같이 복용하면 비정상 팹 검사가 정상으로 돌아올 수 있다.

6. 대장암

1) 베타카로틴

베타카로틴의 대장암에 대한 효과도 널리 알려져 있다.

2) 비타민 D

미국 하버드대학교 연구팀에서 약 5700명의 대장암 환자와 약 7100명의 대장암에 걸리지 않은 사람을 대상으로 비교 조사한 결과,

인체 내 비타민 D 수치가 높을수록 대장암 발병 위험이 낮아지는 것으로 밝혀졌다. 특히 비타민 D가 부족한 사람을 5년간 추적 조사한 결과 대장암 발병 위험이 31% 높게 측정되었다.

영국 에든버러 대학 의학연구소가 대장암 수술 환자 약 1,600명의 혈중 비타민 D 수치를 측정하고 추적 조사한 연구에서도 대장암 환자의 혈중 비타민 D 수치가 높을수록 사망률이 낮다는 연구결과가 나왔다. 이처럼 비타민 D의 혈중 수치가 대장암의 생존율에 영향을 끼치는 것을 알 수 있다.

7. 전립선암

1) 비타민 B6

전립선암 초기인 남성에서 비타민 B6의 섭취량이 많으면 생존율이 높아진다는 연구 결과가 있다. 임상영양학저널에 발표된 논문에 따르면 전립선암을 앓는 525명의 스웨덴 남성을 대상으로 진행된 연구결과 비타민 B6을 2.2~2.9mg으로 권장량인 1.3~1.7mg보다 많이 섭취하는 남성은 그보다 적게 섭취하는 남성보다 연구기간 중 생존률이 29% 더 높았다고 한다.

2) 비타민 D

2015년 미국의 사우스캐롤라이나 대학의 의과대학 연구팀이 37명의 전립선암 환자를 대상으로 비타민 D에 대한 임상시험을 실시하였다. 대상자를 두 그룹으로 나눠 한 그룹은 수술 전 60일 동안 비타민 D를 4000IU를 섭취하도록 하고 나머지는 위약을 먹게 한 후 수술을 진행하였다. 그결과 비타민 D를 섭취한 집단은 60%이상이 종양이 전보다 호전되었지만 그렇지 않은 집단은 종양이 변함이 없거나 더 악화되었다고 한다. 더 놀라운 건 비타민 D를 먹은 집단 중 몇몇은 종양이 축소되거나 아예 사라진 사람도 있었다는 결과가 나왔다. 임상시험 환자 수가 다소 적긴 했지만 비타민 D의 효능을 알 수 있는 부분이다.

8. 방광암

1) 비타민 A, 베타카로틴

비타민 A와 베타카로틴이 화학 발암 물질에 의한 방광암의 발생유도를 예방한다고 보고되고 있다. 베타카로틴은 녹황색 채소에 가장 많이 들어 있으며 자연 식품으로 섭취하는 것이 좋다.

2) 비타민 D

　비타민 D도 방광암에 유용하다. 이런 이유로 최근 국내에도 비타민 D요법이 대학병원을 중심으로 환자 진단과 치료에 활용되고 있다. 지난 5~10년 사이 비타민에 대한 인식과 중요성이 빠르게 확산되고 있는 것이다.

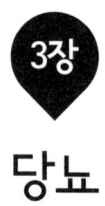

당뇨

1) 비타민 B2

당뇨병 환자에서도 비타민 B2 결핍이 발견된다는 것은 B2가 당뇨에도 영향을 미칠 수 있다는 의미이다.

2) 비타민 C

당뇨에 비타민 C가 탁월한 효능이 있다는 임상 사례는 국내서도 수없이 많이 보고되고 있다. 1973년에 시행된 한 연구에서도 당뇨환자가 많은 용량의 비타민 C를 투여 후 혈당이 내려가는 것이 보고되었다. 이어 1980년 동물실험을 통해서도 고용량의 비타민 C가 혈당을 낮춰준다는 사실이 보고되었다. 그 후에도 비타민 C의 혈당 강하에 대한 많은 연구가 시행되었고 비타민 C가 인슐린의 혈중농도를 높여 혈당을 낮춘다는 약리기전이 밝혀지기도 했다. 하지만 비타민 C의 어떤 성분으로 혈중 인슐린이 증가되는지는 아직 확실히 밝혀지지 않았다. 하지만 메가도스 비타민 C가 혈당을 낮추는 것에 도움을 준다는 것은 경험적으로 많이 알려진 사실이다.

3) 비타민 D

캐나다 센트리의과대학병원(centre hospitalier universitaire)의 연구에서 98명의 2형 당뇨를 앓고 있는 대상자에게 비타민 D 5000IU를 6개월간 복용하도록 했다. 그 결과 혈중 비타민 D 농도가 올라가면서 세포의 인슐린 민감도가 증가했다. 그리고 췌장에서 인슐린을 분비하는 베타세포의 기능이 향상되어 인슐린 작용이 크게 향상되었다고 밝혔다.

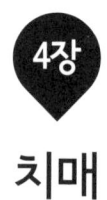

4장
치매

1) 비타민 B3

노인성 치매에도 비타민 B3와 함께 비타민 B6, 비타민 B12, 비타민 C, 필수 지방산, 아연, 마그네슘 등을 투여해 프로스타글란딘의 대사에 좋게 작용하게 함으로써 효과를 볼 수 있다. 이들 비타민 B군류와 미네랄들은 주로 뇌세포에 작용하여 뇌기능을 강화시켜주고 있다. 치매는 뇌기능이 퇴화하면서 발병하는 퇴행성 질환이기 때문이다.

2) 비타민 B9

노인성 치매가 있는 사람들을 조사해 보았더니 엽산 부족이 건강한 사람들에 비해 3배나 낮았다고 하며, 이들 중 많은 사람들에게 엽산을 투여했더니 치매증의 호전이 왔다고 한다.

엽산은 치매뿐만 아니라 다른 정신사고 능력에 깊숙히 작용하고 있음이 여러 연구를 통하여 밝혀지고 있다. 엽산이 뇌세포의 활성화를 돕고 있기 때문이다.

3) 비타민 B12

비타민 B12의 부족이 있을 때 정신집중력이 떨어지고 기억력에 문제가 생기기 시작할 수 있다. 이런 상태가 좀 더 심하게 진행이 되면 경도 장애 치매라는 진단을 내릴 수 있고 더 진행되면 중증 치매 환자가 된다.

최근에 터프트 대학에서 연구 조사한 바에 의하면, 나이 60~69세 사이의 사람들의 24%, 70~79세 사이의 사람들의 32% 그리고 80세 이상 되는 사람들의 40%가 이와 같은 뇌기능의 문제를 안고 있다고 한다. 이처럼 비타민 효능과 복용법을 알고 비타민 B12를 투여하면 손쉽게 개선될 수 있는 증상을 그대로 놓아둠으로써 환자 본인은 물론 가족들에게도 심각한 문제를 안겨 주게 된다.

나이를 먹어 갈수록 위에서 나오는 위산, 펩신 및 내인자의 분비가 줄어들게 됨으로 비타민 B12 결핍을 가져오게 된다. 그런데 비타민 B12 결핍증은 아주 완만하게 온다. 몇 년에 걸쳐서 오기 때문에 쉽게 알아차리기 어렵게 된다. 그래서 비타민 B12의 부족이 치매의 한 원인이라는 것을 인식하지 못하면 다른 모든 치료가 헛되게 되는 것이다.

오랜 시일을 두고 발생하는 것이 비타민 B12 결핍증이다. 10년, 20년, 심지어는 30년이 지나야 비타민 B12 결핍이 올 수 있다. 따라서 중년 때부터 비타민 B12에 대한 대책을 세우는 것이 상책이라고 볼 수 있다. 마치 치매가 어느날 하루아침에 나타나는 것이 아니고 오랜시간에 걸쳐 서서히 진행되는것과 같다.

4) 비타민 D

비타민 D가 부족한 노인에게 치매가 발생할 가능성이 높다는 연구 결과가 있다. 분당서울대병원 연구팀이 65세 이상 노인 약 410명을 5년동안 추적 관찰한 결과 혈중 비타민 D 농도가 낮을수록 인지장애나 치매가 발생할 가능성이 높아진다는 결과를 밝혔다. 비타민 D가 퇴행성 뇌질환에 영향을 미친다는 것이다.

5) 비타민 E

비타민 E도 뇌세포의 기능과 관계가 있어 치매에 유의미한 영양소이다. 토코페롤로도 많이 알려져있는 항산화 비타민으로 노화를 늦추는 효능이 크다. 뇌신경 전도에도 필요한 영양소라 뇌세포의 기능과 관련된 치매 치료와 예방에는 반드시 필요하다.

5장
파킨슨병, 알츠하이머

1. 파킨슨병

1) 비타민 B3

　독일 튀빙겐대학(University of T bingen) 연구팀의 연구결과 비타민 B3가 세포 내 에너지원인 미토콘드리아를 강화시켜 신경세포를 보존하는데 도움이 된다는 사실을 밝혔다. 이 연구팀은 비타민 B3가 파킨슨병에서 발생하는 신경세포들의 괴사를 멈추는데 도움이 될 수 있다고 하였으며 이를 학회에 발표했다. 미토콘드리아의 기능부전이 파킨슨병 발병에 큰 영향을 주는 것으로 관찰되었고, 비타민 B3가 파킨슨병에서 신경세포가 괴사하는 것을 막을 수 있다고 발표했다.

현재 튀빙겐대학 연구팀은 비타민 B3가 실제 파킨슨병 환자에게 어떻게 작용되는지 임상 연구를 진행 하고 있다.

2) 비타민 D

충분한 비타민 D 공급으로 뇌세포를 자극하여 건강한 상태를 가급적 오래도록 유지시키면 뇌세포의 파괴를 막는데 도움을 준다. 만약 가족 중에 파킨슨씨 병력이 있는 경우 뇌 건강을 위해 비타민 D를 적정량 충분히 섭취해야 한다. 비타민 D를 햇빛을 받으며 몸에서 생성하는 능력은 나이가 들면서 줄어든다고 한다. 뇌와 비타민 D은 아주 밀접한 관계가 있다. 뇌세포에는 비타민 D 수용체가 있으며 그 수용체에 비타민 D가 작용한다.

2008년 미국의 Emory 의대 연구팀은 신경학회지에 비타민 D의 보충으로 파킨슨병의 증상을 개선할 수 있다는 내용의 연구결과를 발표했다. 파킨슨병을 앓는 사람들의 경우 신체활동이 제한되어 야외에서 보내는 시간이 부족할 수 있다. 그 결과 비타민 D의 결핍이 생길 위험이 특히 높다. 따라서 파킨슨병을 앓는 환자에게 비타민 D 보충이 증상을 개선하는데 있어서 효과적일 수 있다고 밝혔다.

2. 알츠하이머

1) 비타민 B군 (B6, B9, B12)

비타민 B를 섭취하면 인지능력의 저하와 알츠하이머의 발병을 예방할 수 있다는 연구 결과가 나왔다. 비타민 B군의 비타민 B6, B12, B9(엽산)을 섭취하면 뇌의 위축을 최대 90%나 경감할 수 있다는것이다. 이 비타민을 섭취하면 혈류 중 호모시스테인(homocysteine)의 농도를 감소시켜, 뇌 영역의 축소를 예방한다고 한다.

영국 옥스퍼드 대학교의 데이비드 스미스(David Smith) 박사 팀 연구진들이 이같은 연구 결과를 미국과학아카데미 연구논문집에 발표했다. 호모시스테인 수치의 상승은 나쁜 저밀도(LDL) 콜레스테롤 수치가 상승하는 것과 관련이 있다. 특히 갱년기 이후의 여성에서는, 혈류 중의 호모시스테인 농도가 상승하는 것으로 알려져 있으므로 갱년기에 접어든 여성은 비타민 B군을 섭취하는 것을 권장한다.

2) 비타민 C

비타민 C의 결핍은 알츠하이머 발병에 중요한 원인 인자인 독성 단백질 아밀로이드를 뇌세포에 축적 시킨다. 그러므로 정상적인 혈중 비타민 C의 농도를 유지하는 것이 치매 예방과 치료에서 중요하다.

3) 비타민 E

뇌세포의 기능과 관계가 있어 알츠하이머 및 치매에 유의미한 영양소이다. 강력한 항산화 작용으로 뇌기능을 보호하고 퇴화를 지연시킨다.

4) 글루타타이언

글루타타이언을 처음 들어보는 사람도 많을 것이다. 이는 우리의 몸으로부터 만들어지는 영양소이며 모든 산화방지제 중 가장 강력한 산화 방지작용을 한다.

글루타타이언은 인체의 어느 곳에서나 산화방지의 역할을 하지만 특히 뇌와 신경에 대한 산화방지의 역할이 가장 크다. 글루타타이언의 가장 중요한 치료 효과는 이같은 강력한 산화방지작용이다. 그렇기 때문에 신경세포의 건강을 위해서는 글루타타이언이 절대적으로 필요하다. 따라서 글루타타이언은 뇌신경 질환에 쓰인다. 파킨슨병, 근위축성 측성 경화증, 알츠하이머병, 다발성 경화증 등의 뇌신경 질환에 좋은 효과를 얻을 수 있다.

5) 징코빌로바

동물들에게 혈당과 산소가 부족한 상태에서 징코빌로바가 뇌세포들에게 어떤 영향을 끼치는지에 대한 실험들이 있었다.

 이 실험들에 의하면, 놀랍게도 징코빌로바가 혈액순환이 부족한 상태에서는 세포들의 혈당과 산소의 수요를 줄여 가면서 뇌세포의 기능을 상당히 오랫동안 거의 정상에 가까울 정도로 지속함을 관찰했다고 한다.

 이같은 사실로 미루어 징코빌로바는 혈액순환이 제대로 이루어지지 않더라도 뇌의 기능을 제대로 유지한다는 것이다. 이처럼 뇌가 노쇠화하는 과정에서도 징코빌로바가 담당할 수 있는 기능이 있다는 것이다.

 징코빌로바의 뇌 조직에 대한 또다른 기능은 다음과 같다.

 뇌나 신경은 신경전도 물질들이 있어야 그 기능이 이루어진다. 그런데 징코빌로바가 이들 신경전도 물질의 전도속도를 빠르게 해 준다는 것이다.

 특히 히포캄퍼스로 가는 신경의 아세틸콜린의 작용을 정상화 시켜 준다. 히포캄퍼스는 기억장치가 되어 있는 곳으로 알츠하이머병을 갖고 있는 사람들은 예외없이 히포캄퍼스가 손상돼 있다.

6) 알파리포익산

 알파리포익산은 유황을 포함하며 비타민과 유사한 산화방지작용을 한다. 알파리포익 산은 산화방지작용을 하는 것뿐만 아니라 다른 산화방지제를 보호해 주면서 그들의 산화방지 작용을 높여준다. 즉 알파리포익산은 비타민 C, 비타민 E, 코엔자임 큐-10 및 글루타타이언의 산화방지 작용을 오랫동안 보존해 준다. 또한 뇌신경에 발생하는 산화작용을 막아 뇌신경을 보호하는 역할도 한다. 이같은 작용으로 신경세포의 재생을 도와주기 때문에 파킨슨병과 알츠하이머에서 효과를 볼 수 있다.

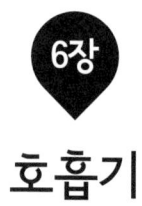

호흡기

1. 감기

1) 비타민 C

　감기 등 바이러스 질환에 비타민 C를 투여하면 치료가 될뿐만 아니라 감기를 앓을 때 비타민 C를 충분히 복용하면 증상도 완화시킬 수 있으며 감기를 앓는 기간도 단축이 된다.

　특히 비타민 C는 감기를 예방하는 데에도 좋다. 따라서 평소 비타민 C를 정기적으로 섭취하고 있던 사람들은 감기에 걸리는 확률이 낮다. 감기에 비타민 C가 유용하다는 것도 널리 알려진 사실이다.

2. 폐질환

1) 비타민 C

미국 환경보호청의 연구 조사에 따르면 흡연하는 사람들 가운데 일일 비타민 C의 섭취량이 300mg인 사람들은 100mg을 섭취 하는 사람들 보다 약 70%나 적게 만성 기관지염이나 천식을 앓게 되었다고 한다.

운동을 하면 기관지 천식이 오는 사람들도 많이 있는데, 이런 경우에는 대부분의 경우에 운동을 피하게 된다. 그러나 운동을 피할 것이 아니라, 운동 약 30분전에 1천 밀리그램의 비타민 C를 복용하면 기관지 천식을 미리 막을 수 있게 된다.

2) 비타민 D

최근 미국 존스홉킨스 대학교 Erin Michos 박사 연구팀이 성인을 대상으로 비타민 D 농도와 폐의 상관 관계에 대해 추적 조사한 결과 비타민 D수치가 낮으면 폐 염증등 폐질환 발생 위험이 높다는 결과가 나왔다. 연구대상자의 혈중 비타민 D 농도 측정에서는 약 30%가 비타민 D 결핍이었다. 또한 비타민 D 결핍인 사람은 간 모양이 기형일 확률이 50~60% 가량 더 높았다. 간 모양이 기형인 것은 간질성 폐질환 초기상태이기 때문이라고 설명하였다.

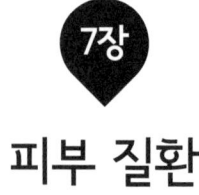

7장
피부 질환

1) 비타민 B2

비타민 B2는 여드름 치료에 탁월한 효능이 있는 것으로 알려져 있다. 인체의 신진대사를 촉진시켜 호르몬의 균형을 유지시키는 작용으로 여드름 등 피부질환에 효과가 탁월하다.

2) 비타민 B5

최근에는 비타민 B5도 여드름 치료제로서 많이 사용되고 있다. 이와 함께 비타민 B5의 여드름 개선 기능에 대한 연구도 활발하게 이루어지고 있다. 10~30대 남녀 100명을 대상으로 한 연구에서 비타민 B5를 하루 10g씩 4번으로 나누어 복용하였더니 여드름이 개선되는 것으로 나타났다. 비타민 B5를 복용한지 2~3일 후에는 피부가 눈에 띄게 덜 기름지고 피지 분비가 감소했다고 한다. 또한 복용한지 2주 후에는 모공크기가 눈에 띄게 작아지고 여드름 자국도 치료되기 시작했으며 새로운 여드름이 발생하는 확률도 낮아졌다고 한다.

3) 비타민 C

비타민 C를 꾸준히 섭취하면 활성산소 생성을 억제해 피부 노화의 근본적인 원인을 막을 수 있다. 산화 현상을 예방해 피부를 젊고 건강하게 가꿔준다. 콜라겐 생성 촉진과 동시에 멜라닌 색소를 억제하는 효과도 있기 때문에 주름 개선 효과가 있다

4) 비타민 D

2016년 국내 한 연구팀이 비타민 D의 혈중 농도가 높으면 여드름 염증이 감소한다는 것을 밝혔다. 여드름의 중증도를 떠나 비타민를 하루 1000단위씩 두달 정도만 복용해도 뚜렷한 효과가 있는 것으로 드러났다. 이 연구는 25세에서 35세까지의 여드름 환자 160명을 두 개의 그룹으로 나누어 80명에게는 비타민 D를 투여하고 나머지는 어떤약도 투여하지 않았다. 그 결과는 혈중 비타민 D가 낮은 환자일수록, 염증수가 증가하여 여드름이 악화되었다.

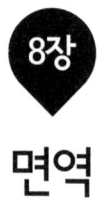

면역

1) 베타카로틴

베타카로틴은 면역력을 높여준다. 아리조나 대학에서 30~60mg 의 베타카로틴을 매일 복용시킨 60명(평균나이 56세)에 대한 조사에 의하면, 각종 감염과 암 세포를 초기에 잡아 없애 버리는 자연 살상 세포(natural killer cell)와 T-임파구의 숫자가 월등하게 늘어났다고 한다. 하바드 대학에서 실시한 연구에서도 거의 같은 결과가 나타났다고 한다.

2) 비타민 B2

비타민 B2도 면역력을 강화시켜 감염에 대한 저항력을 높여준다.

인체의 각종 면역세포들을 활성화시켜 주기 때문이다.

3) 비타민 B3

비타민 B3는 면역력 강화 작용은 물론 자가면역 질환에도 효과가 있다. 자가 면역질환은 한 두 가지가 아니며 점점 늘어나는 추세에 있다. 따라서 자가 면역질환에 써 볼만한 영양제라고 볼 수 있다.

4) 비타민 B5

여러 연구를 통해 비타민 B5가 부신의 기능과 밀접한 연관이 있는 것으로 나타났는데, 비타민 B5가 결핍될 경우 부신의 기능이 저하된다. 비타민 B5는 부신에서 분비되는 여러가지 스테로이드 호르몬을 만드는데 사용되기 때문이다. 부신에서 분비되는 스테로이드 호르몬으로는 성호르몬 외에도 스트레스와 관련된 호르몬, 항염 작용을 하는 호르몬등 여러 가지가 있다. 예를 들면, 비타민 B5는 스트레스를 받을 경우 부신에서 코티졸 등의 스트레스 호르몬을 만드는데 사용된다. 또한 부신의 기능을 도와주어 면역력을 올려주고 항염 작용을 하는 스테로이드 호르몬의 분비를 원활하게 하여 염증을 치료하는데 도움이 된다.

5) 비타민 B6

비타민 B6는 나이든 사람의 면역기능에 중요한 역할을 한다. 이에 따라 노인의 면역기능 장애를 일정 수준으로 회복하기 위해서는 현재의 일일 영양 권장량보다 훨씬 많은 양의 비타민 B6가 필요한 것으로 알려져 있다.

6) 비타민 C

이미 수많은 사례와 연구를 통해 알려진것처럼 비타민 C의 가장 중요한 작용은 면역력 전반에 걸쳐 이를 튼튼하게 만들어 주는 역할을 하는 것이다. 특히 인터페론(바이러스에 감염된 동물 세포에서 생성되는 당단백질로 바이러스 증식을 억제하는 작용이 있어 B형 간염이나 암의 치료에 이용된다.)의 생성에 비타민 C가 유발제로 활약하기 때문에 몸 안에서 인터페론의 생성이 활성화 된다. 따라서 비타민 C를 충분히 섭취하면 인터페론을 많이 만들어 줄 수 있는 것이다.

또한, 비타민 C는 백혈구의 작용도 증진시킨다. 영국에서 실시된 한 연구에 의하면 평균 76세 된 노인들에게 비타민 C 120mg을 2주 동안 복용 시킨 후 백혈구의 숫자를 조사했더니, 35세 사람들의 백혈구 숫자와 같은 수준을 보여 주었다고 한다.

7) 비타민 E

면역력을 높이기위해서는 비타민 E의 투여도 절대로 필요하다는 사실이 확인 되었다. 비타민 E는 면역성을 보존해 주며, 비타민 E의 면역을 올려주는 작용은 비타민 E의 부족이 없을 때에도 해당되는 사실이다. 즉 비타민 E는 그 스스로 면역성을 올려주는 성질을 갖는 것이다.

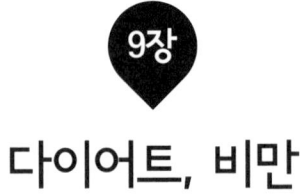

다이어트, 비만

1) 비타민 D

네덜란드의 한 연구팀이 복부지방만이 아니라 전체 체지방이 많은 사람은 그렇지 않은 사람에 비해 체내 비타민 D 수치가 낮은 것을 발견하였다. 이는 과체중이나 비만이 있는 사람은 비타민 D 결핍증과 관련이 있다는 것을 의미한다. 이 연구팀의 라피크 박사는 "복부지방 증가와 비타민 D 수치 저하 사이의 명확한 상관관계를 관찰 했다"고 밝혔다. 이는 허리둘레가 늘어날수록 비타민 D 결핍 위험이 커진다는 증거가 될 수도 있다. 따라서 복부 비만이 있는 사람은 혈액검사를 통해 혈중 비타민 D 수치를 확인해 보는 것이 좋을것이다.

노화방지
(수명연장, 항산화)

1) 베타카로틴

베타카로틴은 활성산소와 아주 쉽게 결합하여 피부의 색소침착을 막고 주름이 생기는 것을 억제해주는 항산화 효과가 크다. 세포막에서 활성산소가 생성되는 것을 억제하고 세포막을 보호하는 기능을 한다. 또한 콜라겐 분해를 억제하고 콜라겐의 생성을 촉진하여 노화된 피부의 치료에도 효능이 있다고 알려져 있다.

베타카로틴은 녹황색 야채와 계란 노른자, 시금치, 당근 등에 많이 함유되어 있으며 기름에 조리하여 섭취하는 것이 베타카로틴의 흡수를 높일 수 있는 방법이다. 색소 침착의 일종으로 노화의 상징인 검버섯등에도 효과가 있다.

2) 비타민 B6

결핍시에도 노화가 촉진된다. 심장등 순환기 계통의 기능 강화와 흉선에도 작용하여 면역력을 높인다. 뇌와 관절에 대한 항산화 작용도 주목된다.

3) 비타민 C

비타민 C는 강력한 산화방지제이다. 수용성이기 때문에 혈액이나 체액에서 노화의 주범인 활성산소의 많은 부분을 중화시켜 낸다.

비타민 C는 비타민 E와 인체내에서 상호보완적으로 작용하고 있다.

이 두 비타민은 서로 그 기능을 도와주는데, 즉 비타민 C의 기능이 떨어지면 비타민 E가 이를 새롭게 충전해 주며, 비타민 E의 기능이 떨어지면 비타민 C가 이를 새롭게 충전해 준다. 따라서 이 두 가지 비타민은 같이 복용하는 것이 좋다.

비타민 C는 모든 산화방지제 중 가장 강력한 굴루타타이언의 복용과 깊은 관계를 갖고 있다. 하루에 비타민 C를 5백 밀리그램씩 복용하는 사람들의 적혈구에는 글루타타이언이 약 50% 나 더 높았다고 한다.

4) 비타민 E

비타민 E도 강력한 산화억제작용(항산화작용)을 한다. 비타민 E는 핵산을 보호하면서 유전물질들의 변질을 막기 때문에 우리의 몸을 건강한 상태로 보존해 주는 비타민이다.

비타민 E가 부족할 때에 온 몸의 모든 기관에 산화가 촉진된다.

그 중에서도 순환기 계통과 피부계통 조직의 노화가 눈에 보일 정도로 진행이 된다. 노화를 방지하는 차원에서 본다면 특히 더 좋은 것이 비타민 E이다. 비타민 E는 노화물질 중의 하나인 라이포퓨신(lipofuscin)이란 색소의 생성을 막아 준다. 이 색소는 검버섯을 만드는 요소인데 피부에도 생겨 많은 사람들에게 눈에 보이는 걱정을 끼치지만, 실제로는 눈에는 보이지 않는 몸 속의 여러 기관들 특히 뇌, 간 등에도 침착이 되어 해당 기관의 생리작용에 좋지 않은 영향을 끼치게 된다. 즉 이 색소는 온 몸의 노화를 보이지않는 곳까지 촉진시키고 있는 것이다. 몸 안으로, 몸밖으로 늙어 가는 것이다.

많은 기름 제품들에도 비타민 E를 첨가한다. 그 이유는 비타민 E가 기름 제품들의 산화를 막아주기 때문이다. 이는 몸 속에서 산화를 방지하는 기능과 마찬가지이다.

세포막과 각종 뇌 신경조직은 물론 다른 영양소 및 비타민들의 산화를 방지해 주는 역할을 하는 것이 비타민 E인 것이다.

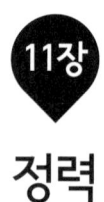

정력

1) 비타민 C

남자들 중 비타민 C의 혈중농도가 낮은 사람들은 정자의 숫자와 활동이 미약했다고 한다.

미국 캘리포니아 대학의 연구에 의하면, 실험대상 남성들에게 하루 비타민 C의 섭취량을 5mg 정도(레몬 쥬스 한 순갈)로 제한 한 후 정충을 조사했더니 정충의 DNA에 이상이 오기 시작했음을 관찰했고, 이어서 비타민 C의 양을 60~250밀리그램으로 늘렸더니 정충의 DNA에 발생했던 이상이 없어지기 시작했음을 관찰했다고 한다.

이 같은 사실은 남자의 불임이 하루 오렌지 하나 정도의 비타민 C 섭취로 개선될 수 있음을 의미하고 있다.

12장

염증, 알레르기

1. 신경염

1) 비타민 B6

피리독신 보조제는 피리독신 결핍과 부적절한 식사, 특정 질병 상태 혹은 isoniazid (INH)나 penicillamine와 같은 약물로 인한 결핍 때문에 발생하는 신경염의 예방과 치료에 효과적이다. 그러나 이때는 반드시 자격을 갖춘 의료인의 지도하에 섭취하여야 한다.

2. 관절염

1) 비타민 B3

비타민 B3는 관절염에 큰 효과를 보인다. 지금처럼 수많은 관절염 치료제가 나오기 전에는 비타민 B3가 관절염 치료에 많이 사용됐다. 부작용도 적고 효과가 좋았으나 요즈음에는 이 비타민을 관절염 치료에 추천하는 의사들은 없을것이다. 그러나 아직도 효과가 있는 관절염 치료제로 쓸 수 있다.

2) 비타민 B5

비타민 B5는 특히 류머티즘 관절염 치료에 효과가 있다. 비타민 B5가 부신의 기능을 도와 항염작용의 스테로이드 호르몬의 분비를 원활하게 해 줌으로써 관절염을 치료해주는 것이다. 비타민 B5는 또 다른 항염 작용을 하는 약과 같이 쓸 때 상승효과를 볼 수 있다.

B6, 아연도 관절염에 유용한 영양소이다

엽산(B9)도 퇴행성 관절염을 비롯한 관절염 치료에 도움된다.

3) 비타민 C

비타민 C는 강력한 항산화제로 연골 손상과 염증을 유발하는 활성산소 형성을 예방하고 연골에서 발견되는 단백질인 콜라겐 형성에 필수요소로 관절 건강에 중요한 영양소이다. 비타민 C를 충분히 섭취하면 무릎의 관절염 발생 위험을 낮춰준다는 보고가 있다. 한 연구팀은 290명의 건강한 성인의 식생활을 추적한 결과 비타민 C가 풍부한 과일을 섭취한 성인은 관절염 초기증상인 골 이상의 발생이 적었다고 발표했다. 비타민 C가 풍부한 식품으로는 피망, 파프리카, 감귤류, 브로콜리, 딸기 등이 있다.

4) 비타민 D

비타민 D는 체내에 흡수된 칼슘을 뼈와 치아에 축적시키는데 도움을 주고, 신장에서 칼슘의 배출을 감소시켜 체내 칼슘을 많이 보존하도록 도와준다. 즉, 비타민 D는 햇빛을 받아 피부에서 합성되고 혈액 내의 칼슘과 인산염의 농도를 적절하게 유지해 뼈의 석회화에 사용된다. 비타민 D는 칼슘과 함께 흡수되면 항 염증 효과가 있어 비타민 D의 필요량을 충족한 사람은 관절염 통증에 강하다는 연구결과가 나와 있다.

3. 알레르기

1) 비타민 B5

비타민 B5는 비타민 B6와 함께 백혈구로부터 만들어 내는 항체를 튼튼하게 만들어 주는 역할을 하게 되며, 또한 부신의 기능이 더욱 강화됨으로써 알레르기를 이겨낼 수 있는 힘이 생기게 된다.

의사들 중에는 자주 병을 앓는 사람들이나, 환경 오염으로부터 올 수 있는 여러 가지 병에도 비타민 B5를 쓴다.

음식 알레르기를 알아내서 이를 피하려 할 때 비타민 B5를 같이 복용하면 탁월한 효과를 볼 수 있다. 비타민 B5의 면역성을 올리는 특성을 이용해 심한 알레르기가 있을 때 비타민 C와 함께 비타민 B5를 고농도로 투여함으로써 알레르기를 이길 수 있다. 하지만 비타민 B5는 비타민 C와 마찬가지로 어느 수준을 넘기면 설사가 날 수 있으므로 고농도로 투여할 때는 의사의 지도에 따라야한다.

2) 비타민 C

비타민 C 또한 잘 알려진 자연 항 히스타민제이다. 알레르기가 있을 때 비타민 C를 복용하면 좋다. 알레르기가 심한 사람들에게 많은 양의 비타민 C를 복용하게 하여 알레르기 증상을 완화시키는 의사들이 있다.

마찬가지로 음식 알레르기로 고생을 하는 사람들에게도 많은 양의 비타민 C를 투여함으로 이를 치료하기도 한다.
　비타민 C는 점막을 건강하게 유지하는 성질이 있으므로 감기나 알레르기가 있을 때 비타민 C를 복용하면 점막으로부터 나오는 점액의 조절을 기대할 수 있게 된다.

13장
화상과 상처

1. 화상

1) 베타카로틴

베타카로틴의 단독 사용 또는 다른 항산화제와 함께 사용하면 화상 예방에 도움이 된다.

2) 비타민 B5

비타민 B5도 화상으로 인한 상처 치료에 도움된다. 백혈구의 항체 생성 기능을 강화시킴으로써 빨리 아물게 한다.

3) 비타민 E

화상을 입었을 때 화상부위에 비타민 E를 직접 발라주면 화상치료에 효과가 있다. 또 햇볕에 그을렸거나 햇볕 화상을 입었을때도 효과가 있다.

2. 상처

1) 비타민 B5

상처가 빨리 아물라고 비타민 B5를 쓰는 의사들이 있다. 수술 후 비타민 B5를 투여했더니 수술 상처의 치유가 빨리 되었다는 보고가 있다. 이로 미루어 상처 치료에 응용될 수 있는 영양소이다.

골절, 디스크, 뼈 건강 등

1) 비타민 B12

비타민 B12는 뼈 세포 형성과 기능에 중요한 역할을 한다. 미국에서 남녀 2600명을 대상으로 비타민 B12의 혈액내 수치와 뼈의 무기질 밀도의 상관관계를 측정한 결과, 혈중 비타민 B12 농도가 낮은 사람은 뼈 관절 밀도도 낮은 수치를 보이며 골다공증 위험에 노출되어 있다고 밝혔다. 따라서 비타민 B12가 풍부한 돼지고기, 닭고기 등의 육류와 계란, 유제품을 골고루 섭취하는 것이 필요하다.

2) 비타민 C

비타민 C가 뼈와 피부 미용에 좋은 영양소라는 것은 이미 널리 알려져 있는 사실이다. 그 이유는 콜라겐 합성에 관여하는 역할을 하기 때문이다. 콜라겐이란 피부, 뼈, 근육, 혈관, 연골과 같은 결합 조직에 있는 단백질로, 콜라겐이 지속적으로 합성되도록 도와주는 것이 바로 비타민 C이다. 그래서 비타민 C가 뼈 건강에 도움을 주는 것이다. 특히 폐경기 여성의 뼈 무기질 함량을 증가시키는데 연관이 있다고 한다.

3) 비타민 D

비타민 D는 뼈의 칼슘 흡수를 효율적으로 이루어지도록 한다. 비타민 D가 부족하게 되면 골절 위험이 증가하며, 특히 노인의 경우 엉덩이 골절과 관련이 있고, 이는 골다공증, 골연화등과 같은 질환으로 이어질 수 있다. 비타민 D의 적절한 공급에 가장 효과적인 방법은 매일 일정 시간의 햇빛에 노출하거나 보충제를 섭취하는 것이다.

4) 비타민 K

이미 오래전에 비타민 K가 주요한 뼈 단백질의 하나인 오스테오칼신(osteocalcin) 생성에 중요한 역할을 하는 것으로 밝혀졌다. 그만큼 뼈 건강의 중요한 영양소로 인식되고 있다. 골다공증이 있는 사람들은 혈중 비타민 K 수준이 낮았으며, 네덜란드의 연구에 따르면, 3달 동안 매일 1mg의 비타민 K를 주입한 70명의 폐경기 여성에게서 소변을 통한 칼슘 손실이 확연하게 줄어들었다고 한다. 비타민 K가 풍부한 식품으로는 브로콜리, 케일, 시금치, 부추 등이 있다.

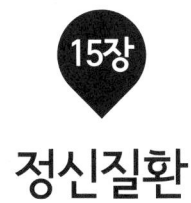

정신질환

1. 조현병(정신분열, 과대망상), 자폐증

1) 비타민 B3-조현병

비타민 B3는 조현병(schizophrenia, 정신분열증) 치료에 사용된 최초의 비타민이며 우울증 치료에도 도움을 준다. 조현병 치료에 비타민 C, 비타민 B6와 함께 비타민 B3를 같이 처방해 효과를 보고 있는 자연요법 치료 정신과 의사들도 있다. 이는 이들 영양소들이 부작용 없이 신경 안정제의 역할을 해내고 있기 때문이다.

2) 비타민 B6-자폐증

자폐증이 있는 어린이들에게는 비타민 B6를 쓰기도 한다. 물론 비타민 B6만으로 자폐증을 치료하는 것은 아니고 다른 치료제에 이 비타민도 포함 시키는 것이다.

비타민 B6가 뇌신경전달물질 생성에서 중요하고 핵심적인 역할을 한다는 것은 다음과 같은 사건이 있고 나서 더 명확하게 드러났다.

1950년대, 미 전국의 어린이들이 원인 모를 간질을 앓게 되었다. 당황한 당국에서 이를 추적해 본 결과 당시에 시판되고 있던 특정한 유아식에 비타민 B6가 들어 있지 않았기 때문이라는 것을 밝혀내고 이를 시정 했더니 어린이들의 간질이 없어졌다고 한다. 이러한 사례를 보면 비타민 B6의 중요성을 확실히 알 수 있다.

3) 비타민 B12

연구조사에 의하면 정신질환 환자들중 중환자에게 비타민 B12를 투여했더니 경과가 좋아졌으며, 환자들의 자각증상이 많이 개선되었다고 한다.

2. 우울증

1) 비타민 B6

비타민 B6는 아미노산 트립토판(Tryptophan)이 세로토닌(Serotonin)으로 변하는 과정에 깊게 관여함으로써, 정서안정에 도움을 주며, 우울증에서 벗어나게 하며, 불면증을 고쳐준다. 이 밖에도 멜라토닌, 도파민과 같은 신경전도 물질의 생성에 절대로 필요한 보조인자의 역할을 함으로 정신신경 활동에 꼭 있어야 하는 비타민이다.

2) 비타민 B9(엽산)

엽산이 부족하면 우울증과 정신신경 질환이 생기게 되는데 이렇게 엽산부족으로 생기는 우울증은 항우울제에도 잘 치료되지 않는다고 한다. 최근 연구들에 따르면 엽산 결핍이 심한 사람은 우울증 위험이 정상인 사람보다 3배 이상 높은 결과를 보여준다고 밝혔다.

3) 비타민 B12

우울증이 비타민 B12의 부족으로도 올 수 있다. 따라서 다른 치료를 하기 전에 비타민 B12를 투여해 보는 것이 좋다.

노르웨이의 한 정신병원에 입원한 사람들중 우울증 환자의 15%에서 비타민 B12부족증을 알아내고 비타민 B12 주사를 했더니 우울증이 없어졌다는 보고가 있다.

3. 공황장애

주로 연예인들의 고백으로 일반인들에게 널리 알려진 공황장애에는 비타민 B6, 비타민 D가 유용한 영양소로 알려지고 있다.

4. 주의력 결핍 장애

1) 비타민 B3

장난이 심하고 주위가 산만한 아이들에게 효능이 있다. 정신집중력이 모자라는 아동들은 대개가 학습능력도 떨어진다. 이는 마치 펠라그라의 정신력 부족과 비슷한 면이 있다. 이런 아동들에게는 비타민 B3가 도움된다.

16장
두뇌활동-IQ

1) 비타민 C

비타민 C를 충분히 섭취하고 있는 어린이일수록 IQ가 높다는 연구가 있다. 크라바와 카트라는 두 학자는 세 개의 도시에 있는 유치원에서 대학까지의 4곳 학교로부터 어린이와 학생을 선정하여 혈장 속의 비타민 C농도를 조사했다. 이 중 고농도 그룹과 저농도 그룹으로 나누어 76명씩 뽑아 IQ를 비교했는데, 그 결과 비타민 C 고농도 그룹의 IQ는 113.22, 저농도 그룹의 IQ는 108.71로 평균 차가 4.51이나 되는 것으로 나타났다. 그 이후 비타민 C를 되도록 많이 섭취하면 IQ에 변화가 생기는지에 대해 다시 연구되었다. 두 그룹의 어린이와 학생들에게 6개월 동안 비타민 C가 풍부한 오렌지 주스를 충분히 마시게 한 뒤 다시 IQ테스트를 했다. 결과는 고농도 그룹의 평균 IQ

는 0.02밖에 오르지 않아 거의 변화를 보이지 않았으나, 저 농도 그룹은 IQ가 3.54나 올라있었다. IQ가 비록 낮더라도 비타민 C를 충분히 섭취하면 IQ를 높일 수도 있을 것이라는 연구 보고였다.

2) 비타민 D

　비타민 D는 태아의 뇌 발달에 관여한다. 2016년 8월 영국 케임브리지대학의 한 연구에서 햇볕을 충분히 쬐지 못한 임산부들의 비타민 D 결핍은 자녀의 학습장애 원인일 수 있다는 연구결과를 발표하였다. 이는 임산부의 비타민 D 수치가 태아의 뇌 발달에 영향을 줄 가능성이 있다는 것을 의미한다.

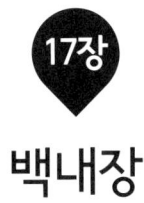

백내장

1) 베타카로틴

눈의 노화과정에서 발병하는 질병이 백내장이기 때문에 베타카로틴의 항산화 작용으로 백내장의 치료와 예방에 유용하다.

2) 비타민 E

백내장의 예방에 비타민 E의 작용이 절대로 필요하다. 또한 백내장이 발생했다고 하더라도 이의 진행을 완화시킨다. 또한 망막을 건강하게 유지하는데 비타민 E는 절대로 필요한 영양소이다. 결과적으로 비타민 E는 시력을 보존하는데도 큰 도움이 된다.

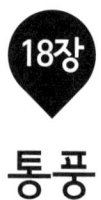

통풍

1) 비타민 B5

비타민 B5는 요산의 생산을 억제하여 요산의 과다로 발생 할 수 있는 통풍을 예방한다.

2) 비타민 B9(엽산)

통풍의 원인이 되는 물질의 생성을 막는 역할도 엽산이 할 수 있다. 통풍이 있는 사람들은 고농도(5000㎍, 이 정도의 고농도는 의사의 처방이 있어야 한다)의 엽산을 복용하면 예방과 치료의 효과를 볼 수 있다.

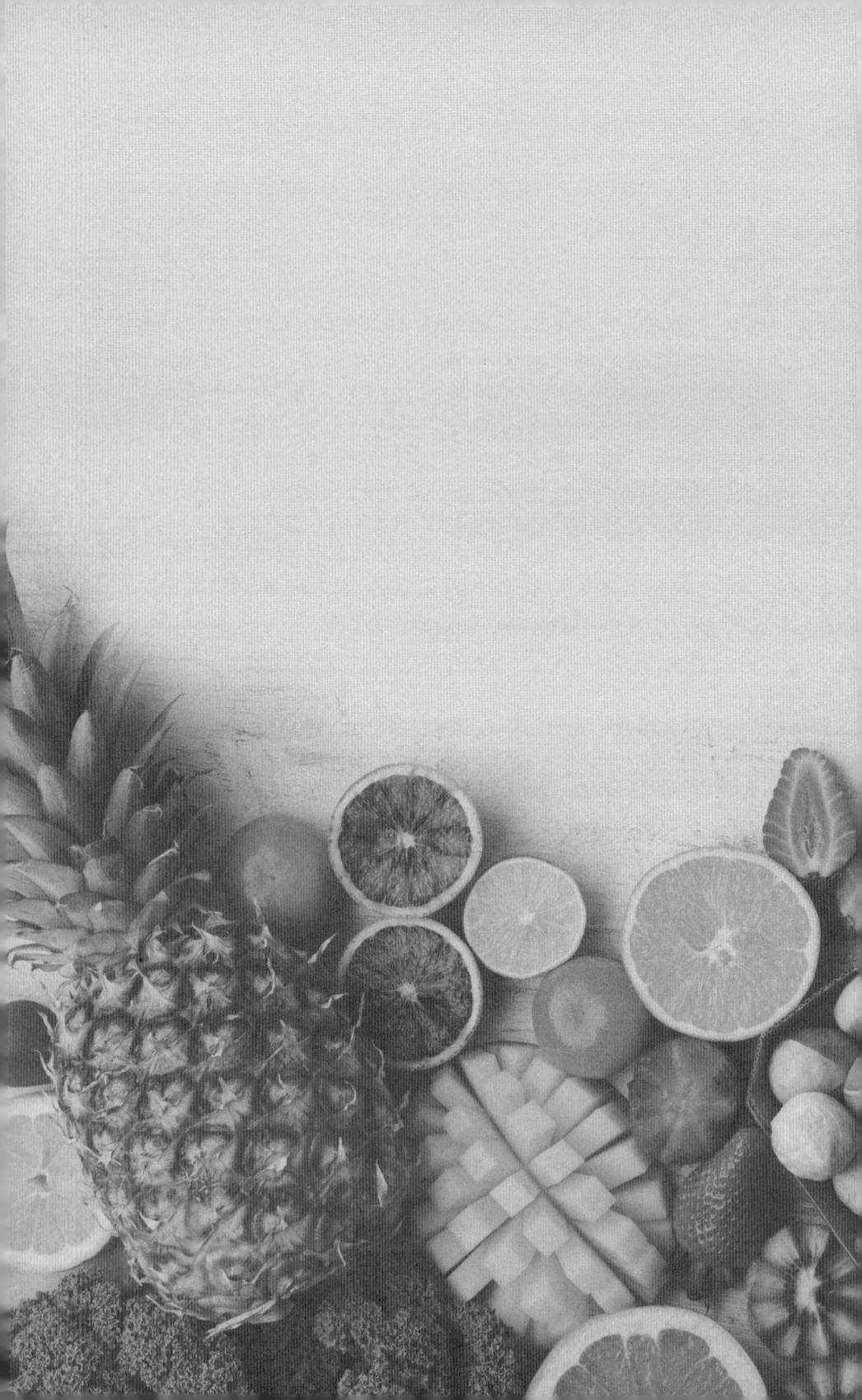

4부

미네랄의 종류와 효능

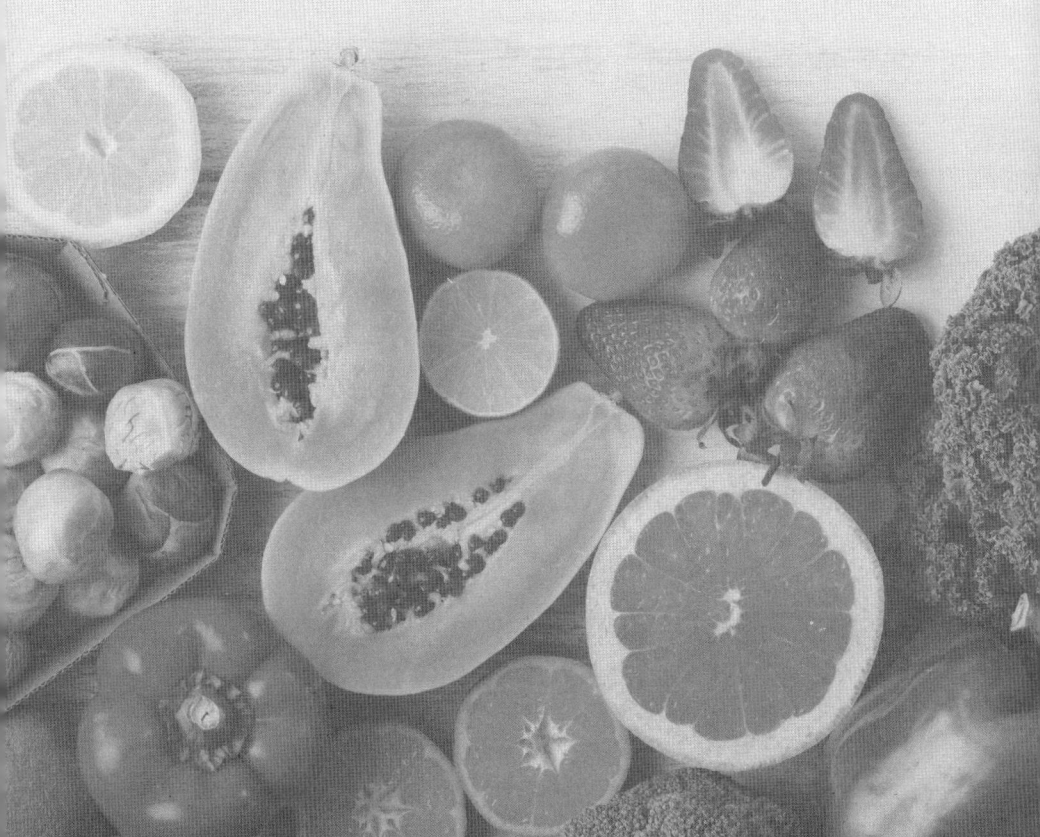

1장
미네랄이란 무엇인가?

    지구가 생성된 후, 수 억 년이란 세월이 흐르면서 바위가 만들어지고 바위들은 풍화작용에 의해서 흙으로 되었다. 이 과정도 수 백만 년이 걸리면서 오늘날에 이른 것이다. 풍화작용이란 인간들이 해낼 수 없는 자연현상이다. 기후조건과 각종 미생물들의 복합적인 작용에 의해서 흙이 만들어진다.

    인간이 농사활동을 할 수 있는 표토(表土, top soil)가 이루어지려면 아주 많은 세월이 흘러야 하는 것이다. 표토는 먼지와 모래가 기초를 이룬다. 이 속에 각종 식물들을 위한 영양소들이 들어 있는데 그 중에 미네랄들도 들어 있는 것이다.

    현대 농법은 기계로 깊게 흙을 갈아 대량생산을 하는 것이 특징이다. 결과적으로 흙이 많이 유실되고 있다. 이는 곧 수 억 년에 걸쳐서 만들어진 귀중한 표토가 바다로 유실되어 지고 있다는 의미이다. 결과적으로 우리는 미네랄이 부족한 흙에서 각종 농산물들을 생산해 내고 있는것이다.

인간들이 섭취할 수 있는 미네랄들은 원칙적으로 식물로부터 온다고 볼 수 있다. 그런데 지금은 식물들이 자라는 흙 속에 많은 미네랄이 없어지고 있는 시대이다. 동물들도 모두 식물로부터 필요한 미네랄을 얻는 것이 보통이다. 따라서 육식 음식물을 섭취하더라도 그 미네랄은 결국 식물을 통해서 흙으로부터 얻는 것이다.

인간에게 필요한 미네랄들은 크게 두 가지로 나눈다. 대량소요 미네랄들인 칼슘, 마그네슘, 나트륨, 칼륨 및 인등이 있고, 소량소요 미네랄에는 브론, 크로뮴, 저마늄, 옥도, 철분, 망간, 몰리브덴, 셀레늄, 바나디움, 유황및 아연이 있다.

그러나 소량소요 미네랄들이라고 필요성이 작은 것은 아니다.

인간들에게는 불필요할 뿐 아니라 큰 해를 줄 수 있는 미네랄들도 상당히 가까이 있어 미네랄에 관한 한 정확하게 알고 난 후에 이를 섭취하지 않으면 오히려 잘못될 수가 있다. 수은, 납, 알루미늄, 카드뮴 등의 미네랄들은 신진대사를 억제하면서 해를 끼치는 미네랄들이다. 또한 이들은 유리기로 작용하여 여러 가지 병을 일으킬 수 있는 특성을 가지고 있다.

앞에서도 언급했지만 우리가 매일 먹는 음식물에는 우리 몸의 신진대사에 꼭 필요한 영양소들이 많이 부족하다.

비타민은 말할 것도 없지만 미네랄이 부족함으로 이를 보충해 주어야 건강을 유지할 수 있게 된다. 본래 음식물을 통해서 모든 영양소들을 다 흡수할 수 있으면 그 보다 더 이상적일 수는 없을 것이다.

그러나 현실을 그와는 훨씬 다르다.

크게는 대륙별로 작게는 현재 살고 있는 지역별로 토양의 구성이 다 다르다. 따라서 한 지방에서만 생산되는 모든 과일, 채소, 곡식은 물론 모든 육류들도 엄밀하게 말한다면 거의 같은 성분의 미네랄로만 구성되어 있게 된다. 다행히도 토양 속에는 모든 미네랄들이 골고루 들어 있는 편이다. 그러나 경우에 따라서는 편중된 미네랄이 있는 반면에 부족한 미네랄도 있게 마련이다. 따라서 비타민 섭취를 영양제를 통해서 하듯이 미네랄도 음식만으로는 부족증이 오기 쉽게 되어 있다.

많은 종합 비타민이나 미네랄제제에는 상당히 광범위한 미네랄 들이 들어 있다. 소량소요 미네랄들은 대개가 종합 비타민이나 미네랄제제에 들어 있는 양으로 충분할 경우가 대부분이다. 그러나 제품에 명시되어 있는 내용을 잘 검토해야 한다.

모든 살아있는 생물들은 미네랄이 있어야 생명활동을 유지해 나갈 수 있다. 이는 식물이나 동물에 다 해당되는 말이다. 미네랄은 몸속의 균형을 잡아주는 물질로 인체도 적당한 미네랄이 있어야 세포의 구성, 모든 체액의 구성, 혈액과 뼈의 구성이 가능하게 된다. 이외 각종 신경조직의 기능유지, 모든 근육의 작용(이에는 심장도 포함된다)

에도 미네랄이 없으면 안 된다. 미네랄은 비타민과 마찬가지로 각종 생명현상에도 깊숙히 작용하고 있다.

몸의 모든 기능에 보조효소로써 작용한다. 미네랄의 보조효소의 작용이 없으면 모든 생명현상은 중단될 수 밖에 없는 것이다. 인간들이 살아가는데 에너지를 만들어 내야하고, 자라고 치유가 되려면 미네랄들이 있어야 하는 것이다. 우리들의 몸에는 수없이 많은 효소들이 있다. 이 효소들에 의해서 모든 생명현상이 일어나는데 효소들도 보조효소인 미네랄과 비타민이 없으면 아무런 작용을 하지 못하는 것이다.

미네랄을 다른 면으로 본다면, 몸 속의 균형을 잡는 물질이라고 할 수 있다. 모든 미네랄들은 균형을 잡는 역할을 수행하면서 생명현상에 참여하고 있는 것이다. 한 곳의 균형이 깨어지면 연속적으로 다른 곳의 균형도 깨어지는 것이 보통이다. 이에 대한 시정이 없을 때 병이 생긴다고 보면 된다.

미네랄 섭취는 균형이 중요하다. 균형이 깨지면 소화흡수에서부터 문제가 생길 수 있다. 즉 대량소요 미네랄인 칼슘 1천 밀리그램과 소량소요 미네랄인 셀레늄을 동시에 같이 복용하면, 셀레늄의 섭취는 잘 안될 가능성이 많이 있다. 또한 무슨 미네랄이든지 많은 섬유질과 만나면, 흡수가 되기보다는 섬유질에 묻어서 몸 밖으로 다시 배출 될 가능성이 많아진다.

따라서 채식을 하는 사람들은 미네랄을 복용할 때에 다른 각종 영양제를 복용할 때와 마찬가지로 섬유질과 동시에 섭취하는 우를 범하지 말아야 할 것이다. 또한 미네랄은 비타민과는 달라서 비교적 정확한 양을 섭취해야 한다.

2장
미네랄의 종류

1. 마그네슘(Magnesium)

    왜 마그네슘이 필요한가? 마그네슘의 기능은 다양하다. 마그네슘의 부족이 있을 때에는 거의 모든 병의 증상이 더 악화되는 것이 보통이다. 우리가 체내의 시동을 거는데 필요한 마그네슘이 충분히 없다면, 우리는 활성화된 형태의 비타민을 만들어 낼 수 없으며, 비타민이 유전자를 조절 할 수 있도록 에너지를 공급하지도 못한다.

    마그네슘은 엽록소 기능을 적절히 해주는 데도 필요하다. 엽록소는 식물의 광합성에 필요한 녹색 색소이다. 마그네슘이 없으면 식물의 생명은 없다. 우리 인간은 단백질의 소화로 생기는 산성 노폐물을 완충시키는 일 외에도 300가지가 넘는 효소 반응과 뼈의 형성, 근육과 신경 기능을 위해 마그네슘이 필요하다. 그만큼 마그네슘은 체내에서 중요한 미네랄이다. 이런 마그네슘에 대하여 현대의학에서는 요즈음에 와서야 중요성을 인식하고 다양한 연구를 시작하고 있다.

우리는 과일과 야채, 특히 시금치, 청경채, 케일, 녹색 콜라드, 스위스 근대와 같이 녹색잎이 많은 엽록소가 풍부한 채소로부터 마그네슘을 충분히 얻을 수 있다. 견과류 역시 마그네슘 수치를 높이는데 아주 좋다. 전곡류에는 많은 양의 마그네슘이 있지만, 마그네슘 흡수를 줄이는 피트산도 들어 있다는 불리한 측면이 있다. 더욱이 전곡류와 견과류는 신진대사시 산을 발생시키지만 야채와 과일은 제산제만 발생시킨다. 마그네슘을 얻고 유지시키는 데에는 신선한 농산물 (과일과 야채)이 곡류와 견과류보다 좋다.

일반적인 북미인들처럼 식사를 하는 사람은 아마도 하루 100g들이 접시로 두 접시 정도 농산물을 소비할 것이다. 그리고 녹색잎 채소보다는 과일을 더 자주 먹을 것이다. 하지만 그것은 질병통제센터에서 우리에게 필요하다고 알려준 양의 60% 정도 밖에 되지 않을 것이다.

국립과학원(National Academy of Sciences)에 따르면 성인은 지방을 뺀 실체중 1Kg에 6mg의 마그네슘이, 아이들은 5mg의 마그네슘이 필요하다. 이 말은 70Kg의 군살이 없는 사람에게 필요한 일일 마그네슘 양이 420mg 정도라는 뜻이다.

그렇다고 갑자기 마그네슘 보충제을 복용하는 것이 이상적인 해결 방안은 되지 못한다. 그것은 우리 몸이 마그네슘 보충제를 잘 흡수하지 못하기 때문이다. 마그네슘 보충제의 흡수력은 5에서 15%밖에 안될 정도로 낮다. 마그네슘 보충제의 다른 문제는 설사를 유발할 수 있다는 것이다. 그 부작용은 음식을 통해 얻지 못한 마그네슘을 보충제로 대체 시키는 것에 대한 흥미를 잃게 할 정도로 심하다.

이와는 달리 음식물을 통한 마그네슘의 흡수율은 25에서 50% 정도이다. 따라서 우리는 마그네슘의 대부분을 음식물을 통해서 얻어야 할 필요가 있다. 시금치, 청경채, 케일, 스위스 근대 등은 보충제보다 5배나 많은 마그네슘을 제공한다. 녹색잎 채소는 영양가라는 측면에서 보면 정말 헐값인데, 그것은 이 채소들이 마그네슘 뿐 아니라 칼슘, 칼륨, 미량 무기질, 비타민 K, 폴리페놀, 항산화제, 섬유질을 제공하고 있기 때문이다.

녹색잎 채소의 한 성분인 비타민 K에 영향을 받는 혈액 희석제를 복용하고 있는 사람은 마그네슘 보충제를 먹을 필요가 있다. 혈액 희석제를 복용하는 사람은 녹색잎 채소를 완전히 피하는 것보다 일정량을 꾸준히 먹는 것이 더 중요하다. 복용하는 혈액 희석제를 배출시키는 것은 녹색잎 채소/비타민 K 섭취가 일정치 못한 데 있다.

이뇨제는 칼륨과 마그네슘을 소변으로 잃게 한다. 따라서 이뇨제를 복용할 경우에는 식이요법의 일환으로 이 보충제를 반드시 먹도록 한다. 칼륨에 관해서 대부분의 사람들은 보통 소비하는 양을 배가시킬 필요가 있다. 따라서 칼륨이 풍부한 음식인 야채, 과일, 견과류의 섭취를 늘리도록 한다. 이 간단한 요령이 도움이 될 수 있을 것이다.

- 하루에 한줌(10에서 12개)의 견과류를 먹는 습관을 키운다.
- 과일 바구니에 바나나를 넣어 놓으면 매일 하나씩 먹는 것을 기억하는데 도움이 된다.
- 곡물류는 자주 먹지 않는다.
- 마그네슘과 칼륨이 풍부한 녹색잎 채소와 과일을 많이 먹는다.

마그네슘 결핍증의 상태에 있는 사람들이 의외로 많다. 마그네슘의 부족이 있는 사람들은 고혈압, 심장병, 관절염, 그리고 골절에 걸릴 가능성이 높아진다. 즉 조로현상이 오기 쉬운 것이다.

동물실험에 의하면 마그네슘 부족이 있는 동물들은 예외없이 예상된 수명보다 훨씬 짧았다고 한다. 또한 마그네슘이 부족한 동물들은 젊은 경우임에도 불구하고 늙은 동물에서나 볼 수 있는 여러가지 노화현상이 발생했다고 한다.

프랑스의 한 연구에서도 마그네슘 결핍이 있는 동물들의 조로 현상이 두드러졌다고 한다. 이런 실험 결과가 동물들에게만 국한되는 문제가 아니라 인간들에게도 그대로 적용된다는 사실에는 의심의 여지가 없다.

마그네슘은 칼슘과 같이 심장기능을 항진시켜주며, 심장의 박동을 안정시키는 작용을 한다. 즉 칼슘이나 마그네슘이 부족하면 부정맥이 올 수 있다.

마그네슘은 비타민 B6 와 함께 칼슘이 다른 조직에 부착됨을 억제하는 기능을 갖고 있음으로 신장결석 및 담낭 결석이 발생하는 것을 막아 주기도 한다.

필수 지방산의 대사에 마그네슘이 절대로 필요하며, 심장 순환기 계통의 질병을 억제하며, 월경통, 고혈압, 기관지 천식, 비만증, 콜레스테롤 치료에 효과가 있다. 특히 마그네슘이 부족할 경우에 임신 중독증에 걸릴 수 있음에 유의해야 한다.

칼슘만 뼈의 건강에 중요한 것이 아니다. 마그네슘도 뼈를 튼튼하게 만들어 주는데 절대로 필요한 미네랄이다. 이밖에도 B-비타민의 활성화에 마그네슘이 있어야 하며, 근육을 이완 시켜주는 작용을 함으로 근육통이 있을 때에도 쓰인다.

마그네슘은 다양한 음식물에 많이 들어있다. 그러나 피임약, 이뇨제, 높은 지방분 섭취 및 칼슘 섭취가 지나칠 때에 마그네슘 부족이 오기 쉽고, 이로인한 증상이 심각할 수도 있다.

마그네슘은 칼슘과 같이 복용하는 것이 좋은데, 그 이유는 이 두 미네랄은 같이 섭취해도 서로간에 별 문제가 없다. 그러나 많은 양을 섭취해야 하는 이 두 미네랄은 미소량만 섭취해야 하는 미네랄의 흡수에는 지장을 줄 수 있다. 예를 든다면, 셀레늄의 복용량은 200마이크로 밀리그램 정도이다. 400밀리그램을 복용해야 하는 마그네슘에 비해 2천배의 차이가 있다. 또한 칼슘이나 마그네슘을 복용할 시간과 극소량을 복용해야 하는 다른 미네랄의 복용 시간과는 달라야 한다.

1) 마그네슘의 작용

마그네슘은 단백질 대사로 발생한 산을 중화시키는데 중요한 역할을 한다. 그리고 300개가 넘는 효소의 작용에 마그네슘이 필요하다. 또한 뼈의 대사와 미네랄 저장을 관장하는 세가지 호르몬인 비타민 D와 부갑상선 호르몬, 칼시토닌 혈중 칼슘의 농도를 조절하는 호르몬의 적절한 기능을 위해 마그네슘이 필요하다는 것도 똑같이 중요한 사실이다.

우리는 견과류와 말린 과일, 녹색잎 채소에 함유된 마그네슘의 30-50%를 흡수한다. 이와는 달리 마그네슘 영양제에서는 그 양의 5-15%만을 흡수시킬 수 있어 2~4배의 차이가 난다. 적당량의 마그네슘은 일일 권장 복합 비타민제에 포함시킬 수 없다. 그양이 삼키기에는 너무 크기 때문이다.

마그네슘 보충제의 또 다른 결점은 불완전하게 흡수된 마그네슘이 수분을 장으로 끌어들여 설사를 일으키는 요인이 된다는 것이다. 이 때문에 신부전이 있는 경우가 아니고서는 마그네슘이 독성을 일으키는 것은 거의 불가능하다. 설사를 일으키는 마그네슘 양의 세배를 복용해야 마그네슘 독성이 발생할 것이다. 체내에 충분한 마그네슘이 저장되도록 먹어야 할 필요가 있는 것은 확실하다.

마그네슘을 보충하고 싶으면 하루에 2알 500mg 정도를 복용하고 변이 묽게 될 때까지 매주 한알씩 복용량을 증가시킨다. 복통이나 설사가 나면 한 알을 줄이고 그 양을 유지한다. 만약 6알로 설사가 생겼다면 5알 미만으로 줄이고 그 양을 유지한다. 이 방법으로 하면 견딜 수 있는 최대한의 마그네슘 양을 효과적으로 복용할 수 있다. 마그네슘이 체내에 다시 저장되고 식단이 변하면 마그네슘 보충제에 대한 체내 흡수량이 줄어들어 다시 설사를 일으키게 될지 모른다. 그렇게 되면 복용량을 다시 더 줄이면 된다.

이 방법은 마그네슘 보충제를 얼마 복용해야 할 지를 선택하고 각 복용량 사이에 마그네슘의 차이가 얼마나 있는지 알아내는 데에 발생하는 혼동을 줄여줄 것이다. 일반적으로 체내에 가장 잘 흡수되는 알칼리성 마그네슘은 착화형 마그네슘(chelated magnesium)과 구연산 마그네슘이다. 이 마그네슘들로는 설사가 나기까지 더 많은 보충제를 복용할 수 있을 것이다.

마그네슘을 보충하는 또 다른 방법은 의학연구소(Institute of Medi-cine)의 필요 권장량을 기준으로 하루 필요량을 계산하여 그

전부를 복용하는 것이다. 이렇게 하면 마그네슘 필요량의 최소한 15%는 맞출 수 있을 것이다.

의학연구소는 아이들이 하루에 지방을 뺀 실체중 1kg당 5mg 정도 마그네슘이 필요하다고 산정하고 있다. 성인 필요량은 무지방 실체중 1Kg당 6mg이다. 따라서 실체중이 70Kg인 성인은 하루에 마그네슘 420mg이 필요하다.

① 마그네슘은 간접적으로 산화방지제의 역할을 한다. 프랑스 국립 연구소의 연구에 따르면 마그네슘이 부족할 때 세포단위로부터 산화작용이 촉진됨을 보았다고 한다. 즉 마그네슘이 부족할 때 조로현상이 생기는 것이다.

마그네슘이 부족한 상태에서는 세포막의 기능이 제대로 이루어지지 않게 되며, 이어서 각종 유리기의 활동이 활발해진다고 한다. 따라서 세포의 기능이 제대로 이루어지지 않고 세포의 수명이 짧아지게 된다.

또한 마그네슘이 부족한 동물들에게는 염증을 일으키는 물질인 '싸이토카인(cytokine)'의 분비가 많았다고 한다.

싸이토카인은 더 많은 유리기를 만들어 냄으로 세포단위에 더 많은 해를 끼치게 된다.

그러나 마그네슘의 부족이 있을 때 나타나는 가장 심각한 현상은 에너지를 생산해 내는 각 세포의 '미토콘드리아'가 제대로 그 기능을 해내지 못한다는 것이다.

많은 학자들은, 조로현상이 바로 '미토콘드리아'의 기능이 제대로 발휘되지 못함으로 오는 것이라고 추측하고 있다.

즉 산화로 인한 '미토콘드리아의 파괴'가 '노화현상'과 같은 것이라는 결론이다. 이런 이유로 최근에는 이 미토콘드리아와 노화와의 상관관계를 연구하는 많은 의학자들이 등장하여 활발한 연구가 진행되고 있기도 하다.

② 마그네슘은 심장을 보호한다. 마그네슘 부족증이 있는 사람들은 심장병에 걸리는 확률이 훨씬 높다. 이는 전 세계적인 현상이다.

마그네슘이 심장을 보호하는 작용은 한 두 가지가 아니다. 그러나 그 중 가장 중요한 기능은 관상동맥의 경련을 막아 줌으로써 심근경색증을 예방해 주는 것과 부정맥을 안정되게 해 주는 것이다. 이 두 가지 기능으로 심장병을 갖고 있는 사람들이 급사(돌연사)하는 것을 막아주는 역할을 해 준다.

심장병 중환자실에 있는 환자들의 마그네슘의 혈중 농도를 측정해 보았더니, 53%나 낮은 마그네슘 수치를 보여 주었다고 한다. 실제로 심근경색증이 왔을 때, 혈중 마그네슘의 농도와 살아남는 확율이 비례한다. 또한, 마그네슘은 혈액이 응고되는 것을 막아 준다. 심장병 환자들에게는 아주 중요한 요소이다. 또한 혈압이 올라가는 것을 막아주어 심근 경색증이나 뇌졸중이 왔을 때 더 이상 병들이 진행되는 것을 막아주는 역할을 한다.

③ 하바드 의과대학에서 발표한 마그네슘과 고혈압에 대한 조사연구에 의하면, 마그네슘의 혈중농도가 낮을 때 고혈압이 발생하기 쉽다고 한다.

아주 높은 고혈압이 아닐 경우 마그네슘을 쓰면 정도의 차이는 있을지라도, 어느 정도의 혈압은 떨어진다. 마그네슘 360밀리그램을 9주동안 복용했더니 평균 혈압 154/100이 146/92정도로 떨어졌다고 한다.

④ 마그네슘은 당뇨병 환자들에게도 필요하다.

새롭게 알려진 연구조사에 의하면 마그네슘 부족과 당뇨병 발생이 상관관계를 갖고 있으며, 대부분의 당뇨병 환자들은 마그네슘의 낮은 혈중농도와 세포농도를 가지고 있다고 한다. 이 사실은 상당히 중요하다.

마그네슘은 쉽게 구할 수 있는 미네랄이며 값도 비교적 싸다. 또한 적은 양의 마그네슘을 복용하면 당뇨병으로부터 오는 각종 합병증을 예방하는데 좋다고 한다.

심장병이나 당뇨병을 갖고 있지 않은 건강한 사람들이라도 마그네슘 부족증이 있을 때에는 인슐린에 대한 저항이 올라간다. 나이가 들어 갈수록 원치 않는 바가 바로 인슐린 저항이 올라가는 것이다. 인슐린 저항이 올라가는 것은 높은 콜레스테롤치, 심장병 및 당뇨병이 발생함을 의미하기 때문이다.

⑤ 칼슘과 마찬가지로 뼈를 튼튼하게 만들어 준다. 여기에 비타민 D까지 같이 있으면 골다공증 걱정은 하지 않아도 된다. 마그네슘의 부족증을 고치지 않고 있으면 종국에는 골다공증이 된다. 마그네슘과 칼슘은 같이 복용하는 것을 추천한다. 이 비율에 대하여 전문가들의 의견이 다르기도 하나 마그네슘 1에 칼슘 2를 복용하면 무난할 것이다.

2) 치료효과

① 이뇨제를 복용하는 사람들은 마그네슘에 대하여 신경을 써야 한다. 마그네슘은 칼륨과 같이 이뇨제로 인하여 콩팥을 통해 나갈 수 있기 때문이다. 또한 카페인, 알콜 및 당분에 의해서도 마그네슘은 소변으로 빠져나가게 된다.
② 생리 전 증후군에 좋은 효과를 낸다.
③ 임신 중독증이 있을 때 마그네슘을 쓰면 간질이 막아진다.
④ 섬유근육통, 만성 피곤증에 마그네슘을 쓰면 좋다. 이때 마그네슘이 효과가 있는것은 이 병들의 원인 치료이기보다는 이 병들로 인해 잃은 마그네슘의 보충이라는 의미가 더 강하다고 볼 수 있다.
⑤ 부정맥이 있을 경우에 칼슘과 같이 마그네슘을 쓰면 안정된 맥박을 얻을 수도 있다. 심장병을 앓고 있으면서 마그네슘의 부족

까지 있으면 급사(돌연사)할 가능성이 높다.

⑥ 고혈압일 경우 칼슘과 같이 쓰면 혈압이 내려간다.

⑦ 마그네슘을 정맥으로 주사하는 의사들도 있다. 근육수축, 급성 기관지 천식, 불안증이 있을 때 마그네슘을 정맥주사하면 놀랄 정도로 빠르게 그 결과가 나타난다고 한다. 이 때 비타민 C와 종합 B-비타민을 같이 쓴다고 한다. 이는 이 방면에 경험이 있는 의사의 지시 아래에서만 쓸 수 있는 치료방법이다.

⑧ 근육통이 있을 때 효과가 있다.

⑨ 안절부절하는 사람들에게도 효과를 볼 수 있다. 이는 마그네슘이 신경전도에 필요한 물질인데 정서불안정도 마그네슘이 모자랐을 때 올 수 있는 증상이기 때문이다. 근육통에도 마찬가지 이유로 효과를 볼 수 있다.

⑩ 당뇨병이 있는 사람에게도 마그네슘의 공급이 필요하다. 마그네슘이 인슐린 분비에 필요하기 때문이다.

⑪ 기관지 천식이 있는 사람들에게는 평시부터 마그네슘의 복용이 도움이 된다.

⑫ 골다공증이 있는 사람이거나 이를 예방하고자 하는 사람들은 칼슘 이외에도 마그네슘의 복용이 있어야 한다. 마그네슘이 뼈를 만드는데 필요하기 때문이다.

⑬ 자폐증, 편두통이 있는 사람들에게도 마그네슘이 쓰인다.

⑭ 신장결석이 오는 사람들은 마그네슘과 비타민 B6를 같이 쓰면

효과를 본다. 특히 신장결석에 칼슘 성분이 주로 되었을 때에는 더 큰 효과를 낸다.

⑮ 만성 통증이 있는 사람들에게도 마그네슘을 써 볼만하다. 이들은 마그네슘의 부족인 경우가 많고, 또한 마그네슘이 신경전도를 도우면서 근육을 이완시키는 작용을 갖고 있기 때문이다.

소화가 안되거나 만성 변비증이 있는 사람들은 마그네슘을 써 볼 만하다. 위나 장의 근육을 튼튼하게 만들어 주어 소화를 돕는다. 또한 마그네슘의 효과 중 하나가 장의 운동을 촉진하는 것임으로 변비에는 좋은 효과를 낸다. 시중에 나와 있는 하제중 마그네슘이 주로 된 것도 있다.

3) 마그네슘이 많이 있는 음식

건과류, 전곡류, 콩종류, 각종 녹색 채소들 및 생선과 육류 및 낙농제품에 풍부하게 들어 있다. 사과, 살구, 아보카도, 바나나, 현미, 무화과, 마늘, 자몽과 미역 등 해초, 깨, 두부 등 각종 콩 제품들, 알팔파 등 거의 모든 음식에 골고루 들어 있다.

반면에 수산이 들어 있는 음식들은 마그네슘의 흡수를 막는다. 예를 든다면, 시금치, 근대, 코코아, 녹차 등이다.

4) 얼마나 복용하나?

일정하게 정하여진 양이 없고 의사에 따라 다르나 보통 400밀리그램 정도를 추천한다. 그러나 필요한 때에는 이보다 훨씬 더 많은 양을 복용할 수도 있다.

마그네슘을 정맥주사로 투여할 때에는 상당히 많은 양이 쓰인다. 많은 의사들이 마그네슘과 칼슘을 같이 복용하라고 권한다. 전에는 칼슘과 마그네슘의 비율이 2:1이었으나 요즈음은 1:1로 주는 의사들도 있다.

마그네슘의 가장 큰 부작용은 설사가 나는 것이다. 실제로 마그네슘을 이용한 하제가 있을 정도이다. 비교적 안정성이 확보된 미네랄이다. 그러나 신장질환을 갖고 있는 사람들은 반드시 의사의 지시 아래에서 마그네슘을 써야 한다. 마그네슘을 너무 많이 복용하면 다음과 같은 증상들이 나타날 수 있다.

부정맥, 식욕부진, 복통, 피로감, 저혈압, 구역질 및 구토증, 호흡곤란, 심한 근육 무력증 등이다. 효과만큼이나 부작용 또한 다양하기 때문에 주의해서 복용해야 한다.

마그네슘에 관한 다음과 같은 사실들이 있다.

- 미국인들의 경우는 25%정도만이 마그네슘의 권장량을 섭취하고 있다고 한다.
- 노인층의 2/3가 마그네슘 결핍증이 있음에도 불구하고, 이들의

마그네슘 일일 섭취량은 권장량의 75% 정도만 섭취하고 있다.
- 권장되는 마그네슘 섭취를 음식을 통해서만 이루려면, 하루에 2천 칼로리 이상의 음식을 섭취해야 한다.

2. 칼슘(Calcium)

비타민 D가 부족하고 마그네슘과 칼륨이 적은 산성 음식을 먹는 평균 미국인들은 하루에 1,000에서 1,200mg의 칼슘 보충제를 복용할 필요가 있다. 하지만 복용량의 25% 정도인 300mg이 체내에 흡수될 것이다. 달리 말하면, 대부분의 칼슘을 대소변으로 잃게 되어 균형이 맞게 되는 것이다.

식이성 산 과다에 소금을 많이 먹으면 소변을 통해 칼슘을 잃게 된다는 것도 기억해야 한다. 이렇게 잃는 것이 하루 100mg에까지 이른다. 1990-2000년 국민건강영양조사 (National Health and Nutrition Examination Survey)에 의하면, 전형적인 미국인들은 하루 600-900mg의 칼슘을 복용하고 있는 것으로 나타났다.

하루 600g 이상의 농산물, 특히 마그네슘과 칼슘 함유량이 높은 녹색잎 채소를 먹으면 보충제는 필요가 없다. 하루에 100g 이상의 요구르트나 탈지우유를 먹고, 비타민 D를 정상화시키면 칼슘 보충제는 필요하지 않다. 하지만 농산물과 단백질의 비율을 3:1로 지키기 어려우면 마그네슘과 칼슘 보충제를 지속적으로 복용한다.

그러나 하루에 600mg 이상의 칼슘을 복용하지 않도록 한다. 칼슘 보충제를 너무 많이 복용하면 변비와 요통의 원인이 될 수 있고 신장 결석의 위험을 증가시킬 수도 있다.

칼슘은 어떻게 보면 가장 잘 알려져 있는 영양소일 것이다.

낙농업자들이 돈을 들여서 광고를 많이 한 결과일 수도 있다. 우유를 마셔야 칼슘을 섭취할 수 있다는 내용이다. 그러나 우유 속의 칼슘이 어디서 왔는지에 대하여는 아무런 언급이 없다. 실제로 우유 속의 칼슘이 소의 뼈로부터 왔을리는 없다.

소도 풀이나 다른 사료 곡식을 먹고 우유를 생산해 내고 있는 것이다. 즉 모든 칼슘은 식물로부터 온다. 인류학자들의 연구에 의하면, 원시인들의 칼슘 섭취는 하루에 약 2~3천 밀리그램이었다고 한다.

그러나 현대인들이 섭취하는 칼슘의 양은 그 보다 훨씬 적다.

칼슘의 97%는 치아와 뼈에 집중적으로 모여 있다. 칼슘하면 뼈 기능이 연상되지만 그 이외에도 신경기능, 세포기능 유지에 꼭 필요한 영양소이며 혈압을 조절하는 기능을 가지고 있다.

칼슘이 부족하면 근육통, 생리불순, 고혈압, 불면증, 신경불안 및 면역기능 저하가 오게 된다. 특히 갱년기 이후 여자들의 골다공증은 칼슘 부족에서 온다. 이밖에도 혈액응고에도 칼슘이 있어야 하고, 칼슘이 있어야 여러 가지 효소가 작용을 할 수 있다.

생명유지에 가장 중요한 부분인 세포막도 칼슘이 있어야 그 기능과 모습을 제대로 유지할 수 있기 때문에 세포막의 삼투작용에도 꼭 있어야 하는 미네랄이다. 임신 중 임산부의 사망률 1위를 차지하는 임신중독증도 칼슘의 부족으로 시작될 수 있는 병이다.

칼슘이 몸 속에 충분히 없게되면, 해를 끼칠 수 있는 다른 미네랄들이 더 잘 흡수되는 경향이 있다. 예를 든다면, 칼슘 부족증이 없을 때에는 납에 대한 몸의 저항력이 강해 납의 흡수가 잘 안 된다. 그러나 칼슘 부족증이 있을 때 납에 노출이 되면 쉽게 흡수가 되어 뼈나 이에 침전되게 된다.

이 밖에도 칼슘이 결핍되면 다음과 같은 증상이나 질환을 앓을 수 있게 된다.

관절통, 고혈압, 습진, 잘 부서지는 손톱 발톱, 불면증, 고 콜레스테롤, 심계항진, 근육통, 신경과민, 간질, 우울증, 정신집중력 장애 및 과격한 행동 등이다.

1) 칼슘의 흡수

칼슘은 라이신(lysine)이란 아미노산이 있어야 흡수가 잘 된다.

라이신이 많은 음식은 치즈, 우유, 생선, 감자, 메주콩과 메주콩 제품, 리마 콩, 쇠고기 등이다. 또한 비타민 D가 있어야 마찬가지로 장내에서 흡수가 된다. 이 밖에도 적당한 운동을 하면 칼슘의 흡수가 촉진되나 지나친 운동을 하면 오히려 칼슘의 흡수에 지장을 준다.

다른 미네랄도 칼슘의 장내 흡수를 약화시킨다. 예를 든다면, 칼슘과 철분, 칼슘과 아연을 같이 복용하면 두 가지 미네랄의 흡수가 잘 안 된다. 흡수에 대하여 서로간에 경쟁하기 때문이다. 일정한 장 표면적에 대한 각종 영양소들의 접촉에 대한 경쟁이다.

여자 운동선수들은 격심한 운동을 할 때, 여성 호르몬(estrogen)의 부족이 올 수 있다.

결과적으로 칼슘 대사에 문제가 생길 수 있어 이들은 젊은 나이 때부터 골다공증에 대한 대비를 하지 않으면 안 된다. 특히 사춘기때의 여자들에게 오는 칼슘 부족증은 노후에 골다공증을 초래하게 되는 확율이 높아진다.

사춘기 이전에 칼슘을 많이 섭취해서 뼈를 튼튼하게 만들어 놓는 것이 노후의 골다공증을 예방하는데 가장 좋은 방법 중의 하나이다.

칼슘의 흡수는 아니지만, 칼슘의 혈중농도를 낮추는 경우도 있다. 현대 생활의 특징 중의 하나인 각종 탄산 음료수에는 인산 제품이 들어 있다.

본래 칼슘과 인산은 아주 섬세한 균형을 유지하고 있어야 한다. 인산이 들어오면 칼슘은 나가게 되어 있다. 따라서 탄산 음료수를 많이 마시는 현대인들의 칼슘이 낮은 것은 당연한 현상이다.

여기에 단 음식, 고 단백질 음식도 칼슘의 혈중농도를 낮추는 작용을 갖고 있다. 따라서 탄산의 함유도가 낮고 많은 칼슘을 포함하고 있는 각종 과일이나 채소를 섭취하는 것이 칼슘 대사를 위해서도 좋은 일이다. 이같은 사실로 보면 칼슘 부족은 공업화된 선진국 사람들의 식생활과 운동 부족의 생활습성으로부터 오는 병이다. 저 개발도상국 사람들은 칼슘 부족에 대하여 별다른 걱정을 하지 않는다.

수산(oxalic acid)을 많이 포함하고 있는 음식들은 장내에서 칼슘과 합쳐서 용해가 안되는 수산염을 형성한다.

따라서 칼슘의 흡수가 어렵게 된다.

편도, 사탕무 잎, 캐슈, 근대, 코코아, 케일, 메주콩, 시금치 등의 음식들에 수산이 많이 들어 있다.

2) 칼슘에 대한 통계

- 칼슘과 비타민 D를 같이 섭취하는 사람들은 고관절(hip) 골절이 43%나 적게 온다.
- 사춘기 이후로부터 25세 사이의 나이가 뼈를 형성하는데 가장 중요한 시기이다. 이때 튼튼한 뼈를 갖는 사람들은 노후에 골다공증에 걸리는 확률이 훨씬 줄어든다.
- 칼슘을 제대로 섭취하는 사람들은 장암 발생율이 낮다.
- 골다공증의 예방 및 치료에 칼슘 섭취가 절대로 필요하다.
- 밤에 종아리에 쥐가 나는 사람들은 칼슘과 마그네슘을 복용하면 효과를 볼 때가 많다. 이 때 칼슘/마그네슘의 용량은 800/400밀리그램이면 된다.

- 고혈압이 있는 사람들도 위와 같은 양의 칼슘을 마그네슘과 같이 복용하면 좋다. 두 가지 미네랄이 다 혈압을 낮추는 성질을 갖고 있기 때문이다.
- 불면증에도 칼슘이 도움이 될 때가 많다.
- 임신했거나 수유 중에 있는 사람들은 칼슘을 섭취하는 것이 좋다.
- 잇몸의 병이나 이의 병이 있을 때에도 칼슘을 복용해야 한다.
- 콜레스테롤이 높을 때 칼슘이 도움이 된다. 칼슘이 장내에서 지방질의 흡수를 막는다.
- 편두통이 있을 때에도 칼슘의 보충이 있어야 한다.
- 생리 전 증후군이 올 때 칼슘 복용도 포함되면 좋다.
- 심장박동이 불규칙할 때 의사의 지시 하에 마그네슘과 같이 복용하면 효과를 볼 수 있는 경우가 있다.
- 칼슘이 근육통에도 효과가 있을 때가 있다.

3) 칼슘이 많이 있는 음식

각종 채소와 과일 및 전곡류에 칼슘이 골고루 들어 있다. 특히 콩이나 콩제품들, 브라질 넛, 브로콜리 등에 많이 들어 있다. 또한 각종 낙농제품에 칼슘이 많이 들어 있다. 그 중에서도 지방분을 제거한 낙농제품들에는 단위 용적에 비해 칼슘이 더 많이 들어 있다. 예를 든다면, 지방을 제거한 요구르트, 저지방 우유, 리코타 치즈 등이다.

생선들 중 특히 멸치, 통조림 고등어나 정어리 등, 뼈까지 먹을 수 있을때 충분한 칼슘의 섭취가 있게 된다. 다음은 칼슘이 많이 들어 있는 음식들중 몇 가지이다.

리코타 치즈 한 컵	674 밀리그램	요구르트 한 컵	415 밀리그램
저 지방 우유 한 컵	300 밀리그램	보통 우유 한 컵	290 밀리그램
스위스 치즈 한 쪽	270 밀리그램	커대지 치즈 한 컵	230 밀리그램
체다 치즈 일 온스	200 밀리그램	컬러드 그린 요리 한컵	358 밀리그램
말린 무화과 5 개	270 밀리그램	연어 통조림 3 온스	191 밀리그램
케일 요리 한 컵	180 밀리그램	오크라 삶은 것 한 컵	176 밀리그램
브러컬리 요리 한 컵	160 밀리그램	두부 4 온스	150 밀리그램
메주콩 삶은 것 한 컵	130 밀리그램	정어리 통조림 1 온스	130 밀리그램

4) 칼슘 복용량 (얼마나 복용하나?)

미국정부에서 권장하는 일일 칼슘 섭취량은 8백 밀리그램이다.

임신 중이거나 수유 중에는 400밀리그램을 더 복용해야 한다. 그러나 많은 전문가들이 이 보다는 더 많이 복용해야 한다고 말하고 있다. 특히 갱년기 전후에는 최소한 1천 밀리그램을 복용해야 하고 필요에 따라서는 1천 5백 밀리그램이라도 복용해야 한다고 말하고 있다.

5) 부작용

그러나 너무 많은 칼슘을 복용하면 신장결석 등 부작용이 유발될 수 있음에 유의해야 한다.

식욕부진, 변비, 졸음증, 입이 마르거나, 입안에서 금속의 맛이 나거나, 두통, 항상 기운이 없고 피곤한 증상이 있을 때에는 오히려 몸속에 칼슘이 너무 많지 않은가 조사해야 한다.

이들은 조기 증상들인데, 칼슘이 너무 많은 것을 모르고 계속해서 또 칼슘을 복용하게 되면 다음과 같은 다음 단계의 증상들이 나타날 수 있다.

정신혼란, 우울증, 구역질이나 구토증, 뼈와 근육에 통증이 오며, 혈압이 올라가며, 항상 목이 마르고 소변을 자주 보아 당뇨병임을 의심하게 되고 눈이 빛에 예민해지고, 가려움증이 있고, 심장박동에 이상이 오게 된다.

위와 같은 경우에는 의사를 찾아야 하며 물론 칼슘 복용도 즉시 중지해야 한다. 칼슘 채널 차단 혈압 약을 복용하는 사람들도 칼슘 섭취를 할 때 의사와 상의를 해야 한다.

칼슘의 복용이 또 위험할 때가 있다. 부갑상선 항진증, 신장질환, 쌀코이도시스드의 병이 있을 때에는 몸에 칼슘이 쌓이게 된다. 따라서 칼슘의 추가는 위험할 수도 있는 것이다. 의사의 지시를 필히 받아야 한다.

모든 칼슘 영양제가 다 같은 것은 아니다.

칼슘 싸이트레잇(calcium citrate)은 가장 부작용이 적은 칼슘이고 칼슘 카보네잇(calcium carbonate)도 무난하다. 특히 가격이 가장 낮은 편이다. 착화(chelation)된 칼슘이 좋다는 것은 과학적인 근거는 별로 없다. 뼈를 원료로 해서 만든 칼슘 돌로마잇(dolomite)은 오히려 위험한 면이 있는 제품이다. 동물들이 납, 수은, 비소를 함유하고 있을 가능성이 있기 때문이다.

3. 아연(Zinc)

성인의 몸 속에는 약 2~3그램 정도의 아연이 들어있는데 거의가 다 뼈 속에 저장되어 있으면서 필요에 따라 서서히 혈액으로 내어 보낸다.

아연은 인체의 신진대사에 절대로 필요하다. 전에는 이의 필요성에 대하여 별로 대수롭지 않게 생각해 왔으나 아연에 대한 연구가 활발해진 후에는 이에 대한 중요성이 새롭게 부각되고 있다. 아연이 부족하면 조로현상이 온다. 아연은 모든 신진대사에 깊숙하게 관여하는 미네랄로 많은 효소들의 기본재료로 쓰여지거나 다른 신진대사에 직접 간접으로 참여하고 있다.

실제로 80개 이상의 효소를 이루고 있을 정도이다. 적혈구가 산소를 세포에 공급하고 세포가 신진대사 끝에 만들어 낸 탄산가스를 실어내는 역할을 하는데, 아연이 있어야 적혈구가 그 기능을 제대로 할 수 있음을 알고 있는 사람들은 별로 없다.

특히 한창 자라나는 어린이들에게 아연이 모자라는 경우가 종종 있음에 유의해야 할 것이다. 어린이들에게 아연부족이 있으면 성장이 더디며 성적으로 성숙이 잘 안되는 경우가 많다. 아연이 여러 곳에 필요한 이유는, 아연 자신이 각종 효소의 구성요소이기도하지만, 다른 효소작용에도 꼭 있어야 하기 때문이다.

아연은 단백질 대사에, 콜라젠 형성에, 면역성 증진에, 각종 상처가 아무는데 참여한다. 아연은 맛과 냄새를 맡는데 필요하며, 뼈 형성에도 있어야 하며, 간을 화학물질로부터 보호하는 데에도 필요하다.

아연은 인슐린을 만드는데도 있어야 하며, 비타민 E가 제대로 작용하기 위해서도 아연이 있어야 한다. 아연은 구리와 함께 작용한다. 따라서 아연을 복용할 때는 구리의 복용이 같이 있어야 한다. 아연 대 구리의 복용 비율은 10대 1이다. 아연이 부족할 때에는 손톱이 잘 부스러지며 손톱 가운데에 흰 반점같은 것이 생긴다. 아연이 부족하면 어린이들의 발육이 늦어질 수 있으며, 특히 성의 발육이 더딜 수 있다. 즉 아연은 성장과 성숙에 필요한 미네랄이다.

흉선(thymus)은 가슴뼈 뒤에 있는 기관인데 태어났을 때에는 크기도 제일 크지만 그 기능도 가장 활발하다. 그러나 사춘기를 지나면서 점점 퇴화하며, 나이가 40정도가 되면 X선 촬영에도 나타나지 않을 정도로 줄어들고, 노년기에 들어가면 흔적만 남아 있을 정도로 퇴화된다.

흉선은 면역성의 중추로 작용하는 곳이다. 백혈구 중 임파구는 흉선에 들어갔다 나와야 면역기능을 제대로 해내게 된다(T-세포). 따라서 흉선이 줄어든다는 뜻은 면역성이 떨어진다는 뜻이다.

T-세포가 제대로 기능을 하지 못하면 β-세포도 그 기능을 발휘하지 못하게 된다. 즉 항체를 만들어 내는데 많은 문제가 생기는 것이다. 따라서 각종 감염증에 약해질 수밖에 없게 되면서 암에 대한 면역도 떨어져 발암율이 올라갈 수 밖에 없게 된다.

최근까지 흉선은 한번 줄어들기 시작하면 그 이상 손을 쓸 수 없는 것으로 여겨지고 있었다. 그러나 이는 사실이 아님이 밝혀졌다. 줄어드는 흉선을 다시 늘려서 젊음을 다시 찾을 수 있다는 사실이 확인된 것이다. 이 역할을 하는 미네랄이 바로 아연이다.

1) 아연에 대한 통계

- 미국 노인층의 90%가 아연 영양제를 복용하지 않고 있다.
- 권장된 아연을 음식을 통해서 섭취하려면, 2400 칼로리의 음식을 섭취해야 한다.
- 많은 섬유질을 섭취하는 사람들은 아연 부족에 신경을 써야 한다. 섬유질이 아연의 흡수를 막기 때문이다.
- 아연은 동물성 음식에 많이 들어있다. 따라서 채식을 주로 하는

사람들은 아연 부족을 염두에 두어야 한다.
- 미국인들중 나이 50이 넘으면 3명중 1명이 아연 부족증을 갖고 있다고 한다.

아연은 손쉽게 구할 수 있는 미네랄인데 이에 대해 잘 모르고 불건강하게 늙어가고 있는 것이다.

아연의 또 한가지 효능은 혈중의 알부민을 올려주는 것이다.

알부민은 장수의 척도로 쓰일 정도로 하나의 생명표시(Bio-marker) 물질이다. 그러나 알부민 자체는 아무리 투입하더라도 아연이 부족하게 되면 짧은 시간 안에 몸 밖으로 나가 버린다. 따라서 알부민 주사를 아무리 맞더라도 별 이득이 없게 된다.

아연 연구 전문가인 웨인 주립 대학(Wayne State University)의 아난다 프라싸드 박사는 다음과 같이 말하고 있다.

"하루에 10센트 정도의 아연을 복용함으로 흉선을 되살릴 수 있고 이로부터 얻을 수 있는 건강상의 이득은 이루 헤아릴 수 없다."

경증 아연결핍증이 있는 50~80세의 사람들에게 일일 30밀리그램의 아연을 6개월 동안 투여했더니 놀랄 정도의 면역성 개선이 있었다고 한다.

아연은 흉선에만 작용하는 것이 아니고 면역기능에 중요한 부분인 감마 인터페론을 생산하게 하는 역할도 한다. 장수의학의 여러 권위자들이 아연은 늙어 가는 사람들에게 절대로 필요한 미네랄이라고 말하고 있다. 홍선과 아연과의 관계에 관한 한 아무리 늙었더라도 아연은 작용한다. 아연은 권장하는 양을 복용하면 부작용이 거의 없다.

2) 아연의 작용

① 아연은 감기나 목 감기 증상에 탁월한 효과를 나타낸다.

② 아연이 부족하면 골절 치유가 늦어지거나, 피부병이 자주 걸리고, 상처가 잘 낫지 않는다.

③ 아연이 부족하면, 지능 및 신체의 발육부족, 학습능력의 부족이 온다.

④ 아연이 부족하면, 단 것을 추구하며, 입맛이 떨어지는 경우가 많다.

또한 맛이나 냄새를 잘 맞지 못하는 경우가 많다.

⑤ 아연이 부족하면, 심한 충치, 각종 감염에 약하다.

⑥ 머리카락이 갈라지는 경우, 손톱이 잘 부서지는 경우에는 아연 부족증을 생각해야 한다.

⑦ 높은 콜레스테롤에도 아연 부족을 염두에 두어야 한다.

⑧ 밤눈이 어둡거나, 기억력이 감퇴되고, 피로가 빨리 오는 등 노쇠현상이 올 때에도 아연 부족증을 염두에 두어야 한다.

⑨ 남자 불임증, 발기부전, 전립선 기능장애 등이 있을 때에도 아연 부족증을 염두에 둔다.

⑩ 아연이 부족할 때 당뇨병의 발생 가능성이 높아질 수 있다.

⑪ 수술 후, 심한 화상이 있을 때, 심한 상해를 입었을 때에는 아연의 손실이 클 수가 있다. 이런 경우에는 아연을 보충해 주어야 한다.

⑫ 원인 모를 췌장질환, 신장병, 원인 모를 빈혈 등이 있을 때에는 아연 부족증을 염두에 둔다.

⑬ 그 밖에도 원인모를 여러가지 병들에 대하여 아연 부족을 염두에 두어야 한다. 아연 부족이 그런 병들의 원인이 되었을 가능성이 있기 때문이다.

⑭ 아연은 구리 및 망간과 함께 중요한 산화방지제인 SOD(Super Oxide Dismutase)를 만든다. 이 산화방지제는 사람을 젊게 만들며 건강하게 만들어 준다.

⑮ 치매가 온 사람들을 조사해 보았더니 상당수에서, 몸 속의 구리가 높고 아연이 낮았는데, 이들은 기억력에 문제가 있었다고 한다. 따라서 이런 사람들에게는 아연을 투여해 볼만하다.

아연을 투여했더니 흉선의 기능이 80%나 높아진 실험이 이탈리아에서 있었다.

흉선의 기능이 끝난 늙은 쥐에게 아연을 투여했더니 놀랍게도 흉선 호르몬인 타이뮤린(Thymulin)이 다시 분비되기 시작하고 이어서 T-세포가 활성화되면서 면역성을 다시 올리는 상태로 되었다고 한다. 이 실험으로 알 수 있었던 것은, 늙어서 그 기능이 끝났다고 여겼던 흉선이 다시 살아나서 T-세포를 강화시킬 수 있다는 것이다. 이는 동물실험에서 끝난 것이 아니고 인간에게도 그대로 적용된다. 아연은 산화방지제(항산화제)의 역할을 한다.

3) 치료효과

① 여드름이 있는 사람들은 일단 아연을 써 볼 필요가 있다.

② 전립선 비대증이 있는 사람들도 아연을 필히 써 볼 필요가 있다.

③ 목감기가 잘 걸릴 때, 아연 지제(혀 밑에 넣고 녹혀 복용하는 약으로 zinc gluconate라는 지제가 있음, lozenge)가 효과가 있다.

④ 당뇨병이 있는 사람들은 아연이 필요하다.

⑤ 면역력을 올리려는 사람들도 아연이 필요하다.

⑥ 남성 불임증이나 발기부전일 때, 아연을 써 볼만하다.

⑦ 망막 변성이 온 사람으로 시력에 문제가 있는 사람

⑧ 밤눈이 어두운 사람

⑨ 류마치스성 관절염이 있는 사람

⑩ 골다공증이 있는 사람

⑪ 윌슨 씨 병(이 병은 몸 속에 구리가 쌓이는 병이다. 아연이 구리의 흡수를 억제한다)이 있는 사람에게 아연을 공급해야 한다.

⑫ 위궤양이 있는 사람

⑬ 화상을 입은 사람들은 아연이 도움이 될 때가 많다.

⑭ 아연이 체내에 쌓여 있는 납이나 카드뮴 등의 중금속을 몸 밖으로 배출시키는데 도움이 될 수 있다.

⑮ 아연은 정신질환 치료에 중요한 미네랄이다. 신경성 식욕불량(anorexia nervosa), 정신 분열증, 자폐증 등에 쓰인다.

미 의사협회 잡지(JAMA)에 최근 발표된 내용에 따르면 아연을 복용한 임산부는 크고 튼튼한 아기를 분만할 가능성이 높다고 한다. 상기의 질환들을 앓고 있다면 혈중 아연 수치를 한번 확인해 볼 필요가 있는 것이다.

4) 아연이 많이 있는 음식

아연이 많이 들어 있는 음식들은 다음과 같다. 달걀 노른자위, 각종 생선류 특히 굴에는 상당량의 아연이 들어 있다.

각종 해초류, 각종 건과류 및 전곡류에도 있으며, 버섯 및 각종 생약에도 아연이 들어 있다. 각종 육류, 콩 및 콩 제품에도 들어 있다.

5) 얼마나 복용하나?

일일 복용량은 15밀리그램이다.

그러나 보통의 미국 음식을 통해서 섭취되는 아연의 양은 8~11밀리그램이라고 계산된다. 따라서 음식을 통해서만은 아연의 부족이 오기 쉽다.

음식에 아연이 적게 들어있는 이유는 다음과 같다.

첫째, 아연은 수용성 미네랄이다. 그 동안 다수확 농법에 의해 계속적으로 아연을 흙으로부터 빼앗아 간 후 이를 보충하지 않았다. 결과적으로 대부분의 흙에는 아연이 많이 부족한 상태이다. 또한 세계적으로 아연의 분포가 일정하지 않아서 지역에 따라서는 흙에 아연이 아주 없는 곳도 있다. (이집트, 이란 등)

둘째, 식품가공 과정에서 아연이 많이 쓸려 나간다. 아연이 집중적으로 있는 씨눈은 가공과정에서 없어지는 것이 보통이다.

셋째, 요리과정에서도 아연이 씻겨 나간다.

넷째, 식품첨가물들이 아연을 없애 버린다. 따라서 우리가 매일 먹는 음식만으로는 아연부족이 오기 쉽다.

15밀리그램 용량의 지제를 목 감기가 들었을 때에 하루에 몇 개라도 복용할 수 있다. 그러나 아연을 너무 많이 복용하면, 면역성이 떨어지는등 부작용도 있다.

아연은 철분, 칼슘, 마그네슘 등 다른 미네랄과 경쟁적으로 흡수된다. 따라서 이들 미네랄들은 그 중 한 가지만 너무 많이 복용할 때 다른 미네랄의 부족을 초래할 수 있다.

N-Acetyl-Cysteine(NAC)이란 산화방지제는 체내의 모든 산화방

지제중에서 가장 최후에 작용하면서 유리기에 대한 처리를 끝내주는 산화방지제인 글루타타이언으로 변한다. 이 산화방지제를 복용하면 아연이 소변으로 빠져 나가게 된다. 따라서 NAC를 복용할 때에는 아연을 더 복용해야 한다.

아연을 너무 많이 복용했을 때에는 다음과 같은 증상들이 나타날 수 있다.

구역질 및 구토증, 설사, 어지럽고, 안절부절하게 되며, 정신이 흐리고 행동과 생각이 느려진다. 또한 글을 쓰는데 문제가 발생하며, 걸음걸이가 안정치 못하다.

현재 시중에 나와 있는 아연 제품에는 여러 가지가 있다.

아연 글루코네잇, 아연 피콜리네잇, 착화 아연(Zinc gluconate, Zinc picolinate, Chelated Zinc) 등이다. 가격에는 큰 차이가 있으나 복용 및 흡수하는 데에는 별로 큰 차이가 나지 않는다.

4. 셀레늄(Selenium)

셀레늄은 21세기 들어 가장 주목받고 있는 미네랄로 수많은 연구와 논문으로 약리작용과 효능이 밝혀지고 있다. 비타민 E와 함께 몸의 산화작용을 막아주는 가장 중요한 영양소 중의 하나이다.

또한 각종 신진대사에 참여하면서 면역성을 높여주며, 비타민 E와 같이 암 예방과 바이러스의 증식을 막는데도 중요하다. 또한 암 치료에 응용되기도 한다. 환경오염에서 오는 해독을 막아주는데 탁월한 역할을 한다.

셀레늄이 부족할 때는 피부에 반점(노화 현상)이 나타나며, 피부와 머리 카락의 윤기가 떨어지고, 남성 불임증, 심장약에 대한 독성이 심해지고 심지어는 암에 걸릴 확률이 높아진다. 즉 노화가 촉진된다. 눈에 대한 혈액순환을 도와주어 시력을 증진시킨다.

셀레늄의 가장 중요한 작용은 산화방지 작용일 것이다. 몸 속에 있는 모든 산화방지제 중 가장 중요한 것 중의 하나인 글루타타이언 효소의 일부분을 이루는 셀레늄은 지방질에 대한 유리기를 막아 주는데 탁월한 역할을 담당하고 있다.

온 몸의 세포막의 중요한 부분이 지방질이고 모든 뇌 및 신경조직들이 다 지방조직임을 상기할 때 지방질의 산화방지가 얼마나 중요한 것임을 알 수 있다.

산화방지제를 연구하는 셀레늄 전문가들은 셀레늄이 몸 속에서 하는 모든 작용 중에서 가장 중요한 것이 바로 글루타타이언 효소에 대한 것이라고 말하고 있다. 셀레늄의 중요성에 대하여 이처럼 강조하는 것은, 셀레늄의 섭취없이 건강계획을 세운다는 것은 마치 모래 위에 집을 지으려는 것과 같다고 볼 수 있기 때문이다.

1) 셀레늄에 대한 통계

- 한 이탈리아의 연구조사에 의하면, 셀레늄의 혈중 농도가 늙어 갈수록 떨어져 60세가 되면 7%, 75살이 되면 24%나 떨어진다 고 한다.
- 셀레늄의 혈중 농도가 떨어진다는 뜻은 낮은 산화방지제를 의미하며 면역성이 낮아짐을 의미한다.
- 결과적으로 심장병, 관절염 및 암에 대한 저항력이 떨어짐으로 이런 병들에 잘 걸린다.

2) 셀레늄의 작용

① 코넬 대학의 셀레늄 전문가인 도날드 리스크 박사는, "셀레늄은 강력한 항암작용을 갖고 있다."고 말하고 있다.

한 동물실험에서는 암 발생을 100% 막은 결과도 있었다. 전 세계적으로 토양에 셀레늄이 적은 지역에 사는 사람들에게 암 발생이 더 높은 것은 잘 알려진 사실이다. 특히 유방암, 대장암, 간암, 피부암, 폐암 및 기관지암의 발생과 관계가 있다.

최근에 1천 7백 명의 60대 이상 사람들에 대한 셀레늄과 대장에 발생하는 용종 (polyp)과의 상관 관계를 알아 본 바 용종을 갖고 있는 사람들의 33%가 셀레늄의 혈중농도가 낮은 반면, 용종을 갖고 있지 않은 사람들은 9%만이 셀레늄의 혈중농도가 낮았다고 한다. 대장의 용종은 결국은 암으로 발전하는 대장암의 전조 상태이기 때문에, 이는 통계적으로 의미를 갖고 있는 것이다. 미국 암 협회가 중국에서 실시하고 있는 암 연구에서 제일 먼저 쓴 영양제가 바로 셀레늄으로 셀레늄과 폐암과의 관계에 대한 연구가 현재 진행 중이다.

한편 네델란드에서 3천명의 60대 이상 사람들에 대하여 셀레늄과 폐암과의 관계를 연구 조사한 결과 셀레늄의 혈중농도가 높은 사람들은 폐암 발생이 약 절반이었다고 한다.

최근에 있었던 이중 맹검법(double blind study)에 의한 셀레늄의 항암 작용에 대한 연구결과도 있다.

1천 3백 명에게 하루에 효모로부터 얻은 셀레늄 200마이크로그램씩 7년을 복용시킨 후 통제집단과 비교를 했더니 전자와 후자의 발암율이 약 2배 정도나 차이가 있었다고 한다.

셀레늄이 암의 발생을 억제하는 기전은 세포들의 돌연변이를 막아 주기 때문이라고 한다. 셀레늄과 암 발생 사이의 관계에 대한 연구는 최근 전세계적으로 더욱 활발하게 진행되고 있다.

② 핀란드에서 있었던 대규모의 연구조사 결과에 의하면, 셀레늄의 혈중 농도가 낮은 사람들은 셀레늄의 혈중농도가 높은 사람들 보다 약 3배나 더 높은 비율로 심근경색증에 걸렸다고 한다.

셀레늄은 다양한 기전으로 심장병을 억제한다.

첫째는 혈소판의 응고를 막아주는 셀레늄의 특성 때문이고 둘째로는 나쁜 콜레스테롤인 LDL의 산화를 막아 줌으로써 동맥경화가 발생하지 않게 해 주기 때문이다.

③ 면역성을 올려준다. 벨기에의 한 연구기관에서 70대 이상 사람들에게 하루에 100마이크로그램의 셀레늄을 투여한지 6개월 후에 면역성에 대한 조사를 했더니 마이토젠에 대한 임파구의 반응(면역성에 대한 생명표시)이 79%나 더 높았다고 한다. 이 정도의 혈중농도는 젊은 사람들에게서나 볼 수 있는 수치였다고 한다.

④ 셀레늄이 없을 때 보통 바이러스가 강해짐으로 병을 진행시킬 수 있는 반면에 셀레늄의 혈중농도가 높을 때에는 바이러스의 활동이 약해 잠복하고 있게 됨을 보았다고 한다.

이는 동물실험에서 얻은 결과인데 인간들에게도 그대로 적용될 것으로 보여진다. 즉 셀레늄은 비타민 E와 같이 상승작용으로 이 두 가지 영양소가 충분히 있는 동물에게 있었던 바이러스는 돌연변이를 일으킬 수 없었던 반면에 이 두 가지 영양소가 없었던 동물에게는 약 90%의 바이러스가 돌연변이를 일으켜 악성으로 병을 유발했다고 한다.

⑤ AIDS 병에 걸린 사람들을 조사해 보았더니 대부분의 경우에 셀레늄의 혈중농도가 낮았다고 한다. 이에 대해 전문가들은 AIDS 바이러스가 몸에 저장되어 있는 셀레늄을 낮춘다는 것이다. AIDS 바이러스는 셀레늄이 낮은 상태에서 세포 밖으로 증

식해 나오면서 결국 병을 온 몸으로 퍼지게 한다. 따라서 셀레늄을 충분히 공급하면서 바이러스가 세포 밖으로 나오지 못하게 하는 치료방식으로 AIDS 환자의 생명을 연장시킬 수 있다고 말하고 있다. (조지아 대학 월테일러 박사)

⑥ 하루에 셀레늄 100마이크로그램을 복용하면 근심 걱정에 대한 불안과 우울증이 호전된다고 한다.

셀레늄의 부족이 심한 사람들에게 더욱 큰 효과를 보았다고 한다. 70대 이상 사람들에게는 셀레늄과 비타민 E를 같이 섭취시켰더니 뇌로의 혈액순환이 좋아지면서 기분전환이 오는 사람들이 많아졌다고 한다.

⑦ 셀레늄은 몸 속에 있는 수은을 몸밖으로 내보는데 도움이 된다. 참치 (tuna)나 황새치(sword fish)에는 수은이 들어있는 것으로 알려지고 있다. 그러나 이들 생선에는 셀레늄 역시 많이 들어있음으로 수은으로부터 오는 해를 최소한으로 줄일 수 있는 생선들이다.

⑧ 셀레늄이 부족하면 지루성 피부염이나 비듬이 생길 수 있다.

⑨ 셀레늄의 부족은 망막의 퇴행을 촉진시킨다.

⑩ 셀레늄의 부족이 있으면 갑상선 기능에도 문제가 발생할 수 있다. 갑상선 호르몬은 안정된 형(T-4)으로부터 활성화 된 형(T-3)으로 바뀌어야 하는데 셀레늄이 부족하면 이 과정에 문제가 발생한다.

⑪ 심한 셀레뉴의 부족증이 있으면 심장근육에 염증이 생길 수 있다.
⑫ 셀레뉴은 알콜 중독으로부터 간을 보호해 준다.
⑬ 셀레뉴은 췌장의 역할에 필요한 미네랄이다.
⑭ 비타민 E, 아연 및 셀레뉴으로 비대해진 전립선을 줄일 수 있다.
⑮ 자궁경부암 조기발견을 위한 펩 테스트(Pap test)에 이상이 있는 사람들에게 셀레뉴을 복용시키면 정상화될 수 있는 확율이 높아진다. 이때 다른 영양소도 함께 투여해야 한다. 예를 들면 엽산, 카로틴 및 다른 영양 소들이다.

3) 셀레뉴이 많이 있는 음식

전곡류, 각종 육류, 해바라기 씨, 마늘, 양파, 브로콜리, 특정한 버섯 등에 들어 있다. 또한 각종 해산물에도 셀레뉴이 들어 있다.

예를 든다면, 참치, 황새치, 굴 등이다. 그러나 셀레뉴이 가장 많이 들어 있는 음식은 브라질 넛(Brazil nut)이다. 이 건과류는 브라질의 어느 한 지방에서 생산되는 것으로 그 지역에는 셀레뉴이 땅 속에 많이 함유돼 있다고 한다.

이때문에 그 지역에서 나오는 브라질 넛에는 많은 셀레뉴이 들어 있다는 것이다. 그러나 같은 브라질 넛도 다른 지역에서 생산되는 것은 셀레뉴의 양이 그리 많지 않다. 그러나 다른 음식에 비하면 그래도 상당히 높은 편이다. 이 둘을 구별하는 방법은 전자는 껍질이 그대로 있어 소비자가 껍질을 까먹어야 하는(100마이크로그램) 반면에 후자는 껍질을 간 후(15~25마이 크로그램)에 시장에 나오기 때문에 구별하는데 어려움은 없다.

그리고 옛날 빙하의 작용이라고 생각되나, 전 세계적으로 셀레늄의 편중이 아주 심하다. 따라서 셀레늄이 흙 속에 있는 지역에서 재배된 식물들을 통해서 필요한 만큼의 셀레늄을 얻을 수 있으면 좋겠으나 그렇지 않은 경우도 있을 것이다. 따라서 음식을 통해서 필요한 전량의 셀레늄을 얻으려 하지 말고 셀레늄 보충제를 복용하는 것이 좋을 것이다.

셀레늄의 편중에 대한 극적인 예가 있다. 뉴질랜드에서 키우는 가축들은 심장근육을 포함해서 일반 근육이 약해 셀레늄의 부족증이 드러난 반면에, 뉴질랜드 사람들에게는 셀레늄 부족증이 없었다고 한다.

그 원인을 알아보았더니, 뉴질랜드인들은 호주로부터 밀을 수입해 오는데 호주의 땅에는 셀레늄이 풍부해 밀 속에 사람들이 필요로 하는 양의 셀레늄이 충분했던 반면에, 뉴질랜드의 가축들은 셀레늄의 함량이 부족한 뉴질랜드의 땅에서 자라는 풀만 먹고 자란 이유로 셀레늄 부족증에 걸린 것이라고 한다.

4) 얼마나 복용하나?

일일 권장량은 100~200마이크로그램이다.

이 정도의 셀레늄은 누구라도 다 영양제를 통하여 복용하든지 아니면 셀레늄이 많이 들어있는 음식을 통해서라도 이를 꼭 섭취해야 한다.

종합 비타민이나 미네랄제제에 들어있는 양을 꼭 알아 본 후 부족한 양을 별도의 셀레늄 영양제로 복용하는 것이 좋다.

셀레늄은 상당히 독성이 강한 미네랄이다. 따라서 권장량 이상은 복용하지 말아야 한다. 셀레늄의 작용이 아무리 건강에 좋다고 하더라도 필요이상의 양을 복용하면 부작용이 올 수 있다.

부작용으로는 머리카락이 빠지고, 간을 해치며, 관절에 염증, 손톱이 잘 부서진다. 또 소화가 잘 안되고, 안절부절하게 되며, 입에서 마늘 냄새가 나며, 간이나 콩팥 기능의 이상이 올 수 있다. 피부가 노랗게 될 수 있으며, 창백한 피부가 되며, 입에서 쇳내가 나는 등의 증상이 나타날 수도 있다.

셀레늄이 상당히 많이 들어있는 브라질 넛을 과식해도 셀레늄의 중독증에 빠질 수 있다. 하루에 2500 마이크로그램 이상씩 복용하면 문제가 된다. 일본 어부들은 셀레늄이 많이 들어있는 생선을 많이 먹는다. 경우에 따라서는 하루의 셀레늄 섭취량이 500마이크로그램이나 될 정도이다. 그러나 이는 예외이고 절대로 권장량인 200마이크로그램 이상은 섭취하지 않는 것이 좋다.

5. 철분(Iron)

　모든 미네랄이 건강에 미치는 영향에 있어 양면성을 갖고 있지만, 철분만큼 이로운 면과 해로운 면의 양면성을 갖고 있으면서 이로운 면을 조금만 벗어나도 해롭게 되는 미네랄도 그리 많지 않을 것이다. 즉 철분은 알고 복용하지 않으면 심각한 해를 초래할 수도 있게 된다.

　철분은 조혈에 절대 필요한 미네랄이다. 특히 젊은 여성에게는 철분이 모자라면 빈혈이 오게된다. 매달 있는 생리로 인하여 철분을 많이 잃게 됨으로 남성에 비해 철분의 필요성이 크다고 할 수 있다. 철분이 부족하면 빈혈이 오는 이외에도 정신집중력이 떨어지고 분석적인 사고능력이 부족해진다. 또한 철분은 갑상선과 흉선을 자극하여 그 기능을 높여 주는 등 우리의 건강에 절대 필요한 미네랄이다.

　커피를 많이 마시는 사람, 제산제, 항생제를 장복하는 사람, 비타민 C가 부족한 사람들에게 철분 부족이 오기 쉽다. 기운이 없고 피로감이 자주 오며, 불면증, 근육통에 시달리며, 감염에 약하고 정신적인 피로감이 올 때는 철분의 양을 조사해 보아야 한다.

1) 철분에 대한 통계

　철분만큼 이해 부족인 영양소도 별로 없을 것이다. 미국 인구의

3~6 %가 철분 부족임에 비해 철분 과다증인 사람들도 약 10%나 되는 것으로 알려져 있다.

철분은 일단 몸 속에 들어 오면 이의 독성을 중화시키기 위한 안전장치가 되어 있다.

첫째는 적혈구의 헤모글로빈 속에 있는 폴피린(Porphyrin)이란 형태로 있으면서 산소를 운반한다.

둘째는 철분을 받아서 이곳저곳에 운반하는 트랜스훼린(Transferrin)이란 형태로 있다.

셋째로 간, 비장 및 골수에 저장되어 있는 훼리틴(Ferritin)이란 형태로 남아있다. 이들 세 가지 형태의 철분은 몸에 아무런 해로운 영향을 주지 않는다.

건강한 남자가 온 몸에 갖고 있는 철분의 전체량은 약 4그램이고 여자는 약 3그램이다. 이중 약 2.5그램은 헤모글로빈에 들어있고, 약 1그램은 저장 되어 있으며, 나머지는 근육이나 다른 곳에 단백질과 함께 있다. 저장되어 있는 훼리틴과 혈액속에서 돌아다니는 훼리틴은 절반씩이다. 혈액 속의 훼리틴의 양을 측정함으로써 몸 속의 철분의 수준을 알게 된다.

2) 철분의 작용

① 철분은 면역성 유지에 절대로 필요한 미네랄이다.

철분이 부족하면 적혈구에만 영향을 끼치는 것이 아니고 백혈구에도 영향이 간다.

예를 든다면, 자연살상세포(natural killer cell), 중성백혈구 등의 생성이 떨어지며 이들의 기능도 떨어진다. 그러나 철분이 너무 많으면, 백혈구의 생성이 떨어진다. 철분은 아주 정교한 균형이 이루어져야 건강에 좋게 작용한다.

② 산소를 옮기는 적혈구의 가장 중심적인 기능을 갖고 있는 헤모글로빈은 철분이 있어야 만들어진다. 따라서 철분이 부족할 때에는 빈혈이 오게 된다.

철분이 모자라서 오는 빈혈은 그 특색이 적혈구의 크기가 작으면서 적혈구의 색소가 떨어지는 등 한 눈에 보아도 알 수 있다.

모든 빈혈이 다 그렇지만, 철분이 모자라서 오는 빈혈은 산소를 옮길 수 있는 적혈구의 기능이 떨어지게 됨으로 온 몸에 산소결핍으로부터 오는 피로감의 엄습이 있게 된다.

③ 철분은 적혈구 헤모글로빈의 중심된 역할도 하지만 근육에 있는 마이오글로빈(myoglobin)에도 중요한 역할을 한다. 즉 근육에서 산소를 받아 들여야 이를 에너지를 내는 ATP에 연결해 힘을 내게 되어 있다. 따라서 철분이 모자라면 근육으로부터 오는 피로감에 시달리게 된다. 즉 철분이 모자라면 빈혈로 인한 피로감과 근육의 산소부족으로부터 오는 피로감이 겹치게 되는 것이다.

철분을 투여하면 적혈구의 빈혈 상태가 먼저 고쳐지게 된다. 그 다음에 근육의 모자라는 철분이 보충된다.

따라서 그 차이가 나는 시간에는 아직도 피로감이 남아있게 된다. 그러나 시간이 지나면 피로감은 없어진다.

피로감이 철분 부족의 증상이라고 해서 피로감에 철분을 섭취하는 것은 좋은 방법이 아니다. 피로감을 유발하는 병은 한두 가지가 아니기 때문이다. 따라서 피로감이 있을 때에는 반드시 의사의 진찰을 받은 후 빈혈 여부를 확인한 다음에 철분을 복용해야 한다. 철분은 그렇게 쉬운 영양제가 아니다. 따라서 철분은 반드시 의사의 지시하에 복용해야 한다.

④ 채식주의자들은 육식주의자들에 비해 철분의 흡수가 잘 안 되는 음식을 섭취하고 있다. 따라서 이에 대한 주의를 기울여야 한다. 특히 젊은 여자들은 매달 있는 생리로 상당한 철분을 잃게됨으로 철분 부족에 신경을 써야 한다. 또한 마라톤 주자, 임신한 여자들, 아스피린을 상복하는 사람들, 기생충에 감염된 사람들, 치질, 위궤양, 각종 장 질환으로 철분의 흡수가 잘 안되는 사람들에게도 철분 부족이 올 수 있다.

⑤ 철분 부족으로 오는 빈혈은 반드시 그 원인이 있다.

위에 열거한 사항 이외에도 만성으로 조금씩 출혈이 있음을 의미할 수도 있으므로 의사의 진찰을 받은 후 적절한 철분 치료에 들어가야 한다.

철분을 필요 이상 복용해서는 안 된다.

⑥ 매달 생리가 있는 여자들은 철분의 양이 약간 모자라는 경향이 있다. 따라서 철분 부족으로부터 오는 약한 빈혈이 있을 때가 종종 있다.

종합 비타민이나 미네랄제제에 들어있는 18밀리그램 정도의 철분을 복용하면 충분하다. 그러나 이것도 오래동안 복용할 필요는 없다. 일부의 전문가들은 생리를 하는 젊은 여자들이 심장병과 뇌졸중이 적은 이유를 바로 철분의 낮음으로부터 찾고 있다.

⑦ 카페인, 고 섬유질 음식, 칼슘 등은 철분의 흡수를 막는 효과를 낸다. 반면에 비타민 C는 철분의 흡수를 약간 돕는다.

⑧ 모든 영양소들에게 다 해당되는 말이나, 특히 철분은 정교한 균형이 있어야 건강에 도움이 된다. 약간만 모자라도 빈혈 등 건강상 문제를 일으킬 수 있다. 그러나 철분이 몸 속에 너무 많으면 심각한 문제를 일으키게 된다. 철분에 대하여 필요 이상으로 언급들이 된 결과 철분을 별로 어렵지 않은 영양소로 인식하고 있음에 유의해야 할 것이다.

3) 철분이 많이 있는 음식

각종 육류 특히 붉은 색이 나는 육류에는 철분이 많이 있다. 육류에 있는 철분은 흡수가 잘 된다. 그 이유는 육류의 철분은 헴 철분 (heme iron)이기 때문이다.

모든 식물성 음식에도 철분이 소량이지만 골고루 들어 있다. 우리 몸이 흡수할 수 있는 철분은 식물성 음식으로부터는 약 3%, 동물성 음식으로부터는 약 15%나 흡수할 수 있다.

4) 얼마나 복용하나?

철분의 복용에 대하여는 아주 세심한 주의를 기울여야 한다. 왜냐하면 철분은 일단 몸 속에 들어오면 나갈 수 있는 길이 없기 때문이다.

매달 생리를 갖는 젊은 여자들은 일정량의 철분이 출혈을 통해서 몸 밖으로 나가는 길이 있다. 그러나 갱년기를 지난 여자들이나 모든 남자들에게는 이런 길이 없다.

피부, 장내 표피세포, 폐의 표피조직, 비뇨기 계통의 표피조직 등이 벗겨져 몸에서 떨어지면서, 또는 땀의 분비를 통해서 소량의 철분이 같이 떨어져 나가는 길은 있다. 그러나 이렇게 해서 나갈 수 있는 철분의 양은 하루에 1밀리그램 정도이다. 따라서 우리의 몸에는 하루에 1밀리그램 정도만 보충을 받으면 되는 것이다.

정상적인 상태에서의 철분의 장내 흡수는 이 정도인 1밀리그램 밖에는 안 된다는 계산이 나온다. 그러나 무슨 이유에서든지 체내 철분의 수준이 떨어지면 장내에서의 철분의 흡수가 촉진된다. 즉 매달 생리를 하는 여자들은 하루에 약 2밀리그램 정도가 흡수된다.

철분의 부족이 있을 때 비타민 A와 함께 복용하면 간에 저장되어 있는 철분을 움직여 몸에서 쓸 수 있게 하는데 도움이 된다. 또한 상처를 입거나 수술후 또는 무슨 이유에서든지 많은 출혈이 있었을 때에는 장내에서 흡수되는 철분의 양은 하루에 최고로 5밀리그램까지나 된다. 이같은 흡수는 몸 속에 저장된 철분에 대한 보충이 끝날 때까지 계속된다.

필요없는 수혈 등으로 인해 몸 속의 철분의 축적량이 많아지면 장내에서의 흡수가 줄어들어 시간은 걸리지만 결국 정상적인 철분만 몸은 간직하게 된다. 이처럼 철분의 대사는 세밀한 평형 속에서 이루어지게 되어있다.

5) 철분이 너무 많을 때

① 몸에 철분이 축적되면 산화를 촉진하게 되어 오히려 해를 끼칠 수 있게 된다. 우리 몸에 있는 카탈레이즈(catalase)라는 효소가 있다. 상당한 산화방지제로서의 역할을 한다. 그러나 카탈레이즈의 중요 구성요소가 철분으로 되어있음으로 카탈레이즈를 산화방지제로 분류하지 않는다. 산화방지와 산화 촉진이 같이 일어나기 때문이다.

② 철분을 한꺼번에 많이 복용하면 사망할 수도 있다. 따라서 철분이 들어있는 영양제는 어린이들로부터 멀리 해야 한다.

③ 혈색증(hemochromatosis), 혈철소침착증(hemosiderosis), 다혈구혈증(polycythemia) 및 철분이 너무 많은 병들 예를들면, 지중해 빈혈 (thalssemia), 겸상 적혈구증(sickle cell anemia)에는 철분을 추가로 복용하면 위험을 초래할 수도 있다.

④ 철분이 몸속에 너무 많이 축적되어 있으면 노화를 촉진한다.

⑤ 철분은 유리기로 작용하면서 혈중의 나쁜 콜레스테롤인 LDL의 산화를 촉진시킴으로 혈관벽의 경화를 초래한다. 즉 동맥경화를 만들게 된다.

⑥ 철분은 조직에 가서도 세포들에 대한 유리기로 작용하여 세포를 공격 한다.

⑦ 철분을 발암물질로 여기는 연구가들도 많이 있다. 워싱턴주의 서북 태평양 실험소에서 8천명을 대상으로 철분과 발암관계를 연구 조사한 결과 혈중 철분의 농도가 높을수록 암 발생율 특히 방광암과 식도암의 발생 율이 높았다는 결과를 얻었다.

1994년도에 시카고의 일리노이대학에서 연구조사한 바에 의하면, 남자들과 갱년기를 지난 여자들중 혈중 철분의 농도가 높은 사람들은 대장 용종 (colon polyp) 발생율이 혈중 철분의 농도가 낮은 사람들에 비해 5배나 높았다고 한다. 대장 용종은 장암으로 변하기 쉬운 대장암의 전조상태이다.

위와 같은 사실로 미루어 볼 때, 쇠고기등 붉은 고기를 많이 섭취하는 사람들에게 장암이 많이 발생한다는 사실과 일치됨을 알 수 있다.

한 연구조사에 의하면 하루에 붉은 고기를 5온스 정도 매일 섭취하는 사람들은 장암 발생율이 약 2.5배나 더 높았다고 한다.

즉 철분이 많이 들어 있는 붉은 고기를 섭취하는 사람들은 그 속에 있는 지방질 뿐 아니라 철분까지 같이 작용하여 장암을 발생케 하는 요소로 간주되고 있다.

⑧ 핀란드에서 있었던 철분과 심근경색증과의 관계에 관한 연구조사 결과 혈중 철분 농도가 높은 사람들이 혈중 철분 농도가 낮은 사람들 보다 약 2배나 더 많이 심근경색증에 걸렸다고 한다.

그 후에 하바드 대학에서 실시한 철분과 심근경색증에 관한 연구조사 결과도 비슷한 내용이었다. 다만 하바드 대학 연구진들은 그 이유를 붉은 고기의 헴 철분이 장내에서 더 잘 흡수되기 때문이라고 밝힌 것이 차이였다.

이에 대해 장수학을 연구하는 사람들은 철분이 사람을 빨리 늙게 만들 수 있음을 강조해 온 지 10년이 넘기 때문에 당연한 결과라고 주장하고 있다. 특히 제롬 썰리반 박사는 이와 같은 사실을 1981년부터 주장해 오고 있다. 썰리반 박사는 갱년기가 지난 여자들이나 모든 남자들은 철분을 가외로 섭취해야 할 아무런 생리적인 이유가 없음을 강조해 오고 있는 중이다.

6) 다음은 혈중 철분농도가 필요 이상으로 올라가는 것을 막아주는 방법들이다.

① 종합 비타민이나 미네랄제제를 복용할 때 철분여부를 꼭 알아보아야 할 것이다.

철분이 들어 있지 않는 것을 고르는 것이 좋다. 그러나 피치 못할 경우에는 추천하는 양 이상이 들어가 있는 것은 피하는 것이 좋다.

어떤 제품은 40밀리그램이나 들어가 있는 것도 있다. 이 정도는 추천된 양의 두 배나 되는 양이다.

② 육식의 섭취를 줄이도록 노력한다. 육류속에 들어있는 헴 철분(heme iron)은 채식에 들어 있는 비헴 철분보다 훨씬 더 잘 흡수된다. 특히 붉은 고기에는 헴 철분 이외에도 포화 지방산들이 들어 있어 산화작용을 완전하게 해 낼 수 있게 되기 때문이다.

③ 철분의 흡수를 막아주는 녹차, 붉은 포도주, 고 섬유질 음식을 자주 섭취한다. 이들 음식물 속에는 탄닌 등의 물질이 있고, 이들 물질이 철분의 흡수를 막아준다. 그러나 이런 음식물도 동물성으로부터 오는 철분에 대해서는 이를 막아내는 작용이 없다.

붉은 포도주도 하루에 1~2잔 이상은 오히려 심장 및 간에 많은 부담을 주게 됨으로 조심해야 한다.

④ 철분으로 강화시킨 음식을 피하도록 한다. 철분을 넣은 빵, 씨리얼등이다. 그러나 자라나는 어린이들이나 임신부들 또한 철

분이 모자라는 사람들은 제외된다.

⑤ 건강을 유지하고 있는 성인들은 일년에 2~3번의 헌혈을 하면 혈중 철분 농도를 낮게 유지하는데 도움이 될 수 있다.

6. 크로뮴(Chromium)

크로뮴은 많은 사람들에게 생소한 미네랄이다. 그러나 혈당과 인슐린을 조절하는데 도움을 주는 미네랄이다.

따라서 저혈당 및 당뇨병 환자들에게 필요한 영양소이다. 또한 혈당과 인슐린의 조절이 노화를 방지하는데 필수임으로 이 방면으로도 요긴하게 쓰인다. 마찬가지 이유로 체중 조절에도 효과를 낼 수 있는 영양소이다.

크로뮴은 콜레스테롤, 지방질 및 단백질 대사에도 관여하고 있다.

연구 조사에 의하면 혈중 크로뮴의 수준이 낮을 때 관상동맥 질환을 일으킬 수도 있다고 한다.

요즈음 생산되는 음식물들에는 크로뮴이 결핍되어 있다. 크로뮴의 부족에 더해서 현대 음식의 특징인 고도의 가공 음식들, 다량의 설탕 사용 및 운동부족으로 인하여 포도당 대사에 문제가 생긴다고 많은 전문인들이 말하고 있다.

1) 크로뮴에 대한 통계

① 최저 일일복용 권장량인 50마이크로그램을 섭취하려면 하루에 3~4천 칼로리에 해당되는 음식을 섭취해야 한다. 그러나 평균적인 일일복용 권장량인 2백 마이크로그램을 섭취하려면 최소한 1만 2천 칼로리의 음식을 섭취해야 한다.

③ 충분한 크로뮴이 없으면 체내에서 혈당과 인슐린의 대사가 원활치 못하게 된다. 따라서 당뇨병, 저혈당, 동맥경화증 등에 걸리게 될 확율이 높아진다.

④ 미국의 경우는 전체 인구중 5천만명 정도가 포도당 대사에 문제를 갖고 있는 것으로 추정되고 있다. 그중 4천만명 정도는 크로뮴을 복용하는것만으로도 문제가 있는 포도당 대사가 개선될 수 있을 것으로 추산되고 있다.

2) 크로뮴의 작용

① 크로뮴은 포도당 및 인슐린 대사를 안정시키는 작용 이외에도 단백질및 지방질 대사에도 관여한다.

따라서 탄수화물, 단백질, 지방질의 3대 영양소를 제대로 처리하는데 필요한 영양소이다. 그러나 크로뮴이 어떻게 혈당을 조절하고 인슐린의 분비에 영향을 주는지에 대하여는 정확히 알려진 바가 없다.

② 크로뮴의 부족이 오면 이유없이 불안해지며, 피로감에 빠지고, 혈당 처리에 문제가 생길 수 있으며, 아미노산 대사에도 이상이 생길 수 있다.

③ 크로뮴은 포도당이 에너지로 변하는데 필요한 작용을 하며, 인슐린이 포도당을 세포 안으로 들여보내는 작용을 도와줌으로써 인슐린의 능력을 최대한으로 발휘하도록 하는 작용을 갖고 있다. 따라서 인슐린을 필요로 하는 당뇨병 환자들에게는 적은양의 인슐린으로도 혈당조절이 가능하게 된다.

④ 크로뮴은 혈당과 인슐린의 작용에만 중요한 것이 아니라, 전체 콜레스테롤은 낮추면서 좋은 콜레스테롤인 HDL을 높은 수준으로 유지하는 데에도 도움이 된다.

⑤ 일부의 연구가들은 크로뮴이 지방질의 대사에 깊숙하게 관여함으로써 지방질의 분포에 대한 영향을 끼쳐 체중조절에 도움이 된다고 믿고 있다. 그러나 이는 아직 좀 더 자세한 검증이 있어야 할 것이다.

⑥ 크로뮴이 필요한 사람들은 당뇨병이나 저혈당을 갖고 있는 사람들 이외에도 운동선수들, HDL을 올려야 하는 사람들, 체중을 조절하려는 사람 들에게도 유용하게 쓰여질 수 있다.

⑦ 크로뮴이 장수 영양소로 생각되는 이유는 다음과 같다.

동물실험에 의하면, 크로뮴을 섞은 사료를 섭취한 실험실 동물들의 수명이 연장되는 것을 발견했기 때문이다. 크로뮴을 섭취

시킨 동물들의 특성들이 사료의 양을 줄이면서 사육한 동물들에게서 볼 수 있는 특성과 비슷하다고 한다.

한편 사료의 양을 30% 정도 줄여서 사육한 동물들의 수명이 연장된다는 것은 이미 잘 알려진 사실이다. 물론 크로뮴이 실험실 동물들의 수명을 연장시킨 사실들이 그대로 인간들에게 적용된다고는 볼 수 없다. 그러나 인간들에게도 크로뮴이 건강에 도움되는 쪽으로 작용한다는 여러 가지 증거들은 많이 있다.

⑧ 요즈음은 크로뮴이 장수 영양소로 각광을 받고 있다. 그 이유는 혈당이 올라가고 인슐린이 많아지면 동맥경화가 촉진된다고 여기기 때문이다.

크로뮴이 혈당을 낮추고 인슐린의 혈중 농도를 낮춘다. 따라서 동맥경화를 완화시키거나 나아가 환원시킬 수도 있을 것으로 여겨지고 있다.

아직은 정식으로 등록되지는 못했지만 많은 의사들로부터 인정을 받고 있는 X 증후군이란 병이 있다.

캘리포니아의 스탠포드 의과대학의 내과 과장인 제랄드 리븐(Gerald Reaven MD)박사가 명명한 병인데, 이 병의 골자는 혈당이 올라가고 인슐린이 많아지면 혈압이 오르고 동맥경화가 촉진되며, 이어서 관상동맥에 병이 생겨 심근경색증이 발생한다는 것이다.

이런 고혈당 고인슐린에 대한 리븐 박사의 처방은 저지방, 저

탄수화물, 저단백질 음식들이다. 이와 같은 음식을 섭취하게 되면 고혈당, 고인슐린으로부터 올 수 있는 동맥경화를 막을 수 있다는 것이다. 그런데 크로뮴이 같은 역할을 해 줄 수 있다고 믿는 전문가들이 상당히 많이 있다.

⑨ 크로뮴의 작용을 요약하면 다음과 같다.

혈중 인슐린, 혈당, 나쁜 콜레스테롤인 LDL, 성인성 당뇨병으로의 발전될 가능성, 동맥경화증의 위험등은 낮추고, 좋은 콜레스테롤인 HDL 분류, 면역성, 에너지, 근육질, DHEA, 생명연장 등은 높여준다.

크로뮴이 장수 영양소로 새롭게 분류되고 있음에 유의할 필요가 있다.

3) 크로뮴이 많이 있는 음식들

맥주, 현미, 옥수수, 각종 낙농제품, 콩 종류, 엿기름, 달걀, 간, 버섯, 감자 등 광범위한 음식물에 들어 있다.

4) 얼마나 복용해야 하나?

하루에 필요한 양은 50~200마이크로그램이다. 크로뮴을 복용할 때에는 반드시 의사와 상의를 해야 한다.

크로뮴이 혈당을 내리는데 대한 대비를 해야하기 때문이다. 임신 중에 있는 여자들은 특히 크로뮴의 복용에 조심해야 한다. 임신 중에는 혈당과 인슐린이 아주 예민하게 작용하기 때문이다.

크로뮴은 원칙적으로 안전한 영양소이다. 그러나 권장되는 양 이상의 양을 오래동안 복용하면 간이나 콩팥에 문제가 발생할 수 있다. 또한 코에 이상이 생기는 경우도 있다. 심할 경우에는 암을 유발한다고 믿는 연구가들도 있다.

7. 구리(Copper)

구리는 여러 가지 생리작용을 갖고 있다. 뼈를 형성하는데 다른 영양소와 같이 참여하고, 적혈구 제조에, 그리고 각종 콜라젠(관절, 뼈 등에 필요한 부분)을 만드는데 아연 및 비타민 C와 같이 구리가 꼭 있어야 된다. 따라서 구리는 상처 치유에 필요한 미네랄이다. 또한 튼튼한 관절을 유지하려면 구리가 있어야 한다.

구리가 모자라면 골다공증에도 걸릴 수 있으며, 관절염, 빈혈, 대머리, 원인모를 설사, 일반적인 허약증, 호흡기능의 저하, 각종 피부병에 걸릴 수 있다. 구리는 그냥 지나가기 쉬운 미네랄이다.

민간요법으로 관절염이 있는 사람들이 구리 팔찌를 끼고 있는 경우가 종종 있는데 이들은 구리 팔찌로 관절염에 대한 효과를 보고 있다고 말하고 있다. 이는 과학 이전의 사실로 구리 팔찌가 피부와 접촉하고 있으면서 소량이 피부를 통해서 흡수가 됨을 의미하고 있다.

우리 몸에는 전체 구리의 양이 약 125밀리그램 정도 있다. 하루에 필요한 구리의 양은 2밀리그램이면 충분하다. 그러나 대부분의 사람들은 3밀리 그램 정도를 섭취하고 있다.

그 이유는 아연의 섭취량이 적고 또한 과거 구리로 된 수도관을 통해서 약간이지만 물에 녹아 있는 구리를 섭취하기 때문이다.

그러나 구리가 몸 속에 너무 많이 쌓이면 문제가 생길 수도 있다. 예를 들면, 나이가 들면서 혈압이 올라가는 사람들이 많이 있는데, 만일 이들이 구리의 양이 많아서 발생한 고혈압이라면, 몸 속의 구리량을 낮춰주면 혈압도 내려간다. 또한 임신 중에 임산부 구리 섭취가 높아지면 태아가 나중에 정신병에 걸릴 가능성이 높아진다고 한다. 몸 속에 구리가 너무 많이 있으면 윌슨씨병, 심근경색증, 정신분열증에도 걸릴 수 있다.

1) 구리가 몸 속에 너무 많이 쌓이는 것을 막는 방법

① 아연과 망간이 구리를 낮춘다.

② 비타민 C가 구리를 낮춘다.

③ 고섬유질이 구리의 흡수를 낮춘다.

④ 셀레늄이 구리를 낮춘다.

⑤ EDTA가 구리를 낮춘다.

2) 구리가 많이 있는 음식들

구리가 가장 많은 음식은 굴이다. 그외 마른 콩, 각종 건과류, 전곡류, 감자, 각종 채소 및 육류에 골고루 들어 있다.

3) 얼마나 복용하나?

대부분의 종합 비타민이나 미네랄제제에 들어 있는 1~3밀리그램이면 충분하다. 그리고 구리는 반드시 아연하고 같이 복용해야 한다.

구리만 복용하게 되면 구리 중독증에 걸릴 수 있다. 또한 구리로 된 수도관을 통해서 상수도를 공급받는 사람들은 구리를 복용해야 할지에 대하여 의사와 상의를 해야 한다. 또한 구리가 많아서 발생하는 윌슨씨 병을 갖고 있는 사람들은 구리를 복용하면 안 된다. 비타민 C 및 아연은 구리의 흡수를 방해한다. 따라서 이들 영양소들과 균형을 맞추면서 구리에 대한 보충 여부를 결정해야 한다.

8. 망간(Manganese)

망간은 뇌하수체, 간, 콩팥 그리고 뼈에 집중되어 있다.

망간이 있어야 몇 가지 비타민들이 제대로 그 작용을 할 수 있다.

예를 든다면, B-비타민들, 특히 비타민 B1, 비타민 C 및 비타민 E는 망간이 있어야 한다. 망간과 B-비타민이 작용하여야 무엇인가 건강하다는 주관적인 느낌을 준다.

망간은 탄수화물, 단백질 및 지방질 특히 콜레스테롤 대사에도 직접 간접으로 관여하고 있다. 망간은 뼈와 신경조직을 튼튼하게 만들어 주는 역할을 담당하고 있다. 망간은 아연, 철분 및 칼슘과 같이 산화방지제인 SOD(Super Oxide Dismutase)를 만들어 내는데 필요한 미네랄이다. 또한 망간은 건강한 면역성을 유지하는 데에도 필요하다.

망간이 부족하게 되면 포도당의 대사에 문제가 생기면서 당뇨병으로 될 수 있는 가능성이 높아진다. 동맥경화증, 고혈압, 심장병도 망간 부족에서 올 수 있다. 또한 신경조직의 건강에 문제가 발생하기 쉬우며, 심할 때에는 간질이 발생할 수도 있다. 또한 망간 부족으로 골다공증이 올수도 있다. 피부, 관절 특히 연골 및 뼈의 건강을 위해서도 망간이 필요하다.

망간이 있어야 관절의 윤활작용이 원활하게 유지된다. 땀이 너무 많이 나는 사람들, 모유부족 및 유방의 병, 이를 가는 사람들, 맥박이 빠른 사람, 기억력 퇴화, 난청이 있는 사람들도 망간부족을 염두에 두어야 한다.

1) 망간이 많이 있는 음식들

파인애플, 마른 콩 및 팥, 시금치 등 각종 신선한 채소, 땅콩, 복숭아. 메밀, 보리 등 각종 전곡류, 아보카도, 해초, 생강 등에 들어있다.

2) 얼마나 복용하나?

일정한 권장량이 결정되어 있지 않다. 그러나 2.5~5밀리그램 정도면 충분하다고 여겨진다. 종합 비타민이나 미네랄 제제에 들어있는 5~15밀리그램이면 망간 부족증은 올 수 없다. 그러나 망간의 보충이 없이 칼슘 및 마그네슘을 장복하면 이론적으로는 망간 결핍증이 올 수 있다.

한편 망간의 섭취가 지나칠 때에는 다음과 같은 부작용 증상들이 나타날 수 있다.

우울증, 불면증, 발기부전, 환상, 환청 등의 환각증상 및 망상, 치매증상, 호흡곤란, 쥐가 나고, 식욕부진, 두통, 피로감 등이다.

그리고 현재로서 알려진 바로는 간 경화증이 있는 사람들은 망간의 배출이 잘 안된다고 한다. 따라서 좀 더 자세한 연구가 나올 때까지는 간경화 중이 있는 사람들은 망간이 들어있는 영양제의 복용을 삼가는 것이 좋을 것이다.

9. 몰리브덴(Molybdenum)

몰리브덴은 뼈, 이, 콩팥, 간을 이루는 조직 속에 포함되어 있다. 이의 에나멜을 구성하는 한 부분이 몰리브덴인데, 이 미네랄이 모자라면 이에 문제가 생길 수 있다.

몰리브덴 퓨린이란 아미노산의 대사에 필요한데, 이 부분에 문제가 발생하면 통풍이란 아주 아픈 관절염이 유발될 수도 있다. 몰리브덴의 부족이 있으면 빈혈이 올 수 있고 남자들에게는 발기부전이 오기도 한다.

(1) 몰리브덴이 많이 있는 음식

진초록 채소, 콩, 팥, 전곡류 및 각종 육류 특히 간이나 콩팥에 많이 들어있다.

(2) 얼마나 복용하나?

정부에서 권장하는 양이 아직 정해지지 않았다. 그러나 150~500 마이크로그램 정도면 무난하다.

10. 붕산(Boron)

붕산은 식물들이 성장하는데 절대로 필요한 식물들의 영양소이다. 그러나 인간에게도 약간의 붕산이 있어야 튼튼한 뼈를 형성하게 된다. 붕산은 아주 미량만 있어도 된다. 그러나 붕산이 있어야 칼슘, 인산, 마그네슘의 대사가 원활하게 된다. 또한 붕산은 정신활동을 도와주기 때문에 정신집중에 도움을 준다.

건강한 사람들에게는 붕산 부족증이란 거의 없다고 보아도 된다. 그러나 늙은 사람들은 약간의 붕산을 복용하게 되면 칼슘의 흡수를 돕게 된다.

미 농무성에서 연구 조사한 바에 의하면, 늙은 사람들에게 일일 3밀리그램 정도의 붕산을 투여한 후 소변으로 빠져 나오는 칼슘, 마그네슘 및 인산의 양을 측정했더니 칼슘은 40%, 마그네슘은 약 33% 그리고 인산은 약간 차이가 날 정도로 그 양이 줄어 들었다고 한다. 즉 붕산은 이들 세 미네랄의 흡수를 도와주면서 또한 소실을 막아주어 이중으로 골다공증을 예방하는 효과가 있다.

(1) 붕산이 많이 있는 음식들

사과, 당근, 자두, 포도, 건포도, 편도(almond), 건과류, 진초록색 채소, 배 및 전곡류에 들어 있다.

(1) 얼마나 복용하나?

건강한 사람들은 붕산을 복용할 필요가 없다. 그러나 골다공증의 염려가 있는 사람들은 하루에 1밀리그램 정도 복용하면 된다.

11. 옥도(Iodine)-요오드

옥도는 갑상선 호르몬에 아주 중요한 미네랄이다. 따라서 옥도가 모자라면 갑상선 호르몬의 생산이 잘 되지 않는다.

결과적으로 갑상선 호르몬을 더 많이 만들기 위하여 갑상선이 커지게 된다. 이를 갑상선종(goiter)이라고 부른다. 즉 갑상선이 커 있다는 것은 옥도가 부족하다는 증거로 받아 들여도 된다. 그러나 갑상선이 커져 있다고 해서 무조건 옥도가 부족한 것은 아니다. 갑상선 암도 갑상선종과 마찬가지로 갑상선이 커질 수 있음으로 이런 증상이 나타나면 전문의사에게 검진을 받는 것이 좋다.

흙에 옥도가 모자라는 지역에 사는 사람들은 갑상선종에 걸리는 확률이 높다. 과거에는 갑상선종에 걸리는 지역들이 상당히 많이 있었다. 그러나 식용 소금에 옥도를 첨가해 놓는 요즈음에는, 흙에 옥도가 부족하기 때문에 지역별로 갑상선종에 많이 걸리는 일은 거의 없다. 그러나 아직도 식용 소금에 옥도를 첨가하지 않는 나라에서는 갑상선종이 많이 발견된다. 옥도와 갑상선의 기능은 이와 같이 아주 밀접하다.

옥도는 해초에 많이 포함되어 있다. 따라서 해산물을 자주 섭취하는 사람들은 옥도 부족증에 걸리지 않게 된다.

12. 글루타타이언(Glutathione)

글루타타이언은 많은 사람들에게 아주 생소한 영양소이다. 우리의 몸으로부터 만들어지는 영양소인데 모든 산화방지제중 가장 강력한 산화 방지작용을 한다.

글루타타이언은 인체의 어느 곳에서라도 산화방지의 역할을 하지만 특히 뇌와 신경 및 간에 대한 산화방지의 역할이 두드러진다.

글루타타이언은 씨스틴(cysteine), 글루타믹 산(glutamic acid), 글라이 신(glycine)이란 아미노산을 원료로 간에서 만들어진다. 따라서 글루타타이언은 진정한 아미노산은 아니지만 아미노산과 같이 분류되기도 한다.

글루타타이언에 대한 인식이 새로워지고 있는 이유는 각종 만성병에 대한 치료효과가 좋고 쉽게 복용할 수 있는 새로운 제품들이 나오고 있기 때문이다.

전에는 글루타타이언을 그대로 복용하게 되면 위장에서 전부 비활성화 되기 때문에 글루타타이언이 아무리 좋더라도 이를 경구 투여하는 방법이 없었다.

(1) 글루타타이언의 작용

① 강력한 산화방지제인 글루타타이언은 간에 저장되어 있으면서 간의 해독작용을 수행하는데 가장 중요한 물질로 쓰이고 있다. 글루타타이언은 간으로부터 혈액을 통해 온 몸으로 보내어진다. 혈액 속에 있을때에는 적혈구와 백혈구의 구조 및 기능을 유지시켜 주는 중요한 작용을 한다. 폐와 장에서도 글루타타이언이 발견되고 있다.

② 글루타타이언의 세포와 조직에서의 작용은 주로 지방질의 신진대사 물질들을 처리해 주고 있으나, 탄수화물의 대사에도 중요한 작용을 하고 있다. 즉 생명을 유지하는데 직접적인 일을 하고 있는 것이다.

③ 많은 연구조사자들은 글루타타이언이 노화를 방지하는 영양소 중 가장 중요한 물질로 여기고 있다. 글루타타이언의 부족으로 제일 먼저 문제가 발생하는 곳이 있다면 신경조직일 것이다.

신경전도에 문제가 발생하면서, 정신병, 진전(떠는 병 : 파킨슨 증후군), 균형감각 상실이 오게 된다. 이는 뇌와 신경조직의 구조와 기능에 문제가 발생하기 때문에 생기는 병과 증상으로 보여진다. 뇌와 신경조직의 구성은 지방이 주로 되어 있는데, 지방조직의 구조와 기능을 유지하는데 절대로 필요한 글루타타이언이 부족하면 이런 증상이 나타난다.

루이지아나 대학의 칼빈 랭 교수는 글루타타이언 연구로 일생을 보낸 사람이다. 그는 글루타타이언에 대하여 다음과 같이 말하고 있다.

"글루타타이언의 혈중 농도가 높으면 건강하게 오래 살게 되나, 글루타 타이언이 낮으면 건강과는 거리가 멀고 일찍 죽게 된다."

랭 교수는 모기에게 글루타타이언을 올릴 수 있는 물질을 투여하고 모기의 수명을 관찰했더니 모기의 수명이 약 40%나 더 연장됨을 관찰했다고 한다.

④ 글루타타이언은 뇌 조직 속의 비타민 C 및 비타민 E의 농도를 높게 유지해 주는 역할을 하고 있다.

⑤ 아쎄타미노펜(타이레놀)은 글루타타이언의 생성을 억제한다. 따라서 해열제로 타이레놀을 쓰면 여러 가지의 부작용을 생각해야 한다.

⑥ 글루타타이언은 경구로 복용하게 되면 위나 장에서 비활성화된다. 따라서 글루타타이언을 아무리 복용하더라도 체내로 흡수가 되지 않는다.

글루타타이언은 정맥에 주사로 직접 투여할 수 있다. 요즈음 점점 많이 쓰여지고 있는 방법이다. 그러나 글루타타이언을 체내에서 만들 수 있는 원료를 공급함으로써 간접적으로 글루타타이언을 올리는 방법도 있다. 씨스틴, 글루타믹 산, 글라이신 등이다. 그러나 가장 적합한 것은 씨스틴에 아쎄틸을 합친 N-아쎄틸 씨스틴(N-Acetyl Cysteine, NAC)이다.

글루타타이언이 많이 들어있는 음식을 섭취하는 것을 중요하다고 생각하는 전문가들도 있다. 왜냐하면, 글루타타이언이 위나 장에서 비활성화 되기 전에 장내에 들어온 여러 가지 지방질을 처리해 준다고 믿기 때문이다. 또한 글루타타이언이 비활성화 되기전에 입, 식도 및 위에서 약간의 글루타타이언이 흡수되기도 한다. 글루타타이언이 많이 들어있는 음식을 많이 섭취하는 사람들에게 위장질환이 적다.

(2) 치료효과

① 글루타타이언의 가장 중요한 치료효과는 강력한 산화방지작용이다.

그 중에서도 각종 지방질이 산화되는 것을 막아 줌으로써 지방질의 산화로 인해 나타나는 질병들을 피해갈 수 있게 해준다. 각 세포들을 건강하게 유지해 주는 것이다. 그 중에서도 각종 신경세포의 건강을 위해서는 절대로 필요한 것이 바로 글루타타이언이다.

따라서 글루타타이언은 뇌신경질환의 치료에 쓰인다. 파킨슨씨병(Parkinson's disease), 근위축성 경화증(Amyotrophic Lateral Sclerosis ALS), 알츠하이머씨 병(Alzheimer's disease), 다발성 경화증(multiple sclerosis) 등의 병에 쓰면 좋은 효과를 기대할 수 있다.

특히 ALS 에 대한 새로운 연구조사 결과가 나오고 있는데 이 병이 있는 사람들의 뇌 척수액에는 글루타타이언의 농도가 아주 낮은 것으로 보고된 바 있다. ALS 환자에게 글루타타이언의 뇌 척수액의 농도를 올려주는 조치를 하면 병의 호전을 가져온다. 글루타타이언을 안전하게 올려줄 수 있는 방법들이 있음으로 이의 투여를 신중하게 검토해 보아야 한다고 보여진다.

② 글루타타이언은 면역성의 건강을 유지하며, 약해진 면역성은 올려준다.

③ 암을 예방하고 또한 치료하는데 효과를 갖고 있다.

④ 각종 공해로부터 폐를 보호하는 역할을 해 준다.

⑤ 콜레스테롤이 산화되는 것을 막아줌으로 동맥경화증을 예방해 준다.

⑥ 성인성 당뇨병으로부터 올 수 있는 합병증을 예방해주거나 치료에 좋은 효과를 낸다.

⑦ 노인성 망막질환의 예방 및 치료에 좋은 효과를 보여준다.

⑧ 간염 치료와 간염 치료후 간경화증으로 진행 되는 것을 막아준다. 또한 각종 독성물질로 인한 간 해독 작용을 한다.

⑨ AIDS 환자 치료 때 좋은 반응이 있다.

⑩ 각종 만성질환으로 쇠약해진 사람들에게도 특히 필요하다. 만

성병을 앓게 되면 글루타타이언의 체내 수준이 많이 떨어져 있게 된다.

(3) 글루타타이언이 많이 있는 음식들

다음의 도표를 참고하면 된다. (음식은 보통 한번에 먹는 양이다).

아보카도	31.3 밀리그램	오렌지	10.6 밀리그램
수박	29.3 밀리그램	캔탈롭	9.4 밀리그램
아스파라거스	26.3 밀리그램	칼리홀라원	8.2 밀리그램
자몽	14.6 밀리그램	브로컬리	7.8 밀리그램
호박	14.4 밀리그램	복숭아	6.8 밀리그램
감자	12.7 밀리그램	양파	6.7 밀리그램
딸기	11.9 밀리그램	쥬키니 호박	6.5 밀리그램
오크라	11.1 밀리그램	당근	5.9 밀리그램
토마토	10.9 밀리그램	시금치	5.0 밀리그램

그러나 다시 한번 강조할 것은 음식에 들어 있는 글루타타이언은 체내로 흡수가 되지 않는다는 점이다. 다만 글루타타이언이 아직 입, 식도 및 위에 있을 때에는 약간의 글루타 타이언이 점막을 통해서 몸으로 흡수가 된다. 그나마 흡수된 글루타타이언도 반감기가 아주 짧아 계속적인 공급이 없는 한 세포단위에서의 산화방지 역할은 제대로 해내지 못한다.

따라서 음식을 섭취함으로써 글루타타이언에 대한 걱정을 하지 않아도 된다는 생각은 잘못된 것이다. 그러나 글루타타이언이 많이 들어있는 음식은 전반적으로 건강에 도움이 되는 것들이다.

글루타타이언을 지속적으로 공급해주는 영양제를 복용하는 것은 중요하다.

(4) 얼마나 복용하나?

경구복용의 글루타타이언 복용량은 추천된 바 없다. 다만 글루타타이언이 많이 들어있는 음식을 섭취하는 방법이 있고 또 특수한 경우에 정맥 주사로 글루타타이언을 공급하는 방법도 있으나 전문의사의 지도가 필요하다. 다음의 방법으로 체내의 글루타타이언의 수준을 일부 올릴 수는 있다.

① 글루타타이언이 많이 들어있는 음식을 매끼마다 가급적 많이 섭취하는 것이다. 신선한 채소나 과일에 많이 들어있다.

일단 열을 받으면 모든 글루타타이언은 다 파괴된다. 한 연구조사에 의하면 신선한 과일이나 채소에는 통조림 과일이나 채소보다 8배나 더 많은 글루타타이언이 들어 있다고 한다. 오렌지 쥬스를 제외한 다른 쥬스에는 글루타타이언이 거의 들어 있지 않다.

신선한 육류 속에도 글루타타이언이 들어 있다. 그러나 육류를 요리하고 난 후에는 모든 글루타타이언은 파괴된다.

음식들 속에 들어있는 글루타타이언은 다른 음식들 속에 들어 있는 여러 가지 유리기를 중화시켜주는 역할을 하며 그 중에서도 지방질이 산화되는 것을 막아줌으로써 산화된 지방이나 유리기들이 몸으로 흡수되는 것을 사전에 막아주는 효과를 가져온다.

글루타타이언이 최소한 25~50밀리그램이 들어있는 음식을 매일 섭취 하면 좋다(표 참조). 글루타타이언은 최고치 복용량이 정해진 바 없다. 즉 많은 양의 글루타타이언도 아무런 해를 끼치지 않는다.

② 표에서 소개한 여러 가지 음식들을 골고루 섭취할 수 있는 계획을 세운다.

③ 비타민 C를 매일 5백 밀리그램 복용한다. 비타민 C는 세포 안에 있는 글루타타이언의 수준을 높게 유지시켜주는 작용을 한다.

아리조나 대학에서 연구조사 한 결과에 의하면, 하루에 이 정도의 비타민 C를 복용하는 사람들의 적혈구내 글루타타이언의 수치를 측정하였더니 비타민 C를 복용하지 않는 사람들 보다 약 50% 더 높은 글루타타이언이 있었다고 한다.

④ 셀레늄을 복용하는 사람들이나 셀레늄이 많이 들어있는 브라질 넛을 상식하는 사람들은 글루타타이언의 혈중 농도가 높았다는 연구조사 보고가 있다.

⑤ 제품으로 임뮤노캡(immunocap)이란 것이 있다.

우유의 한 성분인 유장(웨이, whey)으로부터 추출해 낸 것인데 씨스틴이란 아미노산이 주성분이다. 이를 매일 복용하면 다른 영양보충제를 복용할 때와 같이 글루타타이언의 체내 농도가 심한 기복을 이루지 않고 높은 수준을 계속해서 유지하게 된다고 한다.

한 실험에서 유장을 주성분으로 한 사료를 투입했더니 다른 사료로 키운 실험실 쥐보다 평균 수명이 6.3개월 더 연장되었다고 한다.

현재 미국에서는 유장이 주성분인 임뮤노캡이 시판되고 있다.

⑥ 캐나다에서 연구조사한 결과에 의하면 셀레늄의 항암작용이 바로 글루타타이언을 올림으로써 이루어진다고 하는 연구가들도 있다.

⑦ 하바드 대학의 연구조사에 의하면, 아미노산 중의 하나인 글루타민을 복용하면 글루타타이언이 올라간다고 한다.

인체실험에 의하면 글루타민을 하루에 5~15그램 정도 복용하면 혈중 글루타타이언의 수준이 약 20% 정도 올라간다고 한다. 글루타민도 현재 미국에서 시판이 되고 있다.

(6) 어떤 사람들이 글루타민을 필요로 하는가?

글루타민은 아미노산의 한 종류로 글루타타이언을 올려주는 작용을 한다. 글루타민에 대한 새로운 인식이 대두되고 있다. 즉 노화를 방지하고, 수술 후에는 수술 상처를 쉽게 아물게 해 주며, 장내에 문제가 있을 때 이를 실질적으로 해결해 주는 역할을 한다. 이같은 글루타민에 대한 새로운 용도와 활용법에 관한 연구가 활발히 진행되고 있다.

① 위장 수술 후 글루타민을 복용하면 수술 경과가 좋아진다.
② 중병을 앓고 있거나 심한 스트레스에 직면하고 있는 사람들이 복용하면 좋다.
③ 글루타민을 복용하면 면역성이 올라간다.
④ 장기간의 병으로 근육이 위축된 사람들에게는 근육을 재생시키는데 좋은 효과를 낸다.
⑤ 글루타민은 분말로 된 것을 사용하는 것이 좋다. 물에 쉽게 녹기 때문이다. 맛과 냄새가 없기 때문에 죽이나 쥬스에 섞어서 복용하면 된다.
　그러나 일단 열을 받으면 안되고, 물기에 접한 것은 즉시 복용해야 한다.
　시간이 지나면, 변질되기 쉽다.
⑥ 글루타민의 부작용은 별로 없다. 그러나 스스로 복용하지 말고 의사의 지시에 따르는 것이 좋다.
⑦ 일일 복용량은 5백 밀리그램부터 3만 밀리그램까지이다.

13. 징코빌로바(Ginkgo Biloba)

은행나무 잎이 의약품으로 사용되어 온지는 수 천 년이나 된다. 한 중국의 문헌에 의하면 은행나무 잎이 약으로 쓰여진 사실이 약 3000년전부터 있었다고 한다.

중국에서는 은행나무 잎을 뇌에 좋고 기관지 천식과 기침에 좋은 약으로 써 오고 있다. 은행나무는 나무들 중 가장 오래된 나무 중의 하나로 공룡들이 지구 위에서 번성할 때부터 있어오던 나무이다.

그 당시의 각종 화석과 같이 나오는 것을 보면 알 수 있다. 어떤 사람들은 은행나무를 '살아있는 화석'이라고 부르기도 한다.

나무의 수명도 1천년이 넘는다. 그대로 놓아두면 크기가 30~35 미터 될 정도로 큰 나무로 성장한다. 은행나무는 다른 어떤 나무들보다도 병충해 및 공해에 강하다. 은행나무는 병이 들거나 해충으로 인하여 죽거나 하는 일이 거의 없다.

은행나무는 온대지방이면 아무 곳에서나 자라기 때문에 전 세계에 고루 퍼져 있다. 많은 도시에서는 은행나무를 가로수로 심어서 키운다. 모양이 좋고 병충해가 없기 때문이다. 징코빌로바는 바로 이 은행나무 잎으로부터 추출한 성분으로 유럽을 비롯한 미국, 일본 등에서 널리 쓰여지고 있는 하나의 생약제이다. 특히 독일에서는 징코빌로바가 가장 많이 쓰여지고 있는 것으로 알려지고 있다. 일년에 약 5백 만의 징코빌로바 처방이 이루어지고 있다고 한다.

1파운드의 징코빌로바를 추출해내려면 50파운드의 은행나무 잎을 처리 해야 한다. 즉 은행나무 잎으로 징코빌로바의 역할을 대신할 수는 없는 것이다.

　징코빌로바는 동맥을 확장시켜 혈액순환을 원활하게 하는 성질이 있다. 특히 그 중에서도 뇌로 가는 동맥의 순환을 원할하게 해 주어 기억력 증진, 정신 집중력 증진 및 뇌졸중후 회복에도 도움을 준다.

　나이를 먹어 갈수록 동맥의 혈액순환이 어려워지게 된다. 동맥경화로 혈관이 막히기도 하지만 혈관이 곧지 않고 굽어져 있기도 한데 그럼에도 불구하고 그 좁은 틈을 벌리고 혈액이 돌 수 있도록 해 주는 역할을 징코빌로바가 해 주고 있는 것이다.

　징코빌로바는 뇌의 혈액순환만 원활하게 해 주는 것이 아니고 몸의 다른 부위의 동맥에 대한 혈액순환도 원활하게 해 준다. 징코빌로바의 작용 중 가장 뛰어난 것이 뇌에 대한 혈액순환을 증진시키는 것이지만, 징코빌로바의 작용이 여기서 끝나는 것이 아니다. 강력한 산화방지제 및 혈소판의 응고를 막아주는 작용을 하면서 남자들의 발기부전, 기관지 천식. 알레르기 현상, 이명, 어지러움, 편두통 및 레이노즈씨 병 등에도 탁월한 효능을 보이고 있다.

　징코빌로바가 망막질환에도 효과가 있는것으로 보아서 알 수 있듯이, 징코빌로바는 미세 혈관이나 소형 동맥의 혈액순환도 도와준다.

　징코빌로바는 은행나무 잎 추출물을 24%로 표준화시킨 제품들이 시장에 나오고 있으며 바로 이 농도가 가장 보편적으로 쓰여지고 있다.

(1) 징코빌로바의 작용

① 징코빌로바의 작용 중 가장 중요한 것은 세포막의 기능을 안정시키는 것이다. 세포막의 기능과 세포의 건강은 비례한다. 즉 세포의 막이 튼튼하게 남아있는 한 세포의 핵, 미토콘드리아 등의 기능이 원만하게 활성화되는 것이 다.

세포막의 많은 부분이 지방질로 되어있다. 그리고 모든 지방질은 산소유리기에 아주 약하다. 따라서 세포막도 산소유리기에 아주 약한 것이다. 이렇게 산소유리기에 약한 세포막을 징코빌로바가 안정시켜 준다는 것은 세포 전체를 건강하게 만들어 준다는 뜻이기도 하다.

세포막은 세포를 보호하는 최일선에 있다. 뿐만 아니라, 세포막에서 체액의 교환이 일어나고, 각종 전해질이 오가며, 산소 및 혈당을 받고 신진대사 끝에 발생하는 여러 가지 노폐물을 내보내는 장소이기도 하다.

② 세포막을 안정시키는 징코빌로바가 가장 적합하게 작용하는 세포들이 있다면, 바로 신경세포들이다.

신경세포들의 구성은 다른 세포들보다 지방질이 더 많이 포함되어 있기 때문이다. 그 중 뇌세포는 온 몸의 어떤 세포들보다 훨씬 더 높은 농도의 불포화 지방산이 들어 있다. 즉 뇌세포들은 산화작용에 아주 약한 것이 특징이다.

뇌세포들의 특징 중의 하나는 혈당과 산소에 아주 예민하다는 것이다. 즉 다른 세포들은 어느 정도 낮은 혈당이나 산소의 상태에서도 그 기능을 계속하게 된다. 그러다가 혈당과 산소가 재보충 되면 별 이상 없이 정상화 된다.

그러나 뇌 세포들은 혈당이나 산소가 부족하면 그 기능이 이루어지지 않을 뿐 아니라, 대부분의 경우 되돌릴 수 없을 정도의 해를 받게 된다. 뇌졸중 환자나 산소결핍증에 빠졌던 사람들이 영구적인 불구가 되는 것을 보면 알 수 있다.

동물들에게 혈당과 산소가 부족한 상태에서 징코빌로바가 뇌세포들에게 어떤 영향을 끼치는지에 대한 실험들이 있었다.

이 실험들에 의하면, 놀랍게도 징코빌로바가 혈액순환이 부족한 상태에서는 세포들의 혈당과 산소의 수요를 줄여 가면서 뇌세포의 기능을 상당히 오래 동안 거의 정상에 가까울 정도로 지속함을 관찰했다고 한다.

위의 두 가지 사실로 미루어 징코빌로바는 혈액순환이 제대로 이루어지지 않더라도 뇌의 기능을 제대로 유지한다는 것이다.

이처럼 뇌가 노쇠화하는 과정에서도 징코빌로바가 담당할 수 있는 기능이 있다는 것이다.

징코빌로바의 뇌 조직에 대한 다른 기능은 다음과 같다.

뇌나 신경은 신경전도 물질들이 있어야 그 기능이 이루어진다. 그런데 징코빌로바가 이들 신경전도 물질의 전도속도를 빠르게 해 준다는 것이다. 특히 히포캄퍼스로 가는 신경의 아세틸콜린의 작용을 정상화 시켜준다. 히포캄퍼스는 기억장치가 되어 있는 곳으로 알츠하이머병을 갖고 있는 사람들은 예외없이 히포캄퍼스가 상해있다.

③ 징코빌로바는 혈관 벽에 작용함으로 결과적으로 혈액순환을 원활하게 하는 작용을 갖고 있다.

정맥에는 정맥 내막에 강장작용을 함으로써 어느 정도의 긴장을 조성하여 조직으로부터 오는 각종 노폐물을 뽑아내는데 효과적으로 작용하며, 동맥에도 내막에 작용하여 동맥을 이완시킴으로써 혈액순환을 돕게 된다. 그런데 징코빌로바의 위와 같은 작용은 빈혈상태가 조성된 부위에서 더 활발하게 나타난다. 징코빌로바의 선별적인 혈액순환 개선은 뇌에서 그 작용이 더욱 두드러지게 나타난다는 것이다.

다른 약들은 혈관을 확장시키는 작용이 모든 혈관에 고르게 나타난다. 따라서 건강한 쪽의 동맥이 더 많은 확장효과를 갖게 됨에 따라 현재 혈액 공급이 잘 안 되는 부분(예를 든다면, 뇌졸중으로 혈액순환에 문제가 있는 부분)으로부터 혈액을 끌어감으로써 병든 부위의 혈액순환에 오히려 지장을 초래하게 된다.

④ 혈소판의 응고를 막아 줌으로써 혈액순환을 원활하게 만들어 준다. 결과적으로 혈액순환에 관한 한 혈관 벽에 대한 작용과 혈액 자체에 대한 작용으로 혈액순환에 긍정적인 도움을 주게 되어 있다.

(2) 치료효과

① 징코빌로바는 현재 장수에 대한 중요한 영양제로 등장하고 있다.

나이를 먹어 갈수록 기억력과 정신 집중력이 떨어지고 각종 노화현상이 나타나는데 이를 중화시킬 수 있는 요소로 각광을 받고 있는 것이다.

② 뇌의 기능을 높여준다. 나이가 들어 갈수록 뇌의 혈액순환이 떨어지게 된다. 이렇게 되면 결과적으로 여러 가지 뇌 기능장애가 오게 된다. 기억력, 집중력, 사고력, 뇌의 지구력 등이 다 떨어지게 된다. 여기에 우울증, 불면증, 불안증 및 어지럽거나 이명이 생기게 된다.

늙은 사람들은 생각하기를 싫어하게 된다.

바로 위와 같은 이유 때문이다. 뇌 혈액순환 장애로 오는 우울증에는 다른 우울증 치료제보다 징코빌로바가 더 효과가 있다. 그 이유는 혈액순환 장애로 인한 원인을 제거함으로 우울증을 고치기 때문이다. 이와 같은 뇌의 노쇠현상에 대한 징코빌로바의 작용은 아주 인상적이다.

많은 경우에 기억력을 증진시킴은 물론 거의 모든 면에서 뇌의 기능을 증진시켜 주게 된다. 징코빌로바의 이런 작용은 전문 처방약인 하이더진(hydergine)이란 약과 맞먹는다.

네델란드에서 있었던 징코빌로바의 뇌작용에 대한 연구조사의 결과는 징코빌로바의 작용에 대한 확신을 높여주었다.

2년 이내의 기억력 장애와 뇌의 노쇠현상을 보여주는 사람 99명을 선택해서 한 쪽에는 징코빌로바를 복용시켰고 다른 한 쪽에는 위약을 복용시킨 후 이 두 집단에 대한 비교를 해 보았더니 징코빌로바를 복용시킨 집단은 72%의 사람들이 임상적인 개선이 있었던 반면에 다른 집단의 사람들은 오직 8%만이 임상적인 개선이 있었다고 한다.

뇌의 기능과는 다른 상황인 뇌부종에 대한 징코빌로바의 작용을 동물실험을 통하여 연구조사해 본 결과 징코빌로바가 뇌부종에도 좋은 효과를 보여 주었다고 한다.

③ 징코빌로바의 노쇠화 된 뇌에 대한 친화력이 돋보인다.

같은 양의 징코빌로바를 주사해 늙은 사람의 뇌와 젊은 사람의 뇌를 비교해 보았더니 젊은 사람 뇌의 혈액순환에 대한 징코빌로바의 작용이 20%정도 늘어나는 반면에 늙은 사람 뇌의 혈액순환에 대한 징코빌로바의 작용은 70%나 되었다고 한다.

④ 기억력을 올려 준다. 경우에 따라서는 징코빌로바의 기억력 제고가 거의 즉각적이다.

프랑스에서 있었던 연구실험인데, 기억력 장애가 온 사람들로 평균나이가 69세인 18명에게 징코빌로바를 투여하고 다른 집단에게는 위약을 투여한후 기억력에 대한 조사를 해 보았다.

징코빌로바를 복용한 사람들은 위약을 복용한 사람들에 비해 약 2배 정도의 기억력에 대한 증진이 있었다.

⑤ 초기 알츠하이머병의 진행을 느리게 만든다.

독일에서 있었던 연구실험 결과 알츠하이머병 진단을 받은 사람들 40명에게 징코빌로바를 투여했더니, 이들의 기억력에 개선이 있었고 몸 움직임에도 효과가 있었다고 한다.

알츠하이머병의 정확한 원인은 아직 밝혀지지않았지만 그러나 유리기에 의한 산화작용이 큰 원인을 차지하고 있다는 것에 대해서는 의심의 여지가 없다. 그런데 징코빌로바는 동맥의 혈액순환도 돕지만 강력한 산화방지 작용을 갖고 있다. 따라서 징코빌로바의 알츠하이머병의 진행을 느리게 해 주는 작용을 보여 준 것이다.

⑥ 징코빌로바는 알츠하이머병에만 효과가 있는 것이 아니고, 일반 치매증에도 효과가 있는데 그 작용은 알츠하이머병에 대한 효과와 같다.

⑦ 말초혈액 순환을 돕는다.

나이를 먹어 갈수록 다리에 힘이 없어지는 경우가 많다. 이 증상이 심해지면 조금만 걸음을 걸어도 다리에 심한 통증이 오게 된다.

대개 양 쪽 종아리 부분에 통증이 온다. 이는 다리로 가는 동맥의 혈액순환이 떨어져 있기 때문이다. 전형적인 동맥경화증의 병이다. 이런 경우에 징코빌로바를 쓰면 좋은 효과를 얻을 수 있게 된다. 즉 통증없이 걸을 수 있는 거리가 늘어나게 된다. 이는 징코빌로바의 혈액순환에 대한 긍정적인 작용일 뿐 아니라, 이 병이 있을 때 다리에 발생하는 유리기를 처리하는 징코빌로바의 산화방지제의 역할이 있기 때문이기도 하다.

이 때 생기는 통증은 발가락 몇 개에 퍼지기도 하나 발목 아래 전체에 오기도 한다(양말 통증). 통증은 대개가 저리거나 쏘는 것 같다. 그러나 걷지 않을 때는 물론이고 밤이나 낮이나 계속해서 있는 경우는 동맥의 병이 심각한 것으로 보아도 된다.

피부색이 보라색을 띠우기 시작하면, 중증의 병을 나타내고 있는 것이고, 병이 더 진행되었을 때에는 피부가 마르고 부위의 털이 빠지면서 발톱의 모양이 이상하게 변하면서 잘 부서진다.

이 병의 치료는, 첫째 담배를 피는 사람들은 금연을 해야 하며, 둘째, 적당한 운동계획을 세워야 한다.

다음에 아주 심한 병일 때에는 수술을 받아야 하나 트렌탈이란 약을 투여하여 효과를 보기도 한다. 그러나 징코빌로바와 트렌탈의 효과를 비교해 보면 징코빌로바가 더 효과가 있음을 알 수 있다. 여기에 가격면이나 부작용면으로 볼 때에도 징코빌로바가 월등하게 낫다.

⑧ 남자들의 발기부전에도 효과가 있다.

이는 뇌나 말초혈액 순환을 돕는 경우와 마찬가지로 혈액순환부전으로 오는 남자들의 발기 부전증에 혈액순환을 촉진시킴으로써 발기부전을 원인부터 고치는 효과를 가져오게 되는 것이다. 이때에는 징코빌로바를 상당히 오랜 기간을 써야 한다.

최소한 6개월 이상, 길게는 1년~1년 반 정도를 써야하는 경우가 대부분이다. 빠른 경우에는 6~8주만에 효과가 나타나기도 한다. 일일 복용량은 120밀리그램이다.

⑨ 이명에도 징코빌로바가 쓰인다.

만성 이명은 현대의학으로도 아주 고치기 어려운 병이다. 그러나 징코빌로바의 안전성과 이 방면으로도 효과를 볼 수 있는 효능을 이용해서 비교적 장기간 (몇 달 동안) 징코빌로바를 써 볼 만하다. 물론 이때 다른 영양제도 같이 써야하는 경우가 대부분이다. 환자에 따라서 효과를 얻는 경우도 있게 된다.

⑩ 내이성 난청일 때도 징코빌로바를 써 볼 수 있다. 특히 내이의 혈액순환 부전으로 인한 난청이나 귀가 멀었을 때에는 징코빌로바로 효과를 볼 수 있다.

⑪ 노인성 망막질환이 있을 때 징코빌로바의 역할이 클 수 있다. 뇌나 내이의 혈액순환 장애에 징코빌로바가 쓰이듯이 망막질환이 혈액순환의 장애로 온 것이면 징코빌로바가 좋은 효과를 낼 수 있다.

많은 경우 노인성 망막질환은 혈액순환장애로 온다. 징코빌로바의 작용은 혈액 순환을 도와주기도 하지만 산화방지제로서의 역할도 있어 유리기에 약한 망막을 보호하는 데에는 아주 이상적인 영양제라고 할 수 있다.

⑫ 알레르기가 심한 사람들에게도 징코빌로바가 좋다.

알레르기성 비염, 기관지 천식, 알레르기성 염증이 있을 때에는 많은 경우에 혈소판 활성 요소(platelet activating factor)가 있어야 알레르기 상태에 들어가게 된다.

징코빌로바의 성분이 바로 이 요소를 비활성화시키는 작용을 갖고 있다. 이에 대하여 현재 유럽에서 많은 연구조사가 이루어지고 있다.

⑬ 최근의 이중 맹검법으로 알려진 바는 생리전 증후군에도 징코빌로바가 효과를 나타낸다고 한다. 생리전 증후군의 특징은 체액의 효과적인 교환이 잘 일어나지 않고 모세 혈관의 혈액순환 상태에 이상이 있다는 것은 잘 알려져 있다. 징코빌로바가 이런 상태에서 효과를 볼 수 있기에 생리전 증후군에 효과를 보게 된다고 알려지고 있다. 같은 이유로 원인 없이 몸이 붓는 데에도 징코빌로바를 써서 효과를 볼 수 있다.

⑭ 이 밖에도 징코빌로바는 혈압을 낮추고, 좋은 콜레스테롤인 HDL을 올려주고, 혈액순환 장애로 올 수 있는 탈모증에도 효과가 있고, 잇몸병을 없애는 데에도 도움이 된다.

(3) 징코빌로바가 많이 있는 음식

징코빌로바는 음식으로 섭취하는 것이 아니고 은행나무 잎에서 추출한 성분으로 만든 영양제로 복용해야 한다.

(4) 얼마나 복용하나?

징코빌로바의 복용량은 하루에 120밀리그램을 2~3번에 나누어 복용하면 된다. 특별한 경우에는 하루에 240밀리그램을 복용하기도 한다. 징코빌로바는 경구 투여를 하더라도 소화기 계통에서 잘 흡수가 된다.

방사선 동위원소를 이용해서 징코빌로바의 흡수 과정을 조사해 보았더니, 징코빌로바 복용후 1시간 반만에 최고치의 혈중 농도를 보여주었다. 이는 징코빌로바의 흡수가 위쪽 장에서 흡수됨을 의미한다. 또한 투여한 양의 60%의 수치가 흡수된 것으로 나타났다. 따라서 징코빌로바의 경구 투여는 상당히 효과가 있음을 의미하는 것이다.

징코빌로바의 부작용은 아주 드문 편이다. 소화불량, 두통, 어지러움증 등이 올 수 있다.

14. 알파 리포익 산 (Alpha Lipoic Acid)

알파 리포익산은 앞에서 언급한 글루타타이언보다 더 생소한 영양제이다. 1930년대에 발견된 후 1957년도에 최초로 추출이 되었다. 처음에는 알파 리포익산을 B-비타민으로 인식하였다. 그 이유는 알파 리포익산은 B-비타민과 마찬가지로 각종 신진대사에 깊숙이 관여하는 성질이 있기 때문이다.

알파 리포익산은 몸에서도 생산이 되며 음식물을 통해서도 공급을 받고 있다. 따라서 알파 리포익산의 부족은 별로 없는 편이다. 그러나 알파 리포익산의 치료 가치가 새롭게 발견되면서, 영양 전문가들 사이에서는 알파 리포익산에 대하여 많은 연구가 있어 왔으며 이의 효능에 대하여 새로운 인식을 해가고 있는 중이다.

알파 리포익산의 특징은 수용성이면서 동시에 지용성이기도 하여 온 몸에 가지 않는 곳이 없을 정도로 골고루 작용하는 영양소로 강력한 산화방지제의 역할을 해 준다. 앞으로 이에 대한 많은 연구와 함께 광범위한 용도가 개발됨으로써 알파 리포익산이 널리 쓰이는 영양제가 될 것으로 전망된다.

(1) 알파 리포익산의 작용

① 알파 리포익산은 유황을 포함하고 있으면서 비타민과 비슷한 산화방지작용을 한다. 이때 알파 리포익산 스스로도 산화방지 작용을 하지만 다른 산화방지제를 보호해 주면서 이의 산화방지 작용을 높여준다. 즉 알파 리포익산은 비타민 C, 비타민 E, 코엔자임 큐-10 및 글루타타이언의 산화 방지 작용을 오래 보존해 준다.

② 알파 리포익산은 탄수화물로부터 에너지를 생산해 내는데 절대

로 필요하다.

③ 신진대사에 참여하면서 에너지를 만들어 내는 ATP의 생산에 참여한다. ATP가 모자라면 에너지 생산이 제대로 되지 않음으로 기운이 없고 피로가 쉽게 온다.

④ 알파 리포익산은 사람에 따라 만들어 내는 양이 다 틀린다. 특히 운동 여부, 환경오염물질에 대한 접촉여부, 특수한 질병 및 생활양식에 따라 이의 체내 수준이 다 틀린다.

⑤ 알파 리포익산은 수용성과 지용성을 둘 다 갖고 있다. 또한 분자의 크기가 작아서 온 몸에 못 가는 곳이 없을 정도이다. 따라서 비타민 C나 비타민 E와 같이 제한된 작용을 하는 것이 아니고 온 몸에 대한 총체적인 작용을 한다.

⑥ 알파 리포익산은 이중의 효과를 낸다. 즉 알파 리포익산이 일단 세포 안으로 들어오면, 더 강력한 디하이드로 리포익산(dihydro-lipoic acid)으로 변하게 되는 것이다.

⑦ 알파 리포익산의 작용은 다음의 4가지로 요약될 수 있다.
첫째, 중금속의 착화(chelation). 둘째, 산소 유리기의 작용을 막아줌. 셋째, 체내의 산화방지 체제를 강화시켜 줌. 넷째, 이미 받은 산화작용에 대한 개선의 작용을 하는 것 등이다.

⑧ 알파 리포익산의 중금속에 대한 착화작용은 알파 리포익산에 유황성분이 들어있기 때문이다. 철분, 구리, 수은, 납 및 카드뮴에 대한 착화작용을 한다.

⑨ 알파 리포익산은 단백질 당화(glycation)를 막아준다.

단백질 당화란 단백질이 당분과 합침으로써 인체에 해로운 물질로 변함을 의미한다(advanced glycation end products, AGEs). 이 물질은 모세 혈관을 막아주는 역할을 한다. 따라서 이런 작용으로 알파 리포익산은 당뇨병의 큰 합병증인 모세혈관의 혈액순환 장애을 막아주는 것이다.

(2) 치료효과

① 알파 리포익산은 에너지를 만들어 내는데 필요한 영양소이다. 그런데 대부분의 경우 알파 리포익산이 부족한 상태이다. 이때 알파 리포익산을 투여하면 에너지 생산이 새롭게 될 수 있다.

이를 이용할 수 있는 질환들은 간질환, 당뇨병, 심장병, 만성 피곤증, 암, 에이즈, 수술후 회복, 각종 만성질환 등이다.

② 괴혈병의 치료에는 비타민-C 뿐만 아니라 알파 리포익산도 효과가 있다.

③ 여러 가지 질병에 쓸 수 있지만, 알파 리포익산이 주로 효과를 보는 병들은 당뇨병과 에이즈(AIDS)이다. 그러나 간경화증, 심장병, 백내장, 중금속 중독증에 써도 효과를 보게 된다.

④ 알파 리포익산의 부족이 인간에게서 발견된 바는 없다. 그러나 실험실 동물에서 알파 리포익산의 부족을 보면, 근육질의 수축, 뇌의 크기가 작아짐을 볼 수 있다.

⑤ 알파 리포익산은 좋지않은 콜레스테롤인 LDL을 낮추어 줌으로써 심장순환기 계통을 튼튼하게 만들어 준다.

⑥ 유전인자를 보호해 줌으로써 발암을 억제하는 효과가 있다.

⑦ 노화를 방지해 준다.

⑧ 비타민 E와 같이 방사선에 대한 피해를 최소한으로 줄여준다.

⑨ 알파 리포익산이 녹내장에도 효과가 있다는 보고가 있다.

⑩ 알파 리포익산은 환경오염에 처해 있는 경우에 특별히 좋은 효과를 낸다. 자동차 매연, 흡연, 공기오염, 과도한 햇볕, 술 및 각종 약들은 정도 차이는 있지만 모두 유리기로써 작용한다.

알파 리포익산 자신이 산화방지제일 뿐 아니라 다른 산화방지제들의 효용성을 올려주는 성질을 갖고 있기 때문에 장기적인 작용을 한다.

환경오염이란 장기적인 문제이기 때문에 알파 리포익산처럼 장기적으로 작용하는 산화방지제가 이 목적에 가장 적합하다고 볼 수 있다.

(3) 알파 리포익산이 많이 있는 음식

양조 효소, 감자, 간에 들어있다.

(4) 얼마나 복용하나?

알파 리포익산은 정제나 캡슐로 되어서 나온다. 건강유지를 위한 일반적인 용도로는 하루에 20~50밀리그램, 당뇨병에는 300~800밀리그램, 그리고 에이즈 환자에는 150밀리그램을 하루에 3번 복용한다.

알파 리포익산은 아주 안전한 것으로 알려지고 있다. 지난 30여 년간 여러 가지 질병에 광범위하게 쓰여진 바 있는 유럽에서 특별한 부작용이 발견되지 않았다. 다만 피부발진이 보고된 정도이다. 그러나 당뇨병 환자들이 알파 리포익산을 쓸 때에는 저혈당에 대한 대비를 하고 있어야 한다.

임산부들에 대한 안전조사는 되어있지 않은 상태임으로 임산부들에게는 추천되어 있지 않다. 또한 비타민 B1 의 대사를 방해할 수 있음으로 알파 리포익산을 복용하는 사람들 중 알콜 중독자들은 비타민 B1을 같이 복용 하는 것이 좋다.

(5) 알파 리포익산과 당뇨병

① 알파 리포익산이 당뇨병의 치료와 합병증 예방에 쓰여 온 지는 30년이나 된다. 주로 독일을 비롯한 유럽의 여러 나라에서 광범위하게 쓰여져 오고 있다.

② 소아성 당뇨병이나 성인성 당뇨병을 막론하고 혈당을 조절하는데 도움이 된다. 즉 혈당이 세포단위에서 에너지로 변하는 과정에서 알파 리포익산이 작용함으로 혈당이 내려 간다.

③ 당뇨성 망막질환이나 백내장의 예방과 치료에 쓰인다.

④ 당뇨성 신경염의 예방이나 치료에 쓰인다.

⑤ 당뇨성 심근염의 예방이나 치료에 쓰인다.

⑥ 알파 리포익산은 단백질 당화(glycation)를 막아준다. 당뇨병의 각종 합병증 발생에 가장 나쁜 영향을 주는 단백질 당화를 막아 주는 것이다. 알파 리포익산은 당뇨병의 합병증만 막아줄 뿐 아니라 노화방지에도 큰 역할을 한다.

⑦ 당뇨병에 대한 알파 리포익산의 작용을 요약하면 다음과 같다.

우선 혈당을 내려주면서 에너지 생산을 도와줌으로 기운이 나게 한다. 또한 단백질 당화를 막아 주거나 이를 치료해 줌으로써 각종 당뇨병의 합병증을 미리 예방하거나 치료하는데 좋다. 이와함께 말초혈액순환을 원활하게 하면서 신경의 재생을 돕는 역할을 한다.

(6) 알파 리포익산과 에이즈

① 에이즈에 걸린 사람들은 각종 산화방지제를 만들어 내는 능력이 떨어진다. 따라서 산화작용에 예민한 임파구의 역할에 지장을 초래하게 된다.

특히 글루타타이언이 충분히 있어야 작용하는 임파구의 살균작용이 제대로 유지되지 않게 된다. 알파 리포익산은 글루타타이언의 생산을 촉진시킨다.

② 산화방지제가 충분히 있을 때에는 에이즈 바이러스가 증식하지

않게 되나, 산화방지제가 부족한 상태에서는 에이즈 바이러스의 증식이 촉진된다.
③ 알파 리포익산은 산화방지제의 체내 수준을 올려줌으로써 면역성을 보호하게 된다. 산화방지제가 떨어지면 면역성이 같이 떨어진다는 것은 이미 잘 알려진 사실이다.
④ 1993년도에 훅(Fuchs)박사가 연구 조사한 바에 의하면 알파 리포익산의 투여가 여러 면으로 에이즈 환자를 돕는다는 사실이 밝혀졌다.

(7) 알파 리포익산과 간장병

알파 리포익산은 세포내의 미토콘드리아를 산화작용으로부터 보호하는 역할을 갖고 있다. 이 말은 각종 산화 유리기가 모여드는 간을 보호해 줌을 의미한다.

실제로 알콜, 각종 중금속 및 독버섯으로부터 오는 강력한 산화 유리기의 작용을 막아주어 간을 보호해 준다.

(8) 알파 리포익산과 기타 다른 병들

① 암에 걸린 사람들은 암 세포의 산화작용으로 인하여 여러 가지의 문제가 발생하게 된다. 이때 알파 리포익산은 암 세포의 산화 작용을 막아주는 역할을 한다.
② 알파 리포익산은 뇌나 신경에 발생하는 병들의 산화작용을 막

아 주기 때문에 뇌나 신경을 보호하는 역할을 한다.

이때 신경세포 내의 글루타타이언, 비타민 C 및 비타민 E의 수준을 높여주는 작용을 함으로 신경세포의 기능을 올려준다.

즉 뇌나 신경질환에 효과를 낸다. 뿐만아니라 신경세포의 재생을 도와준다. 이런 작용때문에 파킨슨씨 병과 알츠하이머병에 쓰여지면 효과를 기대할 수 있다.

15. 엉겅퀴(Milk Thistle, 씰리마린 Silymarin)

엉겅퀴는 길가나 들에 야생으로 자라는 다년생 풀이다. 엉겅퀴의 열매, 꽃과 잎에서 뽑아내는 일종의 향색 성분인 씰리마린이 강력한 산화방지제의 역할을 한다. 이 성분은 간에 대한 친화력을 갖고 있어 간에 대한 여러 가지 병에 대하여 우수한 치료제로써 각광을 받고 있다. 유럽 특히 독일에서는 씰리마린이 각종 간질환에 광범위하게 쓰여지고 있으며 최근에 와서야 미국에도 씰리마린의 효과가 소개되어 점점 널리 보급되고 있는 중이다. 그러나 엉겅퀴가 간에 대한 민간요법으로 쓰여온지는 수 천년이나 되었다는 기록이 있다.

엉겅퀴는 아주 무섭게 생겼다. 잎도 억세게 보이며 줄기도 곧장 위로 뻗으면서 위엄있게 자란다. 보라색의 꽃이 늦은 봄에 피며 줄기와 잎에는 가시가 나와 있어 접근을 막고 있다.

간에 대한 가장 강력한 독으로 작용하는 특정한 버섯의 성분이나 화학물질중 4염소 탄소라는 성분이 있다. 이런 물질을 복용하면 거의 예외없이 간이 녹다시피 하는 치명적인 해를 입게 된다. 그러나 실험실의 동물들에게 씰리마린을 미리 복용시킨 후 버섯의 독성분이나 4염소 탄소를 투여했더니 간에 별다른 해독을 끼치지 않았다고 한다.

이와 같은 성질을 이용하여 씰리마린을 간에 대한 해독제로 쓰고 있는 것이다.

아쎄타미노펜(acetaminopen, 타이레놀)은 가장 많이 쓰이는 진통 해열제이다. 그러나 이 약은 간에 대한 독성이 아주 강하다. 아쎄타미노펜을 과용하게 되면 간에 대한 큰 해를 끼칠 수 있다. 이때 씰리마린을 복용하면 좋은 효과를 얻을 수 있게 된다. 씰리마린의 작용은 간 뿐 아니라 온 몸에 대하여 가장 강력한 산화방지제로서의 역할을 하는 글루타타이언(glutathione)을 올려 줌으로써 간에 대한 해독작용을 한다고 보여지고 있다.

씰리마린의 간에 대한 작용은 해독작용으로 끝나는 것이 아니다. 간에 대한 간 세포 재생작업도 하는 것으로 알려지고 있다. 즉 간세포를 새로이 만드는데 필요한 단백질에 대한 대사를 원활하게 해줌으로써 간세포를 다시 재생시키는데 이를 도와주는 것이다. 때문에 씰리 마린은 만성 간질환에도 좋은 효과를 낸다.

(1) 씰리마린의 작용

① 씰리마린은 세포막을 유리기로부터 보호하는 작용을 함으로써 세포를 튼튼하게 유지하는 작용을 한다. 씰리마린은 특히 간세포에 대한 친화력이 아주 강하다. 따라서 환경 오염물질로부터 올 수 있는 각종 피해를 줄여 준다.

간에 대한 씰리마린의 산화방지 역할은 비타민 E의 10배나 된다고 한다. 이때 씰리마린은 강력한 산화방지제인 슈퍼 옥싸이드 디스뮤테이즈 (SuperOxide Dismutase) 및 글루타타이언의 농도를 높여줌으로써 간에 대한 산화방지 역할 뿐 아니라 일반적인 산화방지제의 역할도 한다고 보여 진다.

② 씰리마린은 혈당을 조절해 주는 작용도 있다. 따라서 당뇨병에도 좋게 작용한다.

③ 모세혈관의 투과성을 높여 준다. 이는 모세혈관 질환들, 예를 든다면, 망막질환 등에도 좋다.

④ 씰리마린은 담즙을 묽게 해 준다.

⑤ 민간요법으로 젖을 잘 나오게 하는데 쓰이기도 한다.

⑥ 씰리마린은 특히 약리작용에 대한 많은 연구가 있은 후에 광범위하게 쓰여지는 것이 아니고 거의 경험에 의하여 쓰여져 오고 있다.

⑦ 세포막에 손상이 오면 이를 방지하려는 노력의 일환으로 세포로부터 염증물질들(류코트리엔, leukotriene)이 나온다. 그러

면 어쩔 수 없이 염증이 생기게 된다. 간염도 이렇게 해서 간에 각종 염증으로부터 오는 해가 생기게 되는 것이다. 씰리마린이 간 세포막을 보호해 줌으로써 염증을 사전에 차단시키는 효과를 가져온다. 즉 항염작용을 하는 것이다.

(2) 치료효과

① 간경화증이나 만성 간염의 예방 및 치료제로 쓰인다. 이는 씰리마린의 간 세포 재생작용을 이용한 것이다.

② 간염을 앓고 난 후 오랜 시간이 지나면 많은 경우에 간경화증으로 된다. 씰리마린은 이런 경우에 이상적인 영양제이다. 종합적인 연구조사는 되어 있지 않은 상태이지만 씰리마린을 오래 복용했더니 B형 간염에 대한 항원마저도 없어진 예가 있다.

③ 독일에서는 황달이나 담석증이 있을 때 씰리마린을 쓴다. 이는 씰리마린의 담즙을 묽게 만들어 주는 작용 때문이다.

④ 씰리마린은 간에 대한 해독작용이 탁월하다. 따라서 간에 해를 주는 약이나 독을 복용했다고 판단되면 씰리마린을 미리 써 보는 방법도 있다.

⑤ 간 경화증에도 씰리마린이 쓰인다. 간 경화증이 있는 사람들에게 씰리마린과 위약을 복용시킨 후, 4년 있다가 이들의 생존율을 조사했더니 씰리마린을 복용한 사람들은 58%, 위약을 복용한 사람들은 39%만 생존해 있었다고 한다.

⑥ 씰리마린은 면역성도 올려 준다. 이런 씰리마린의 작용이 간세포를 튼튼하게 만들어 줌으로써 오는 것인지 아니면 간에 대한 해독작용에서부터 오는 것인지는 명확하지 않다.

⑦ 급성 간염이든 만성 간염이든 씰리마린을 쓰면 좋다.

급성 간염일 때 씰리마린을 복용한 사람들은 병세의 호전에도 좋았을 뿐아니라 3주 후에 실시한 여러 가지 실험실 조사결과도 훨씬 좋았다고 한다.

만성 간염일 때에도 씰리마린을 복용했더니 실험실 조사결과는 물론 자각증상(간이 있는 부위에 대한 불편한 감, 식욕, 피부색, 피로감 등)도 좋아 졌고 실제로 만성 간염에 대한 회복이 빠르게 되는 경우가 많이 있다.

⑧ 만성 습진이 간 기능의 결함과 밀접한 관계를 갖고 있는 경우가 많이 있다. 이런 경우에 간 기능에 대한 개선이 있으면 습진이 호전된다. 씰리마린이 습진치료에 좋은 효과를 내는 것은 바로 이같은 이유에서라고 보여진다.

간 기능중의 하나가 각종 독이나 몸에 필요없는 성분들을 걸러내는 것이다. 씰리마린이 이런 간의 기능을 도아줄뿐만 아니라 염증물질인 류코트 리엔(leukotriene)을 내려 준다. 습진환자들에게는 류코트리엔이 많은 것은 잘 알려진 사실이다.

(3) 씰리마린이 많은 음식

씰리마린은 엉겅퀴에서 얻는 성분이다. 그렇다고 해서 엉겅퀴를 섭취함으로써 씰리마린의 이득을 얻기는 힘들다. 따라서 씰리마린 추출물을 섭취해야 한다.

(4) 얼마나 복용하나?

상태에 따라 80% 씰리마린 70~210밀리그램을 하루에 두 번씩 복용하면 좋다. 경우에 따라 많은 씰리마린을 복용해야 할 경우에는 140밀리 그램을 하루에 세 번 복용한다.

씰리마린의 부작용은 설사가 나는 정도이다. 이것도 담즙이 많이 나오게 되므로 발생하는 것이다. 이럴 때에는 수용성 섬유질을 많이 섭취하면 된다. 예를 든다면 펙틴 15그램 정도를 복용하면 된다. 이처럼 씰리마린은 부작용이 거의 없음으로 이를 오래 동안 복용하더라도 별 문제가 없는 경우가 대부분이다.

16. 쥐오줌풀 뿌리(Valerian Root)

쥐오줌풀 뿌리라고 하면 생소하게 들리는 사람들이 많겠지만 실제로 이 생약은 상당히 오래 전부터 쓰여져오고 있다. 영어 표기로는

Valerian root 라고 하며, 불면증과 스트레스 치료에 광범위하게 활용되고 있다. 뿌리를 생약으로 쓰며, 북미와 유럽에서 자생하고 있는 다년생 풀로 노랗고 갈색이 나는 뿌리를 말려서 이를 갈아 물에 넣고 끓여서 복용하거나 캡슐에 넣어서 복용하기도 한다.

쥐오줌풀 뿌리에서만 추출되는 발레릭산이 주성분으로 습관성이 없음으로 다른 마약성 생약들과는 엄연히 구분된다. 또한 안전도가 아주 높아서 이 방면의 생약으로도 크게 각광을 받고 있다.

역사적으로 볼 때 쥐오줌풀 뿌리는 불면증, 신경안정, 통증치료에 널리 쓰여져 왔으며, 특히 히스테리, 피곤증, 복통 등 신경과 관계된 질환에 특효약으로 사랑받아 오고 있던 생약제이다. 현재 유럽에서는 이 생약제가 팅크제로 널리 쓰여지고 있다. 여기에 카모마일(들국화의 일종), 꽃시계 덩쿨(Passion Flower), 설탕, 오렌지 엑기스를 섞어서 만든 생약제는 1~12세 어린이들의 과민 반응, 불면증에 쓰일 정도로 그 안전도를 인정 받고 있다.

(1) 약리작용

쥐오줌풀 뿌리는 여러가지 약리작용을 가지고 있는데, 그중 중요한 것은 중추신경을 안정시켜 균형을 이루게 하며, 혈압을 낮추며, 담즙을 원활히 분비되게 하고, 장의 근육들을 이완시켜 주며, 항암작용, 항생작용을 한다. 이중 가장 뛰어난 약리작용은 중추신경의 안정을 가져오는 것이다.

최근의 한 조사에 의하면, 쥐오줌풀 뿌리 생약이 현대의학에서 많이 쓰이고 있는 발리움과 비슷한 뇌작용을 하고 있음이 밝혀졌다. 그러나 쥐 줌풀 뿌리는 발리움과는 달리 정신기능의 저하를 초래하지 않고 복용한 다음 날 아침에도 취한 기분이 나지 않으며 습관성이 없는 것으로 밝혀졌다. 또한 쥐오줌풀 뿌리 생약은 약하기는 하지만 근육을 이완시켜 줌으로 근육 긴장으로 인한 통증치료에도 상당한 효과를 보고 있다.

(2) 치료효과

① 근육 이완제로 많이 쓰인다. 특히 허리병의 많은 부분을 차지하고 있는 근육 이완제의 효과를 볼 수 있다. 실제로 허리통증의 가장 큰 원인이 허리 근처에 있는 작은 근육들이 긴장하여 서로 간에 잡아 당김으로써 통증이 발생하는 것이다. 이때 근육을 이완시켜 주면 통증이 많이 완화된다. 진통제와 병용해서 이를 사용하면 더 큰 효과를 보게 된다.

허리의 통증으로 인해 잠을 못 잘 때에는 통증을 제거해 줄 뿐 아니라 잠까지도 오게 하는 이상적인 치료제가 될 수 있다. 쥐오줌풀 뿌리의 이와 같은 근육이완 작용은 마치 발리움이 신경 안정제의 작용 이외에 근육이완제로 많이 쓰여지고 있는 것과 비슷하다고 볼 수 있다. 한 가지 차이는 쥐오줌 풀뿌리는 부작용이 거의 없다는 것이다.

② 수면작용이 있다. 쥐오줌풀 뿌리의 가장 중요한 약리작용은 신경안정 및 수면작용이라고 할 수 있다.

최근 여러 임상실험 보고에 의하면, 쥐오줌풀 뿌리의 수면작용이 확인되었다. 수면작용으로서의 우수성 뿐 아니라 습관성이 없고 사용한 이튿날에 아무런 부작용이 없어 이상적인 수면제로 보아도 무방할 것이다.

또 다른 한 실험에 의하면, 쥐오줌풀 뿌리제를 복용한 44%의 사람들이 아주 좋은 양질의 수면을 취했다고 보고했으며 나머지 45%의 사람들도 비교적 양질의 수면을 취했다고 밝혔다. 쥐오줌풀 뿌리가 양질의 수면제로 자리를 잡아가고 있는 것이다. 다른 수면제들은 제 4단계의 수면인 렘(REM, rapid eye movement)의 단계가 없어지게 된다. 이 단계에서 꿈을 꾸게 되는데 꿈을 꾸지 않는 잠은 숙면이라고 볼 수 없는 수면이다.

그런데 쥐오줌풀 뿌리는 제 4단계인 렘 수면을 취할 수 있게 됨으로 양질의 수면이라고 하는 것이다. 따라서 낮에 있었던 여러 가지 스트레스로 부터 회복을 하게 된다.

(3) 쥐오줌풀 뿌리가 많이 있는 음식들

이는 음식으로 섭취하는 것이 아니다.

(4) 복용량은 얼마나 되나?

마른뿌리 1~2그램을 복용하면 된다. 그러나 5백 밀리그램 용량의 캡슐이 나와 있다. 개개인에 맞는 적당한 양을 복용하면 된다. 보통 1~2캡슐이면 충분하다.

17. 코엔자임 큐-10(Coenzyme Q-10)

코엔자임 큐-10이란 용어는 아직 상당히 생소하다고 볼 수 있다. 이 방면의 전문가들이나 쓰는 용어처럼 되어있다. 그러나 머지않아 일반인들에게도 익숙한 영양제로 등장할 것이다.

코엔자임 큐-10은 비타민은 아니지만, 어떻게 보면 비타민과 비슷한 작용을 한다. 비타민은 외부에서부터 들어와야 하나 코엔자임 큐-10은 체내에서 만들어진다. 그런데 문제는 많은 경우 우리의 몸에서 충분한 코엔자임 큐-10을 만들어 내지 못하는 데 있다. 특히 나이를 먹어 가거나 병을 앓게 되면 코엔자임 큐-10을 제대로 생산해 내지 못하게 된다.

나이 40이 지나면 코엔자임 큐-10의 수준이 현저하게 떨어진다. 그러다가 나이가 50이 되면 코엔자임 큐-10의 생산이 거의 끊어지게 된다. 이는 나이 50이 되면서 각종 병들 특히 심장병에 많이 걸리는 것과 어떤 관계가 있다고 여겨진다. 그러나 코엔자임 큐-10이 부족해서 병이 생긴다기보다는 발병한 병들이 코엔자임 큐-10이 부족할 때 더 악화된다고 보아야 할 것이다. 현재 코엔자임 큐-10은 노화방지에 아주 중요한 영양소로 등장하고 있다.

다음과 같은 경우에 코엔자임 큐-10을 투여하면 상당히 좋은 효과를 볼수 있다.

고혈압 및 각종 심장질환 특히 울혈성 심장부전증, 부정맥, 류마치스성 심장판막증 그리고 협심증 등에 좋다. 제한된 사실이기는 하지만, 심장이식수술 후에 코엔자임 큐-10을 투여 했더니 수술후 회복이 빨랐다고 한다. 심장병이 있는 사람들이 가장 걱정하는 것이 신체의 활동에 대한 제한인데, 코엔자임 큐-10은 운동 허용량을 늘려준다.

이밖에도 알레르기와 특히 환경오염으로부터 오는 각종 질환에도 좋고, 만성 피곤증에도 도움이 되고, 면역성을 올려주고, 잇몸의 병에도 좋게 작용한다. 또한 세포막을 안정시켜 줌으로써 혈당의 대사에도 도움이 되기 때문에 당뇨병 환자들도 코엔자임 큐-10을 써 볼만하다.

코엔자임 큐-10은 전세계적으로 널리 쓰이고 있다. 특히 일본은 1960년 대부터 코엔자임 큐-10에 대한 많은 연구와 투자를 해 오고 있다. 그래서 지금 이 물질에 관한 한 전 세계적으로 일본이 앞서가고 있으며 미국에서 판매되는 코엔자임 큐-10도 대부분 일본에서 수입해서 이를 정제나 캡슐로 만든 후 소비자에게 공급하고 있는 실정이다. 일본에서는 울혈성 심장 부전증 환자에게는 거의 자동적으로

이 영양소가 투여되고 있다.

(1) 코엔자임 큐-10과 미토콘드리아

코엔자임 큐-10은 세포막을 안정시킴으로써 세포의 노화를 막아주는 효과를 갖고 있다. 그러나 코엔자임 큐-10의 가장 중요한 작용은 아무래도 미토콘드리아에 대한 것이라고 볼 수 있다. 요즈음 미토콘드리아에 대한 많은 연구가 이루어지고 있는데 즉 미토콘드리아의 건강상태가 세포의 건강상태와 비례하고 이는 노화와도 직결되어 있다고 보는 것이다.

미토콘드리아는 각 세포 내에서 '에너지를 생산해내는 공장'이라고 보면 된다. 즉 미토콘드리아에서 에너지 생산이 잘 되면 모든 생리작용이 원활할 것이나 무슨 이유에서든지 미토콘드리아의 에너지 생산이 제대로 잘 안될 때에는 각 세포들에게 문제가 발생, 온 몸의 생리작용에 문제가 생길 수밖에 없는 것이다.

미토콘드리아는 유리기에 약하다. 유리기는 온 몸의 모든 기관과 세포에 골고루 산화를 촉진하지만, 다른 기관이나 세포의 부분보다 미토콘드리아는 각종 유리기의 산화작용에 대하여 더 민감하다. 따라서 각종 환경오염물질로부터 오는 유리기, 음식이나 물을 통해서 오는 유리기, 신진대사 끝에 생산되는 수많은 유리기들이 끊임없이 미토콘드리아를 공격하고 있는 것이다. 이런 결과로 세포에 병이 생기고, 기관들이 약해지고 몸 전체의 기능이 제대로 돌아가지 않게 된다. 기운이 없다든지, 항상 피곤하다든지, 정신집중이 잘 안 되는 경우에는 미토콘드리아의 상태를 알아보아야 한다.

코엔자임 큐-10의 주작용은 산화방지제로서의 역할이다. 산화방지에 대한 세계적인 전문가인 브르쓰 아메스 박사는, "노화가 일어나는 이유는 바로 미토콘드리아가 제대로 에너지를 생산해내지 못하는 것과 비례한다. 세포에 대한 에너지 공급의 80%까지도 바로 이런 이유로 생긴다고 볼 수 있다."라고 말하고 있다.

에너지 생산의 문제가 발생하게 되면 가장 민감한 기관들인 심장, 뇌, 간, 콩팥, 근육 등 에너지에 의존하는 기관들에게 먼저 심각한 문제가 발생 한다는 것이다. 이는 마치 전기가 약해지면 전등불이 어두워지는 것과 같다. 심장은 하루에 10만번 이상을 박동해야 한다. 이와 같이 에너지가 집중적으로 필요한 심장에 코엔자임 큐-10이 가장 많은 것은 우연이 아니라고 할 수 있다.

(2) 치료효과

① 건강한 동맥을 유지하는데 좋다. 코엔자임 큐-10은 동맥경화를 예방하는데 가장 중요한 부분인 산화를 방지하는 역할을 하고 있다. 따라서 심근경색증이나 뇌졸중을 예방하는데 좋은 효과를 보여주고 있다.

② 울혈성 심장 부전증에 특별히 좋은 효과가 있다. 이 병을 갖고 있는 사람들에 대한 조사결과 코엔자임 큐-10의 농도가 건강한

사람들에 비해 1/4도 안 되었다고 한다.

다른 통계를 보면 심장병을 갖고 있는 사람들의 75%가 코엔자임 큐-10의 부족증을 갖고 있었다고 한다. 심장병 중 심근병을 갖고 있는 사람들에게 코엔자임 큐-10을 투여했더니 대부분의 경우에 호전이 있었다고 한다.

③ 고혈압 치료에 쓰인다 . 코엔자임 큐-10이 혈압을 내린다는 여러 보고가 있다. 결과적으로 심장의 기능을 원활하게 해준다. 그리고 많은 경우에 현재 복용하고 있는 혈압약을 끊을 수 있거나 아니면, 최소한 줄일 수 있었다고 한다.

④ 면역성을 올린다.

⑤ 뇌의 기능을 강하해준다. 코엔자임 큐-10이 미토콘드리아의 에너지 생산능력을 올려 준다는 사실은 앞에서 언급했다.

특히 뇌나 신경은 지방질이 많으므로 코엔자임 큐-10이 친화력을 갖고 있음으로 여러 가지 퇴행성 뇌 질환에 코엔자임 큐-10을 쓰는 것은 이론적으로도 맞는다. 실제로 좋은 효과를 볼 수 있으며 특히 기억력을 향상시켜 주는데 좋은 영양제이다.

⑥ 노화의 촉진을 막아 준다.

(3) 코엔자임 큐-10이 많이 있는 음식

코엔자임 큐-10은 몸에서 만들어 낸다. 음식 속에는 간, 콩팥, 염통 등의 내장 그리고 각종 생선들에 들어 있는데 특히 기름진 생선인 고등어, 정어리에 많이 들어 있다. 기름진 생선에는 오메가-3도 많이 들어 있다. 이는 2중으로 좋은 영양소가 들어 있음을 의미하는 것이다. 기름진 생선이 당뇨병, 관절염, 고혈압, 심장병 및 뇌졸중과 암 예방 치료에 좋은 것은 이 두 가지의 영양소가 들어 있기 때문이다.

(4) 얼마나 복용하나?

코엔자임 큐-10의 정확한 일일 복용량이 얼마인지는 아무도 모른다. 그러나 건강을 위한 경우라면 하루에 25~50밀리그램이면 충분하다. 심장병 등이 있는 경우에는 이보다 많은 50~150밀리그램이 추천되고 있다. 암 치료 등 면역성을 더 올려야 할 경우 등에는 이 보다 더 많은 양인 100~300 밀리그램까지 복용하기도 한다.

코엔자임 큐-10은 지방질이 꼭 있어야 장내에서 흡수가 된다.

지방분이 하나도 없는 상태에서는 코엔자임 큐-10은 그대로 장을 지나서 몸 밖으로 나가게 된다. 따라서 코엔자임 큐-10을 복용할 때에는 반드시 올리브 기름, 아마씨 기름, 아보카도 등과 같이 복용해야 한다.

요즈음에는 코엔자임 큐-10에 레씨신이란 기름기를 넣어서 코엔자임 큐-10의 흡수를 돕게하는 제품이 나와 있다. 이런 제품들은 기름기를 따로 섭취할 필요가 없다. 따라서 어떤 코엔자임 큐-10 제품인가를 알고 난 후에 그 복용방법을 결정해야 한다.

코엔자임 큐-10은 복용하기 시작한 후 그 효과가 나타나는 기간이 오래 걸리지 않는다. 특히 코엔자임 큐-10 의 부족이 있을 때에는 수일내로 그 효과가 나타날 수 있다. 그러나 대개는 완만히 효과가 나타나게 된다. 수개월 후에는 전과는 다른 느낌을 갖게 된다. 특히 심장병에 대한 효과는 본인들이 자각증상으로 그 차이를 알게 되는 경우가 대부분이다. 이런 측면으로 보면 코엔자임 큐-10 은 비타민이나 미네랄의 복용과 비슷하다고 볼 수 있다.

코엔자임 큐-10은 몸에서 만들어진다고 한다. 다음의 영양소를 복용하면 체내에서 코엔자임 큐-10을 만들어 내는데 많은 도움이 된다. 비타민 E, 셀레늄, B-비타민들 중 엽산, 비타민 B2, B3, B6 및 B12 등이다.

18. 톱 야자(Saw Palmetto)

톱 야자는 서인도 제도나 미국의 동남부 해안에서 자생하는 일종의 야생초이다. 이 열매에서 추출한 물질을 이용해서 남자들의 전립선 비대증을 치료하는 영양제를 만들고 있다. 남자들은 나이가 많아질수록 5-알파-리덕테이즈(5-alpha-reductase) 라는 효소의 작용으로 인해 보통 남성 호르몬인 테스토스테론을 이 보다 훨씬 더 강한 호르몬인 디하이드로 테스토스테론(dihydro-testosterone)으로 변화시킴으로써 전립선을 크게 만들게 되는 것이다.

이때 톱 야자 열매의 성분이 이 효소의 작용을 억제시킨다. 따라서 덜 강한 남성 홀몬인 테스토스테론으로 그냥 남아있게 됨으로 전립선의 건강을 유지할 수 있게 되는 것이다. 과학적인 근거는 없으나 어떤 나라에서는 톱 야자를 최음제로 쓰기도 한다. 아메리칸 인디언들은 톱 야자 열매를 각종 비뇨기 질환에 써 왔고 일반 강장제로도 써 왔다. 여자들에게는 유방을 크게 만드는 목적으로 이를 썼다고 한다.

(1) 치료효과

남성 홀몬인 디하이드로 테스토스테론이 전립선에 축적됨으로 전립선 비대증으로 만들게 된다. 이때 5-알파-리덕테이즈라는 효소의 작용이 있어야 하는데 톱 야자 열매의 추출물이 이 효소의 작용을 막음으로써 전립선의 건강을 유지하게 된다.

미국인들중 나이 40~59세 사이의 남자들의 50~60%가 양성 전립선 비대증(Benign Prostate Hypertrophy, BPH)을 갖고 있다. 이 병의 증상은 야뇨증, 잦은 소변의 빈도, 약한 소변줄기 등이 특징이다. 남자들이 나이를 더 먹으면 양성 전립선 비대증의 빈도가 점점 더 심해지는 것이 보통이다. 이런 질환에 대한 처방약과 그 효능이 같으면서도 부작용이 거의 없으며 값도 싼 톱 야자 열매 추출물이 많이 쓰여지고 있다.

(2) 얼마나 복용하나?

85~90%로 표준화된 톱 야자 열매 추출물 160밀리그램을 하루에 두번 복용한다.

19. 포도씨 추출물
(Grape seed extract, PCO 피크노젤, Pycnogel)

포도씨에는 산화방지제 중에서 가장 강력한 산화 방지력이 있는 향색인 프로안토싸이아니딘(proantocyanidine)이 들어 있다. 이 물질은 두 개, 세 개 혹은 네 개가 같이 붙어 있는 형식으로 존재하고 있다. 따라서 이름을 프로싸이아나돌릭 올리고머(ProCyanidolic Oligomers, PCO)라고 부른다. PCO가 많이 들어있는 것으로는 포도씨 이외에도 해송껍질 및 포도주 등이다.

포도주가 몸에 좋다고 하는 이유는 바로 포도주 안에는 PCO가 들어 있기 때문이다. 해송 껍질에서 추출한 PCO가 좋다고 선전이 되는데 이는 과학적인 이유보다는 상업적인 이유때문인 것이다. 오히려 효과면에서는 포도씨 추출물의 효과가 더 크다고 볼 수 있다. 값도 포도씨 추출물이 훨씬 더 싼 편이다.

포도씨 추출물 속에는 92~95%의 PCO가 들어있는데 해송껍질 속에는 80~85%의 PCO가 들어있다. 이를 피크노젤(pycnogel)이라고도 부른다.

(1) 포도씨 추출물의 작용

① 체내 비타민 C의 수준을 유지하는 작용을 한다.

② 모세혈관의 투과성을 유지시킴으로 모세혈관을 튼튼하게 만들어 준다.

③ 산화방지제의 역할을 하여 유리기를 처리한다.

④ 몸의 골격체를 유지하고 있는 콜라젠을 튼튼하게 만들어 주어 뼈, 관절, 힘살, 건 및 대를 튼튼하게 만들어 준다.

콜라젠은 혈관에도 포함되어 있다. 따라서 콜라젠에 문제가 발생하면 혈관이 늘어지게 된다. 정맥류가 발생하는 직접적인 원인이 될 수 있다.

⑤ 혈관벽을 구성하고 있는 세포에 관한 한, 포도씨 추출물만큼 강력한 산화방지제는 드물다.

비타민 C나 비타민 E보다 50배나 더 강하다. 포도씨 추출물의 산화 방지 작용은 수용성, 지용성, 유리기를 막론하고 다 처리한다. 따라서 현미경적 모세혈관의 질환이 있을 때에는 포도씨 추출물을 쓰는 것이 이론적으로 맞다.

(2) 치료효과

① 각종 소동맥 질환이나 모세혈관 질환에 효과가 있다. 특히 망막

에 분포되어 있는 소동맥에 이상이 있는 경우에 쓰면 좋다. 당뇨성 망막질환이 있을때도 포도씨 추출물을 일단 써 볼 필요가 있다.

② 포도씨 추출물은 건강한 사람들에게도 좋은 영향을 끼칠 수 있다. 한 보고에 의하면, 건강한 사람에게 포도씨 추출물을 복용시켰더니 시력이 좋아졌다고 한다.

③ 정맥이 늘어나서 생기는 병들 예를 든다면, 정맥류, 치질 등에도 효과가 있다.

④ 콜레스테롤의 산화를 막아주어 동맥경화증을 예방하는 효과가 있다. 포도주가 심장병에 좋을 수 있다는 말은 포도주 안에 있는 PCO의 작용으로 동맥경화가 예방된다는 뜻이다. 뿐만 아니라 포도씨 추출물은 콜레스테롤 자체를 낮추고 혈소판의 응고를 막아 주어 혈액순환을 원활하게 해주는 작용도 있어 심장과 혈액순환에 3중의 효과를 보여주고 있다.

(3) 포도씨 추출물이 많이 있는 음식

포도씨, 해송껍질 및 포도주(청포도주는 별로 효과가 없고 검정 포도주라야 한다)

(4) 얼마나 복용하나?

일일 복용량은 50밀리그램이면 족하다. 이 정도 복용하면 심장병 예방에 좋은 효과를 낼 수 있다. 포도씨 추출물이나 해송껍질 추출물이나 상관 없다. 그리고 포도씨 추출물의 부작용은 없다.

20. 필수 지방산(Essential Fatty Acid)

필수 지방산하면 다음의 두 가지를 의미한다.

오메가-6 및 오메가-3 즉, 리노레익산(Linoleic Acid)과 알파 리노레익산(Alpha Linolenic Acid, ALA)이다. 이들을 필수 지방산이라고 부르는 이유는 간단하다. 이들이 없으면 세포 구조가 흐트러지고 신진대사가 잘 안될 뿐만 아니라 신체에서 만들어 낼 수 없고, 필수적으로 음식을 통해서 섭취가 되어야 하기 때문이다. 이 두 필수 지방산은 신경세포와 일반세포의 막을 형성하면서, 그 기능 유지에 필요할 뿐 아니라 프로스타글랜딘(Prostaglandin)의 신진대사에도 절대로 필요하다.

몸에 좋은 지방 나쁜 지방을 설명하기 전에 우선 지방에 대하여 몇 가지 살펴보자

우리가 섭취하는 지방질의 95%가 "트리글리세리드"라는 것이다. 이것은 바로 포화 지방이면서 또한 동물성 지방질이다. 실온에서 고체의 형태를 유지한다. 이에 반해서 불포화 지방은 식물성 지방질이고 실온에서는 액체 상태를 유지하고 있다. 포화되어 있다는 뜻은 지

방질의 기본골격인 탄소가 전부 수소와 합쳐져 있다는 뜻이고, 불포화 지방이란 기본 골격이 탄소인 것은 같으나 그중 일부가 수소와 합쳐져 있지 않음을 의미하는 것이다.

이때 탄소의 길이가 18개에 이르고 있는데, 그중 9번째 탄소에 수소가 붙어 있지 않은 지방을 오메가-9라하고, 6번째 탄소에 수소가 붙지 않은 지방을 오메가-6, 3번째 탄소에 수소가 붙지 않은 지방을 오메가-3이라고 부른다. 이의 중요성에 대해서는 뒤에 다시 언급할 것이다.

여기서 '라이포프로테인(lipoprotein)'이란 말에 대한 이해가 필요한 데, 그 이유는 이것이 지방산을 운반하는 역할을 맡고 있기 때문이다. "라이포프로테인"에는 VDDL, LDL, HDL의 세 가지가 있다.

VDDL, LDL은 '트리글리세리드'와 '콜레스테롤'을 간에서 세포로 운반하고 HDL은 지방을 다시 간으로 운반해주는 역할을 맡고 있다. 따라서 VDDL이나 LDL이 많은 사람은 심근 경색증이나 뇌졸중에 걸리기 쉬운 반면에 HDL 은 이와 반대의 작용을 한다.

마아가린이나 쇼트닝은 식물성 지방에 수소를 붙여준 것이다. 이것들이 건강에 얼마나 나쁜 해독을 끼치는지는 다음의 병들이 바로 마아가린이나 쇼트닝에서 비롯됨을 보면 알 수 있을 것이다.

유아 저체중, 모유의 저질화 및 불량화, 불완전한 정충 발달. 남성 호르몬 기능저하, 심장병 발생우려, '콜레스테롤'치 상승, 각종 암 발생, 당뇨병, 비만증, 면역기능 저하 및 필수 지방산 저하에 직접, 간접적으로 작용하고 있어 마아가린 섭취에 대한 각별한 주의가 필요하다.

　이상의 설명으로 대강 좋은 지방과 나쁜 지방의 구분이 되었으리라고 생각된다. 다시 한번 부언 한다면, 나쁜 지방들은 우리 몸의 가장 기본 구조인 세포막을 경색시켜서 세포의 신진대사를 억제하는 반면 좋은 지방은 세포막을 연화시켜 신진대사가 원활하게 이루어지게 한다. 따라서 성인성 당뇨병을 가진 사람들은 필수 지방산 특히 아마씨유 (Flaxseed Oil)를 하루에 15cc(1 table spoon) 정도 섭취하면 인슐린이 세포 속으로 들어가기 쉽게 만들어 주어 혈당 조절에 도움을 얻을 수 있을 것이다. 보통 80%의 사람들이 필수 지방산 섭취를 제대로 하지 못하고 있다.

　미국 음식이나 한국 음식 속에 동물성 지방이 많이 들어가고 마아가린이나 쇼트닝, 그리고 기름에 튀기는 경우가 아주 많은 데, 이들 지방들은 우리 몸에 좋은 필수 지방산의 흡수를 억제할 뿐만 아니라 우리 몸 세포에 나쁜 영향을 주는 등 이중의 해를 끼치고 있다.

　다음은 필수 지방산 결핍에서 오는 증상들이다.

　피로감, 지구력 부족, 마른 피부, 갈라지는 손톱, 푸시시한 머리카락, 입안·눈물선·질 속의 건조, 트림이 나고 소화가 되지 않는 경우, 변비, 낮은 면역력, 잦은 감기, 잦은 잔병치레, 온 몸 쑤심, 가슴앓이, 건망증, 관절염, 고혈압, 우울증, 만사가 귀찮은 경우 등 수많은 증상과 질병을 들 수 있다.

필수 지방산을 많이 포함하고 있는 영양제는 여러 가지가 있으나 이를 일일이 다 설명할 수는 없고, 다음의 두 가지에 유의하면 도움이 될것이다.

한류성 해산물 즉 대구, 연어, 정어리, 고등어 등을 일주일에 두 세 번 섭취하고, 아마씨 기름(Flaxseed Oil)을 하루에 15cc(1 table spoon) 정도 복용하면 좋다.

필수 지방산은 다음의 병들에도 도움이 될 수 있다.

여드름, AIDS, 알레르기, 치매증, 관절염, 동맥경화증, 자가 면역 질환, 젖 몽우리, 유방통, 암, 연골파괴, 피부염, 당뇨병, 습진, 고혈압, 장질환, 한센병, 갱년기 증상, 근육통, 비만증, 류마티스성 관절염, 정신분열증, 뇌졸증 등이다.

필수 지방산을 매일 섭취하기 이전에 나쁜 지방섭취에 대한 새로운 인식이 필요하다. 예를 든다면, 한류성 어류를 제외한 모든 육류계통과 우유를 포함한 낙농 제품, 달걀, 마아가린, 쇼트닝, 라드 등은 동맥 경화를 일으키며, 세포막을 단단하게 만들어 신진대사를 방해하는 역할을 하고 있다.

이밖에 기름에 튀긴 음식은 우리 몸에 들어가서 유리기(Free Radical)의 역할을 한다. 동물성 식용유는 물론, 식물성 식용유도 고온이 되면 불안정한 성분의 지방으로 변하므로 기름에 튀긴 음식은 일단 좋지 않은 음식으로 보아야할 것이다.

그러나 올리브 오일만은 비교적 안정된 상태를 유지하므로, 기름에 튀길 때는 올리브오일을 쓰면 비교적 해가 적어질 것이다.

우리 몸에 좋은 아마씨 기름(Flax Oil)도 저온(화씨 100도 아래)에서 처리했을 때 그 효과가 있지 고온 처리 한 것은 그 효과가 절감됨으로 이를 구입 할 때는 반드시 저온처리 여부를 확인하는 것이 좋다. 아마씨 기름은 캡슐에 들어있는 것과 액체상태로 되어있는 두 가지 종류가 있는데 이중 더 좋은 것은 액체형 기름으로 냉장고에 보관해서 사용하면 되는데 요리가 다 끝난 후에 그 위에 기름을 부어서 먹는 것이 좋다.

앞에서도 언급했지만 아마씨 기름은 하루에 15cc(큰 숫갈 하나)가 적정양이다. 아마씨 기름은 나이에 상관없이 거의 모든 사람들이 매일 복용하면 좋다는 것이 일반적인 의견이다.

인간이 늙고 또한 죽는다는 것은 몸 속의 세포들이 그 기능을 잃고 멈춘다는 것을 의미한다고 할 수 있다. 세포의 기능은 세포막의 건강에 의존하며 건강한 세포막으로 되어야 신진대사를 잘 이루어지게 한다. 다시말해 세포막이 건강해야 전체적인 건강을 유지한다는 뜻이다. 그러나 동물성 지방, 콜레스테롤, 튀긴 음식에서 생긴 지방들은 오히려 세포막을 단단하게 만들어 각 세포가 필요로 하는 영양분을 섭취하는데 장애가 되게 할 뿐만 아니라 세포막의 노폐물 제거에도 장애가 오게 한다. 그러므로 평소에 음식조절을 잘 해서 나쁜 지방질의 섭취를 줄이고 아마씨 기름을 섭취하면 세포막이 충분한 물기(fluidity)를 얻어 세포의 신진대사를 원활하게 해 줌으로써 건강을 유지할 수 있게 된다.

세포막을 튼튼하게 유지하는데 필수 지방산이 꼭 필요하지만 필수 지방산은 산화방지제(Antioxidant)를 같이 복용해야 그 효과가 상승된다. 산화방지제로는 최소한 비타민 C 500밀리그램씩 하루에 두번, 비타민 E 400 IU(International Unit), 셀레늄(Selenium) 100~200 마이크로 그램을 하루에 한번씩 매일 복용하는 것이 좋다.

한편 아마씨 기름에 풍부히 들어있는 오메가-3은 염증을 줄여주며, 혈압을 낮추고, 심장, 위장, 콩팥의 기능을 도우며, 혈소판의 응고를 막아 혈관이 막히는 것을 막아주며, 알레르기에도 좋고, 신경 기능을 도와주며, 각종 호르몬생산 기능도 도와준다. 따라서 아마씨 기름은 동물성 지방과는 달리 우리 몸에 여러 가지로 좋게 작용하고 있다.

독일의 화학생리학자인 요한나 벅웍 박사는 필수지방산 연구로 명성을 얻은 사람이다. 그는 아마씨 기름으로 암 및 다른 퇴행성질환을 치료한 사실로 더욱 유명하다.

아마씨 기름에는 오메가-3 외에도 리구낸(Lignans)이라는 식물성 화학 물질이 다량 들어있다. 리구낸은 지용성 섬유질로써 암을 예방한다고 알려져 있고, 이 방면에 많은 연구가 진행되고 있다. 이 밖에도 생리통에 좋은 효과를 보이며, 살균력이 강해 세균은 물론, 곰팡이 바이러스성 감염에 효과가 있다. 따라서 리구낸이 많이 포함된 아마씨유는 유방암을 걱정하는 갱년기 여성들에게 좋은 영양제가 될 것이다.

아마씨 기름과 쌍벽을 이루는, 식물성 지방산이 풍부한 지치기름 (Borage Oil)도 있다. 지치 기름에는 감마 리오레익산(Gamma Linoleic Acid : GLA)이 풍부하게 들어 있다. GLA는 우리 몸에 유익한 프로스타글랜딘(Prostaglandin E-1 : PGE 1)을 만드는 원료로 쓰여진다. PGE 1은 동맥벽의 근육을 이완시켜서 혈압을 낮추고, 소금기를 걸러내며, 피를 맑게 해주어서 혈소판 응고를 막아준다. 또한 면역성을 유지하는데 큰 역할을 하고 있다.

'당뇨병 치료(Diabetes Care)'라는 의학잡지에 발표된 내용에 의하면 GLA가 당뇨병성 신경병을 고쳤다고 한다. 나쁜 지방의 신진대사 결과로 생긴 당뇨병성 신경병은 현대의학으로는 아주 고치기 어려운 질환인 것이다. GLA는 당뇨병성 신경병 외에도 관절염, 알레르기, 비만증, 가만히 있지 못하는 아동들, 머리카락과 손톱이 약한 증상 및 생리통에도 좋은 효과를 나타낸다. GLA가 많이 들어있는 지치 기름의 장기간 복용에 대해서는 아직도 논란이 있다. 그러나 당뇨병성 신경병 치료와 예방에는 상당히 효과가 있다는 것이 증명된 상태이다.

세계적으로 가장 장수하는 나라가 일본이다. 이들이 장수하는 원인을 알아보면 참으로 재미있는 사실이 있다. 일본인들이 생선을 많이 먹기 때문이라는 것이다. 생활습관병의 가장 큰 원인이 동맥경화증인데 생선이 이를 막아준다는 것이다.

그릴랜드의 에스키모인들의 주식이 바다 생선인데 이들에게는 생활습관병의 원인이 되는 동맥경화증이 거의 발견되지 않는다고 한다. 역시 생선이 이들의 생활습관병을 예방해주고 있다는 것이다.

일본인들이 장수하는 원인을 알아보았더니 생선에 많이 들어있는 필수 지방산인 아이코사펜타노익산(EicosaPenaenoic Acid : EPA)과 독코싸헥 싸노익산(DocosaHexanoic Acid : DHA)이 생활습관병을 예방해주고 있었다는 것이다. EPA나 DHA도 역시 오메가-3 기름이다. 즉 아마씨 기름의 주성분과 같은 오메가-3 기름이 각종 생선, 특히 한류성 바다 생선에 풍부하게 들어 있었기 때문이다. EPA나 DHA가 많이 들어있는 생선은 고등어, 정어리, 꽁치, 청어, 상어, 연어, 참치, 굴, 전갱이. 대구 등이다. 이들 중 절기에 따라 생선 몸 속의 EPA나 DHA양은 상당한 차이가 나는데 비교적 꾸준하게 EPA나 DHA를 유지하는 생선들이 한류성 바다생선이다.

한동안 등푸른 생선이 좋다는 소문이 났었는데 이는 실제로 과학적인 근거가 있다고 볼 수 있겠다. 이렇게 우리 몸에 좋은 생선도 어떻게 먹느냐에 따라 그 효능에 큰 차이가 나게 된다. 즉 생선을 회로 먹는것이 영양상으로 제일 좋은 것이다. 왜냐하면 EPA나 DHA는 불포화 지방산으로 열을 가하거나 오래 놓아 두면 포화 지방산으로 변화되기가 쉽기 때문이다. 따라서 신선도가 좋은 생선을 회로 먹을 수 있다면 아주 이상적일 것이다.

다시 한번 설명한다면, 필수 지방산은 우리 몸을 구성하고 있는 수

십조개의 세포 막을 형성하는데 가장 중요한 영양소이다.

그런데 이 세포들은 그때그때 체내에 흡수된 지방산으로 세포막을 만든다. 동물성 기름 즉 포화 지방산이 흡수되면 이것으로 세포막을 만들고, 마아가린이나 기름에 튀긴 음식 또는 오래된 기름(동물성, 식물성을 막론하고)이 들어오면 또 이것으로 세포막을 만든다. 그러나 이런 기름(지방)으로 만든 세포막들은 단단해서 신진대사가 잘 안되고 노화를 촉진하게 된다.

반면에 신선한 오메가-3 기름 즉 아마씨 기름이 들어오면, 역시 이 기름 (지방)으로 세포막을 만드는데 이때는 세포막이 연해져서 신진대사가 잘 이루어져서 젊음을 간직할 수 있고 각종 질병의 예방 및 치료도 해주게 된다.

오메가 3 지방산은 복합 불포화지방산이다.

녹색잎 채소인 쇠비름과 아마씨에 고농도로 함유되어 있는 리놀렌산(LNA, linolenic acid)이 여기에 포함된다. EPA(아이코사 펜타에노산)와 DHA(도코사 헥사에노산)는 생선과 생선기름, 고기 내장에 들어 있는 동물성 오메가 3 지방이다.

DHA는 뇌에 가장 많은 지방산으로 뇌 지방의 40% 정도를 차지한다. 연구 조사에 의하면 DHA와 EPA의 수치가 높으면 고혈압, 심장 질환, 당뇨, 우울증, 주의력 결핍 장애, 치매의 발생률이 낮은 것으로 나타난다. 오메가 3 지방산은 또한 인슐린 민감도를 개선시켜준다.

더욱 중요한 것으로, 복합 불포화지방산은 다양한 핵수용체에 붙어서 호르몬(코티솔, 에스트로젠, 비타민 D)과 같은 행태를 보인다. 달리 말하면, 오메가 6과 오메가 3 지방은 모두 비타민 D와 다른 스테로이드 호르몬(스테로이드 핵을 가지는 호르몬으로 남성호르몬, 여성호르몬, 부신피질 호르몬 등이 여기에 속함)과 함께 유전자 활동에 영향을 미친다. 그렇기 때문에 우리가 먹는 음식이 우리의 건강에 엄청난 영향을 미치는 것이다.

전형적인 북미인의 식단은 산업화된 사회 중에서 가장 적게 오메가 3 지방산을 섭취한다. 그 양은 하루에 200mg도 되지 않는다. 연어, 참치, 고등어, 정어리 (이들 생선은 또한 비타민 D 함유량도 많다)와 같은 살코기 색깔이 짙은 생선에서 DHA를 얻는다. 날생선은 요리한 생선보다 훨씬 더 좋다.

원시인들은 사냥한 야생 동물의 뇌조직을 먹어 풍부한 양의 DHA를 얻었다. 물론 오늘날 광우병이나 다른 질병들로 가축들이 오염되어 DHA의 공급원으로써 동물의 뇌나 신경조직을 먹는 것은 선택의 여지가 없게 되었다. 하지만 야생 사냥감과 유기농 소고기, 방목한 동물들은 오늘날 우리가 구입할 수 있는 다른 고기에 비해 오메가 3 지방산이 좀 더 많이 들어 있다. 많은 채식주의자들은 미세조류(담수와 해수에서 서식하는 단일세포의 광합성 생물)에서 생산된 DHA로 보충한다.

미연방 식약청(FDA)은 혈중 고농도의 중성지방(동맥경화를 일으키는 혈중지방 성분)의 치료를 목적으로 로바자(Lovaza)라고 시중에서 판매되고 있는 오메가 3 지방산 영양제(Relient Pharmaceuticals, Inc.)를 하루 2,000 에서 4,000mg을 복용하는 것을 승인하였다.

오메가 3 지방산 보충제는 보통 하루에 EPA와 DHA가 혼합된 것을 2,000에서 3,000mg을 복용해야 효과가 나타나기 시작한다.

생선기름 보충제는 그 무게의 30% 정도만 오메가 3을 함유하고 있다. 이 말은 1,000mg의 생선기름 젤캡에는 오메가 3 지방이 300mg 정도 밖에 없다는 뜻이다. 달리 말해서 3,000mg을 얻기 위해서는 하루 10개의 젤캡을 복용해야 한다. 따라서 농축된 오메가 3 지방산을 찾아 보도록 한다. 보통 '최대한의 EPA'나 '최대한의 DHA', 혹은 '농축된 오메가 3'이라는 표시가 되어 있는 것들이다. 이 제품들은 생선기름을 진공 분자증류로 정제하여 무게의 50-80%가 오메가 3 지방으로 되어 있다. 농축된 형태에는 미량의 비타민 A와 D가 들어있다.

평균적으로 건강한 성인이 체중을 기준으로 EPA와 DHA의 혼합형 2,000mg을 얻으려면 체중 1Kg 당 33mg을 하루에 복용해야 할 것이다. 그런데 생선기름이 좋다고는 하나 가격이 종류에 따라서는 굉장히 비싼 것이 흠이다. 따라서 생선 값의 1/5 정도 밖에 안되고 여러 가지 장점을 가진 아마씨 기름을 매일 먹을 수 있다면 건강을 유지하는데 더 좋을 것이다. 나이와 성별에 관계없이 누구라도 하루에 15cc(큰 숟갈로 하나)정도 먹으면 된다.

21. 크릴오일

최근 많이 알려지기 시작한 크릴오일은 남극에 서식하는 크릴이라는 아주 작은 갑각류에서 추출한 오일이다. 크릴은 새우가 아니지만 생김새가 새우와 비슷하다하여 우리나라에서는 크릴새우라고 부른다.

크릴은 먹이 사슬의 맨 하부에서 식물성 플랑크톤과 미세 해조류를 섭취하기 때문에 무공해 식품으로 알려져 있다. 즉 무공해 고농축 오메가 3이며, 강력한 항산화 물질인 아스타잔틴산도 함유 되어 있다.

1) 크릴오일의 작용

강력한 항염 성분을 함유하고 있고 콜레스테롤과 혈압을 안정시키는 작용으로 심혈관계 질환의 발병 위험율을 낮춘다. 뇌세포의 활성화에도 영향을 줌으로써 치매 등의 노인성 뇌 질환 발병률을 낮춰주고 류마티스 관절염 등 만성질환의 치료에도 유용하다. 그 외에 항암작용, 피부미용, 생리 전 증후군 완화, 면역증진 등의 효능이 알려지면서 근래 들어 우리나라에서도 주목받고 있는 영양제이다.

2) 크릴오일의 영양성분

다량의 필수 지방산 오메가-3를 함유하고 있다. 이 지방산은 우리 몸에서 합성되지 않지만 꼭 필요한 불포화 지방산으로 우리가 반드시 보충해야 하는 필수 영양소이다. 연어나 참치 같은 다른 생선을 통해서도 다량의 오메가-3를 섭취할 수 있지만 크릴오일의 장점은 크릴 새우가 먹이사슬의 가장 밑바닥에 있는 생물이라는 것 때문이다.

다른 생선들은 플라스틱과 중금속에 오염된 크고 작은 생선을 먹어 연쇄적으로 중금속에 노출될 수 있지만. 크릴 새우는 심해에서 식물성 플랑크톤과 미세 해조류를 먹고 살기 때문에 중금속 노출 위험이 거의 없다는 장점이 있다. 그 만큼 오염이 덜된 깨끗한 불포화 지방산이라는 것이다.

또한, 크릴오일에는 아스타잔틴산이라고 부르는 성분이 함유돼 있는데, 이 성분에는 강력한 항산화 작용이 있는 것으로 알려져 있다. 인체에서의 산화는 노화와 질병유발의 주범이다. 이에 대항하는 항산화 물질은 우리 몸에서 활성 산소가 일으키는 각종 질병을 방어하고 노화나 치매 같은 퇴행성 과정을 지연시키는 물질이다.

크릴오일의 주요성분인 아스타잔친산은 활성 산소 제거 능력이 뛰어난데 비타민 C의 약 6000배, 비타민 E의 약 500배, 베타카로틴의 약40배에 가까운 효능이 있다고 한다. 이같은 뛰어난 항산화 효과가 알려지면서 크릴오일이 주목받고 있는 것이다.

3) 얼마나 복용하는가?

크릴오일의 적정 섭취량은 1000mg~3000mg이다. 하지만 제품마다 함량 차이가 있고 다른 음식에서 섭취하는 지방산의 양도 있어서 절대적인것은 아니다. 보통 설명서에 복용법과 복용량을 기재하고 있어 이에 따라 꾸준히 섭취하면 된다.

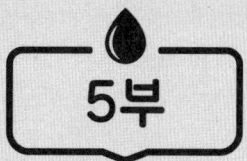

5부

연령대별 필요 영양제

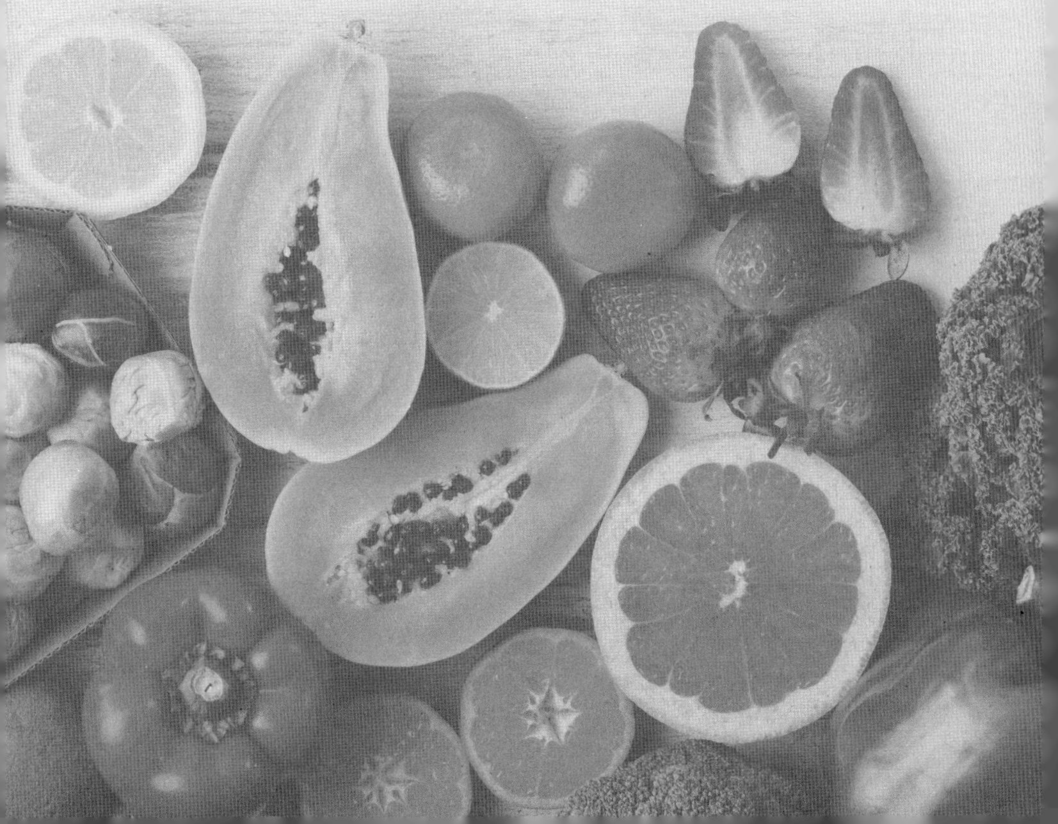

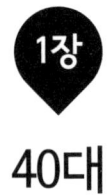

40대

1. 질병과 필요 영양제

1) 지방간

(1) 증상

    40대가 되면 노화와 함께 각종 질병들이 나타나기 시작한다. 술을 마시는 사람이라면 대부분 40대가 되면 지방간 증상이 나타날 수 있다. 지방간 자체는 무증상이지만 가장 흔히 알게 되는 경우는 건강검진을 받은 뒤 간수치(ALT, AST) 이상이나 복부 초음파 검사상 지방간으로 판정받는 경우이다. 가끔 오른쪽 상복부의 불편감이나 둔한 통증을 느낄 수 있다. 간질환의 일반적인 증상인 피로감, 무기력감, 허약, 식욕부진 등의 증상이 나타난다. 숙취가 오래 가기도 한다.

(2) 필요 영양제

비타민 B군, 비타민 C, 알파 리포익산 등

2) 암

(1) 증상

① 위암

한국인에게 가장 많은 위암의 전형적인 증상은 상복부 불쾌감, 상복부 통증, 소화불량, 팽만감, 식욕부진 등이 있다. 하지만 이러한 증상은 위염이나 위궤양의 증세와 유사하여 소화제나 제산제를 장기복용하며 대증요법을 하는 경우가 많아 치료시기를 놓치기도 한다.

조기에 치료받지 않은 위암은 점차 진행하여, 복부에 딱딱한 덩어리가 만져지거나 구토, 토혈, 하혈, 체중감소, 빈혈, 복수에 의한 복부팽만 등의 증상까지도 생길수 있으며 이런 경우에는 치료 결과가 좋지 않을 정도로 진행된 경우가 많다.

② 폐암

치사율이 높지만 특이 증상이 없는 경우가 많다. 일반적으로 감기 증상, 기침, 피 섞인 가래 혹은 객혈, 호흡곤란, 흉부의 통증, 쉰 목소리가 나기도 한다. 주로 건강검진등을 통해 발견되는 편이다.
③ 간암

간암은 초기에는 증상이 거의 나타나지 않는 경우가 많다. 침묵의 장기라 불리는것도 이 때문이다. 그러나 간혹 우상복부 통증, 체중 감소, 복부 종괴등의 비특이적인 증상을 호소하기도 하며, 진행된 경우에는 황달이 발생하기도 한다. 이러한 증상이 발생하는 경우는 대부분 병이 상당히 진행된 경우가 많다. 따라서 간암이 발생할 확률이 높은 만성간염이나 간경변 환자들은 정기적인 검사를 통하여 증상이 없는 조기에 간암을 발견하여 치료하는 것이 중요하다. 간혹 감기증상을 보이기도 하며 지나치게 추위를 타는 경우도 의심을 할 수 있다. 그러나, 황달이 발생하는 원인의 대부분은 급만성 간염이다.

④ 유방암

유방암의 초기에는 대부분의 경우 아무런 증상이 없으며, 어느 정도 진행이 되면 유방에 덩어리가 만져지게 되고 심한 경우에는 유두에서 피가 섞인 분비물이 나올 수도 있다. 또한 젖꼭지에 잘 낫지 않는 습진이 생기는 경우에도 유방암을 의심할 수 있다. 유방암이 아주 심하게 진행된 경우에는 유방 피부가 움푹 패이고 피부가 빨갛게 부어오르며 통증이 있거나 열감을 수반하게 되는데 이를 염증성 유방암이라고 한다. 이러한 경우에는 병의 경과가 매우 빨리 진행하는 좋지 않은 예후를 나타낸다.

⑤ 자궁경부암

자궁경부암에 걸렸더라도 초기에는 아무런 증상이 없으므로 정기적인 검사와 진찰이 필수적이다. 그러나 암이 진행되면 성관계 후 출혈, 월경 이외의 비정상적 출혈, 악취가 나는 분비물 또는 출혈성 분비물, 배뇨곤란, 아랫배와 다리의 통증 등이 나타날 수 있다.

자궁경부암의 첫 증상은 주로 출혈이며, 이는 경미한 경우가 많다. 그러나 암이 상당히 진행된 경우에도 출혈이 없을 수 있다. 질 분비물에 이상이 있는 경우에는 담홍색 피가 묻는 정도이며 병이 진행되면 악취가 나게 된다. 또 암이 자궁경부의 앞뒤로 퍼지게 되면 방광과 직장에 불쾌한 느낌을 줄 수도 있다. 통증은 자궁경부암 말기에 나타나는 증상이다.

⑥ 갑상선암

거의 대부분의 암이 그러하듯이 갑상선암 역시 초기에는 본인도 눈치를 못 채고, 아프지도 않아 늦게 발견하는 경우가 많다. 갑상선 연골이 있는 부위에서 약간 아래쪽과 양쪽 부위에서, 단단하지만 아프지 않은 혹이 만져질 때, 단일결절(혹)일 때, 결절이 4cm 이상일 때, 결절의 성장 속도가 빠를 때, 성대마비나 음식물을 삼키기 어렵거나 호흡이 힘들 때와 같은 증상이 있다면 갑상선암을 의심해 보아야 한다.

갑상선 암은 비교적 예후가 좋은 암이라 일찍 발견만 하면 대부분 완치 할 수 있어 같은 암이라도 착한 암으로 불리기도 한다.
⑦ 대장암

다른 고형암의 경우에서처럼 조기 대장암에서는 대부분 별다른 자각 증세를 느끼지 못하며, 진행암의 경우 약 70% 이상에서 증상을 느낀다. 우측대장암의 경우, 대장의 굵기가 비교적 크고 소화물이 머무는 시간이 좌측에 비해서 상대적으로 짧기 때문에, 소화장애, 혈변(특히 검은색 변), 복통을 느끼며, 진행해 가면서 전신 무기력, 만성 실혈에 의한 빈혈 증상인 어지럼, 빈맥, 숨이 차는 경우가 동반되기도 하고, 체중 감소와 우측 복벽에서 암 덩어리가 만져지기도 한다. 반면에 대장이 비교적 가늘고 소화물의 정체가 많은 좌측결장암에서는 배변과 관련된 증상이 빈번하며 혈변(핏덩어리 또는 선혈이 섞인 변), 배변 습관의 변화, 잔변감, 변 굵기의 감소, 점액변, 복통이 나타나며, 체중 감소를 일으키거나 직장과 마주하고 있는 방광을 누르게 되어 배뇨 불편이 나타나기도 한다.

⑧ 전립선암

전립선암은 요도를 둘러싸듯이 존재하기 때문에 전립선암이 발생하면 그 증식에 의해 요도가 압박되어 여러 증상이 나타나게 된다.

증상으로서는 배뇨 곤란(소변이 잘 나오지 않음), 빈뇨(소변 횟수가 잦음), 잔뇨감(배뇨 후에도 소변이 남은 듯한 느낌이 나는 것), 야간다뇨, 요의 절박(화장실에 가고 싶다고 느낀 후부터 화장실에 갈 때까지 소변을 참지 못하는 상태), 하복부 불쾌감 등을 들 수 있다.

암의 크기가 요도를 압박할 정도로 크지 않을 때는 증상이 없는 경우가 많다. 암이 요도를 압박하게 되면 배뇨 곤란이 악화되어 소변을 볼 수 없는 상태(요폐)가 되어버린다. 암이 요도 및 인접하는 방광 내로 진전된 경우에는 그 부위에서 출혈하여 육안으로 혈뇨를 보게 되기도 한다.

암이 방광으로 전이되면 방광 자극 증상이 심해져 요실금 상태가 된다. 또한 요관이 막히게 되면 신장에서 만들어진 소변이 방광까지 이르지 못하고 신장에 고이게 되어 수신증에 발생할 수 있으며 이로 인해 등 부위의 통증이 있을 수 있다.

전립선암이 진행되면 림프절이나 뼈로 잘 전이하기 때문에 그에 따른 증상이 나타나게 된다. 체표에 존재하는 림프절로 전이한 경우에는 그 부위에서 종양이나 동통이 나타난다. 뼈로 전이한 경우에는 그 부위에서 통증을 느끼기도 하며, 전이된 부위의 뼈가 약해진 경우에는 골절하기도 한다. 뼈로의 전이가 일어나기 쉬운 부위는 골반뼈와 요추, 흉추 등이다. 뼈 전이가 광범위하게 퍼지게 되면 골수에서 혈액을 만들기가 곤란해져 빈혈이 되며, 더 진행되면 혈액 중에 지혈을 담당하는 성분이 부족해 소화관 출혈 등이 나타나기도 한다.

(2) 필요 비타민

비타민 B군, 비타민 C, 비타민 D 등

3) 공황장애

(1) 증상

위기상황이 아닌데도 신체적으로 극심한 위기를 느끼게 되는 증상이다. 연예인들의 자기고백으로 최근 대중들에게 많이 알려진 질병이기도 하다.

의학적으로 공황 장애(panic disorder)란 예기치 않게 발생하는 공황발작이 반복적으로 나타나는 장애를 말한다. 공황 발작(panic attack)이란 아무런 외부의 위협이 없음에도 불구하고 가슴이 두근두근하거나 어지러움과 같은 다양한 신체 증상과 동반하여 심한 불안과 두려움이 발생하는 것으로서 대개 짧은 시간 지속된다. 하지만 이런 공황 발작이 한 번으로 끝나지 않고 수일 또는 수개월 뒤에 다시 반복적으로 나타나는 경향이 있다.

공황 발작은 원래 어떤 위협에 반응하기 위한 뇌의 정상적인 작용이었으나 공황 장애 환자에서는 위협이 없는 상황에서도 부적절하게 생기는 것으로 추정된다. 이것은 마치 경보기가 잘못 작동하여 아무 때나 경보를 울려서 지장을 초래하는 것에 비유된다. 공황 발작 시에는 다음과 같은 증상 중 일부가 갑작스럽게 발생하여 대개 10분 이내에 증상의 최고조에 도달하고 일반적으로 20분 내지 30분 이내에 소실되며 1시간을 넘는 경우는 드물다.

- 두근거림, 심장이 마구 뛰거나 맥박이 빨라지는 느낌
- 땀이 남.
- 손발이나 몸이 떨림
- 숨이 가빠지거나 막힐 듯한 느낌
- 질식할 것 같은 느낌
- 가슴 부위의 통증이나 불쾌감
- 메슥거리거나 속이 불편함
- 어지럽고 휘청거리거나 혹은 실신할 것만 같은 느낌
- 비현실감, 혹은 이인감(세상이 달라진 것 같은 이상한 느낌, 혹은 자신이 달라진 듯한 느낌)
- 자제력을 잃거나 미쳐 버릴 것만 같아서 공포스러움
- 죽음에 대한 공포
- 이상한 감각(손발이 저릿저릿하거나 마비되는 것 같은 느낌)
- 오한이나 몸이 화끈거리는 느낌

심한 공포감이나 불쾌감과 함께 위의 13가지 증상 중 4가지 이상이 발생하였을 때 공황 발작이라고 정의를 하고 있다.

(2) 필요 비타민

비타민 B6, 비타민 D등

4) 만성피로증후군

(1) 증상

40대가 되면 가장 흔하게 느끼게 되는 것이 만성피로 증후군이다. 증상은 개인마다 다양하게 나타날 수 있지만 가장 일반적인 증상으로

첫째, 구체적인 원인이 없이 심한 피로를 느끼며 그러한 증세가 6개월 이상 지속되는 경우

둘째, 집중력 저하, 기억력 장애, 수면장애, 위장 장애 등이 있다.

이 밖에도 복통, 흉통, 식욕부진, 오심, 호흡곤란, 체중 감소, 우울, 불안 등의 매우 다양한 증상을 호소할 수 있다. 정확한 진단 및 만성피로를 유발하는 다른 질환을 배제하기 위해서는 전문의의 진료가 필요하다.

(2) 필요 영양제

비타민 B군, 비타민 C, 비타민 D, 철분 등

5) 동맥경화(죽상경화증)

(1) 증상

신장손상, 관상동맥질환, 뇌나 사지로의 순환장애 등이 발생할 수 있으며, 동맥경화가 극도에 달하여 동맥 내강의 70%이상이 막혔을 때 그 말초 부위로의 혈류가 감소하여 비로소 증상을 느끼게 된다. 즉 환자는 아무 불편을 느끼지 않으면서도 사실은 동맥경화가 상당히 진행되어 있는 경우가 많다. 대부분의 경우 뇌졸중은 경고 증상이 없이 발생한다.

일과성 허혈 발작(transient ischemic attack)이라고 하는 뇌졸중은 뇌로 가는 혈액공급이 잠깐 동안 되지 않아 뇌졸중과 비슷한 증상이 나타나는 것으로 대개 수분 내로 소실되는 특징을 가지고 있다. 그러나 혈액공급을 수십 분 이상 받지 않은 뇌(뇌경색)는 치료받지 못할 경우 본래의 기능을 회복하지 못할 수 있다. 침범 부위에 따라 마비, 감각이상, 언어장애, 시력이상, 어지럼증, 두통 등의 증상이 나타난다.

(2) 필요 영양제

베타카로틴, 비타민 B군(특히 B6, B9, B12), 비타민 C, 비타민 D, 비타민 E, 글루타타이언, 징코빌로바, 포도씨 추출물(피크노젤), 크릴오일 등

6) 갱년기

(1) 증상

① 여성

갱년기에 가장 흔하게 나타나는 증상은 생리가 불규칙해지는 것이다. 또한 여성호르몬 결핍에 의한 증상이 나타나는데, 우리나라 여성들 중 50% 정도는 급성 여성호르몬 결핍 증상(안면홍조, 빈맥, 발한)을 경험하는 것으로 알려져 있다. 그리고 약 20%에 해당하는 여성들은 갱년기 증상이 좀 더 심하게 나타나고 있다. 안면홍조와 함께 피로감, 불안감, 우울, 기억력 장애 등이 동반되기도 하고, 주로 밤에 증상이 나타날 경우엔 수면장애를 겪기도 한다.

많은 여성들이 기억력 감퇴를 호소하는데 이러한 증상은 개인뿐 아니라 다른 사람과의 관계에도 영향을 미칠 수 있다. 그리고 수개월 후에는 에스트로겐의 부족으로 인해 질에 있는 수분이 건조되어 '질건조' 또는 '질위축증'이 나타나는데, 이러한 상태는 성교시 통증을 느끼게 하며 감염으로 인한 심한 가려움을 수반할 수 있다.

② 남성

우리 나라 40대 이상 남성 중 약 30%가 남성 갱년기 증상을 나타내는 것으로 추정하고 있으며 개인에 따라 나타나는 증상의 형태와 수가 다를 수 있다.

남성 갱년기 증상은 성생활과 관련된 증상으로 먼저 나타나게 되는데 성욕감퇴, 발기부전, 성관계 횟수 감소 등 성기능이 감소하는 양상을 보인다. 그 외 원인을 알 수 없는 무기력감, 만성피로, 집중력 저하, 우울증, 불면증, 자신감 상실, 복부비만, 체모의 감소, 근력 저하, 관절통, 피부노화, 안면홍조, 심계항진, 발한, 골다공증등이 나타나게 된다.

(2) 필요 영양제
비타민 B군, 비타민 C, 비타민 D, 칼슘, 필수지방산(아마씨유)

7) 우울증

(1) 증상
정상적인 우울증과 달리 치료가 필요한 병적 우울증의 특징은 다음과 같다.

① 우울 증상이 2주 이상 오래 간다.

일시적인 우울 상태라면 대개 며칠 안에 괜찮아지게 마련이다. 하지만 이런 상태가 2주 이상 장기화된다면 치료가 필요하다.

② 식욕과 수면 문제가 심각하다.

입맛이 없어서 전혀 식사를 못하거나 잠을 거의 못 자는 등 식욕과 수면 문제가 심하다는 것은 약물치료가 필요한 상태임을 의미하는 중요한 증거이다.

③ 주관적 고통이 심하다.

우울증 환자들은 스스로 느끼기에 우울증으로 인한 정신적 고통을 견디기 힘들다고 느껴지고 이런 상태가 낫지 않고 계속될 것이라는 비관적인 예상이 될 때 흔히 자살기도를 한다. 이럴 때는 더 이상 혼자 힘으로 회복하려 하지 말고 정신과 의사의 도움을 받아야 한다.

④ 사회적, 직업적 역할 수행에 심각한 지장이 있다.

우울증 상태에서는 여러 가지 일이 잘 안 될까 봐 걱정은 많이 하면서 정작 그 일을 해결하기 위한 실행능력은 매우 떨어지는 것이 특징이다. 예를 들어 가정주부가 살림을 전혀 못하거나 학생이 공부를 할 수 없을 정도이면 치료가 필요한 상태로 보아야 한다.

⑤ 환각과 망상이 동반되는 경우

우울증 중에는 정신병적 증상인 환각이나 망상이 동반되는 경우가 있다. 이런 경우 자·타해 위험성이 높아 우울증상의 심각도와 상관없이 치료를 받는 것이 좋다.

⑥ 자살 사고가 지속되는 경우

(2) 필요 영양제

비타민 B군(특히 비타민 B6, B9, B12), 비타민 C, 비타민 D, 오메가-3 등

8) 시력저하(노안)

(1) 증상

노안이 오면 먼 것과 가까운 것을 볼 때 수정체의 초점 전환이 늦어져 가까이 있는 물체가 흐릿하게 보이는 경우가 많다. 어두운 곳에서 책을 보거나 작은 글자를 볼 때 눈이 쉽게 피로하고 두통이 오며 먼 거리의 것을 볼 때 잘 보이게 된다.

(2) 필요 영양제

비타민 A, 베타카로틴, 비타민 E, 셀레늄 등

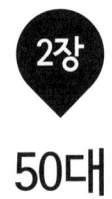

50대

1. 질병과 필요 영양제

1) 갱년기

(1) 증상

① 여성

감정 변화, 생식기 통증, 성욕 감퇴, 불면증, 소외감, 근육통, 수면장애, 안면홍조, 골다공증, 위축성 질염, 관절통, 요통, 두통, 우울, 기억장애, 빈맥, 발한, 불안, 피로감

② 남성

성기능 장애, 발기부전, 기운 없음, 피로감, 우울

(2) 필요 영양제

비타민 B군, 비타민 C, 비타민 D, 칼슘, 필수지방산(아마씨유)

2) 노화시작

(1) 증상

사전적 의미의 노화란 시간의 경과에 따라 세포 기관 또는 개체에 나타나는 진행적인 변화를 말한다. 노화가 진행되면 골격근이나 세포조직의 무게는 감소되기 시작한다. 콜라겐 합성률은 성인기 이후 점점 감소하며, 노화가 진행되면서 비용해성 콜라겐이 증가한다. 이러한 콜라겐은 교차결합으로 인해 결정화되고 딱딱해져서 몸의 유연성이 감소한다. 세포나 조직은 재생되는 것과 재생되지 않는 것이 있다. 재생이 되지 않는 조직은 근육과 신경 등이며 재생이 되는 조직으로는 장의 상피, 혈액세포가 있다.

정상적인 피부는 수주가 지나야 재생되고 상처를 입게 되면 세포 분열속도가 일시적으로 증가하지만 노화가 진행될수록 상처 치료 속도는 급격히 감소한다. 노화의 두드러진 현상 중 하나는 가까운 물체와 멀리 있는 물체에 초점을 맞추지 못하는 것이다. 신체적으로는 탈모가 심해지거나, 머리카락이 희어지고, 안구건조, 피부건조증, 골다공증, 복부비만, 성욕감퇴현상도 나타난다.

(2) 필요 영양제

비타민 A, 베타카로틴, 비타민 B군(특히 비타민 B7인 비오틴은 탈모예방), 비타민 C, 비타민 D 등

3) 암

(1) 증상

① 위암

소화불량, 체중감소, 복부 불편감, 구토, 혈변, 토혈, 복부 통증, 빈혈, 식욕부진, 복부팽만감 등

② 폐암

객혈, 호흡곤란, 무증상, 가슴 통증, 목소리 변화, 기침 등

③ 간암

간암은 초기에는 증상이 나타나지 않는 경우가 많음, 복부 통증, 무증상, 황달, 덩어리가 만져짐, 체중감소 등

④ 유방암

피부 변화, 환부의 분비물, 유방 통증, 유방의 멍울, 겨드랑이 멍울 등

⑤ 자궁경부암

골반 통증, 하지 부종, 배뇨장애, 배변장애, 복부 통증, 요통, 혈뇨, 비정상적 질출혈, 비정상적 질 분비물, 악취, 변비 등

⑥ 갑상선암

　삼키기 곤란, 림프 부종, 목소리 변화, 덩어리가 만져짐 등

⑦ 대장암

　배변습관의 변화, 혈변, 점액변, 복부 통증, 잔변감, 흑색변, 소화불량 등

⑧ 전립선암

　요관 폐쇄, 혈뇨, 소변이 샘, 뼈 전이 등

(2) 필요 영양제

베타카로틴, 비타민 B군, 비타민 C, 비타민 D 등

4) 뇌졸중

(1) 증상

운동장애, 언어장애, 삼키기 곤란, 어지러움, 복시, 시각 장애, 감각 이상, 시야장애, 반신마비, 발음 이상, 두통 등

(2) 필요 영양제

베타카로틴, 비타민 B군(특히 비타민 B6, B12), 오메가-3, 코엔자임 큐-10 등

5) 심혈관질환

(1) 증상

① 심근경색

돌연사, 부정맥, 가슴 통증, 발한, 방사통 등

② 동맥경화

말초 통증, 말초의 허혈, 저림, 무증상 등

③ 고혈압

가슴 두근거림, 피로감, 두통, 무증상, 어지러움 등

(2) 필요 영양제

베타카로틴, 비타민 B군, 비타민 C, 비타민 E, 셀레늄, 크릴오일 등

6) 백내장, 녹내장

(1) 증상

① 백내장

눈에 이물감, 눈부심, 시각 장애, 수정체 혼탁, 복시 등

② 녹내장

주변시야 손상, 암점, 눈의 통증 등, 무증상인 경우도 많다.

(2) 필요 영양제

베타카로틴, 비타민 E, 알파리포익산 등

7) 골다공증

(1) 증상

관절통, 척추 후만, 신장 감소, 골절 등

(2) 필요 영양제

비타민 A, 비타민 B12, 비타민 C, 비타민 D, 비타민K, 칼슘, 마그네슘 등

8) 당뇨

(1) 증상

다갈, 다식, 다뇨, 체중감소, 피로감

(2) 필요 영양제

비타민 B군, 비타민 C, 비타민 D, 크로뮴, 알파 리포익산, 오메가-3, 코엔자임 큐-10, 필수 지방산 등

9) 면역저하

(1) 증상
호흡기 감염(감기), 피부염, 만성피로, 대상포진 등

(2) 필요 영양제
비타민 A, 베타카로틴, 비타민 B군, 비타민 C, 비타민 D, 비타민 E, 셀레늄, 철분, 글루타타이언, 실리마린, 필수 지방산, 크릴오일 등

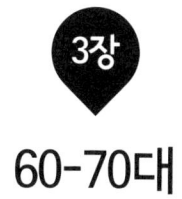

60-70대

1. 질병과 증상

1) 퇴행성 관절염

(1) 증상

관절의 경직, 관절통, 관절 운동성 감소, 환부 부종 등

(2) 필요 영양제

비타민 B군, 비타민 C, 비타민 D, 비타민 E, 비타민K, 오메가-3, 코엔자임 큐-10, 크릴오일 등

2) 디스크

(1) 증상

요통, 저림, 다리 통증, 하지 마비, 감각 이상 등. 목 디스크는 전신 이상, 허리디스크는 하반신 이상.

(2) 필요 영양제

비타민 B군, 비타민 C, 비타민 D, 비타민 E, 비타민K, 오메가-3, 코엔자임 큐-10, 크릴오일 등

3) 암

(1) 증상

① 위암

소화불량, 체중감소, 복부 불편감, 구토, 혈변, 토혈, 복부 통증, 빈혈, 식욕부진, 복부팽만감 등

② 폐암

객혈, 호흡곤란, 무증상, 가슴 통증, 목소리 변화, 기침 등

③ 간암

간암은 초기에는 증상이 나타나지 않는 경우가 많음, 복부 통증, 무증상, 황달, 덩어리가 만져짐, 체중감소 등

④ 유방암

　피부 변화, 환부의 분비물, 유방 통증, 유방의 멍울, 겨드랑이 멍울 등

⑤ 자궁경부암

　골반 통증, 하지 부종, 배뇨장애, 배변장애, 복부 통증, 요통, 혈뇨, 비정상적 질출혈, 비정상적 질 분비물, 악취, 변비 등

⑥ 갑상선암

　삼키기 곤란, 림프 부종, 목소리 변화, 덩어리가 만져짐 등

⑦ 대장암

　배변습관의 변화, 혈변, 점액변, 복부 통증, 잔변감, 흑색변, 소화불량 등

⑧ 전립선암

　요관 폐쇄, 혈뇨, 소변이 샘, 뼈 전이 등

(2) 필요 영양제

베타카로틴, 비타민 B군, 비타민 C, 비타민 D 등

4) 파킨슨병, 알츠하이머

(1) 증상

① 파킨슨병

손떨림, 근육강직, 자세이상, 좁은 보폭의 걸음걸이(아장 아장 어린이 걸음), 연속동작의 느림, 동작의 완만 등
② 알츠하이머
기억장애, 언어장애, 실인증, 조급증, 지남력 장애, 감정 변화, 우울, 실행증, 판단력장애 등

(2) 필요 영양제
비타민 B군, 비타민 C, 비타민 D, 비타민 E, 글루타타이언, 징코빌로바, 알파 리포익산 등

5) 뇌졸중(뇌출혈, 뇌경색, 뇌동맥류, 뇌외상등)

(1) 증상
운동장애, 언어장애, 삼키기 곤란, 어지러움, 복시, 시각 장애, 감각이상, 시야장애, 반신마비, 발음 이상 등

(2) 필요 영양제
베타카로틴, 비타민 B군(특히 비타민 B6, B12), 오메가-3, 코엔자임 큐-10 등

6) 심혈관질환

(1) 증상

① 심근경색

돌연사, 부정맥, 가슴 통증, 발한, 방사통 등

② 동맥경화

말초 통증, 말초의 허혈, 저림, 무증상 등

③ 고혈압

가슴 두근거림, 피로감, 두통, 무증상, 어지러움 등

(2) 필요 영양제

베타카로틴, 비타민 B군, 비타민 C, 비타민 E, 셀레늄, 크릴오일 등

7) 당뇨

(1) 증상

다갈, 다식, 다뇨, 체중감소, 피로감

(2) 필요영양제

비타민 B군, 비타민 C, 비타민 D, 크로뮴, 알파 리포익산, 오메가-3, 코엔자임 큐-10, 필수 지방산 등

8) 백내장, 녹내장

(1) 증상

① 백내장

눈에 이물감, 눈부심, 시각 장애, 수정체 혼탁, 복시 등

② 녹내장

주변시야 손상, 암점, 눈의 통증 등, 무증상인 경우도 많다.

(2) 필요 영양제

베타카로틴, 비타민 E, 알파리포익산 등

9) 치매

(1) 증상

기억장애, 언어장애, 혼돈, 건망증 등

로널드 레이건 전 미국 대통령, 마가렛 대처 전 영국 총리, 윤정희(배우), 헐리우드의 전설 찰턴 헤스턴(배우)등 명사들이 노년에 치매를 앓고 있다는 사실을 공개적으로 밝혀 치매에 대한 경각심을 일깨워주기도 했다.

(2) 필요 영양제

비타민 B군, 비타민 C, 비타민 D, 비타민 E, 징코빌로바, 오메가-3,

아연, 마그네슘, 크릴오일 등

10) 치아 관련

   (1) 증상

   ① 만성 치주염

      잇몸 위축, 고름, 구취, 치아 벌어짐, 치아 통증 등

   (2) 필요 영양제

   비타민 B군, 비타민 C, 비타민 D, 칼슘 등

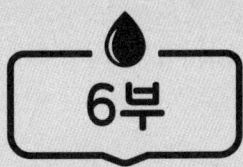

6부

비타민 연구 논문

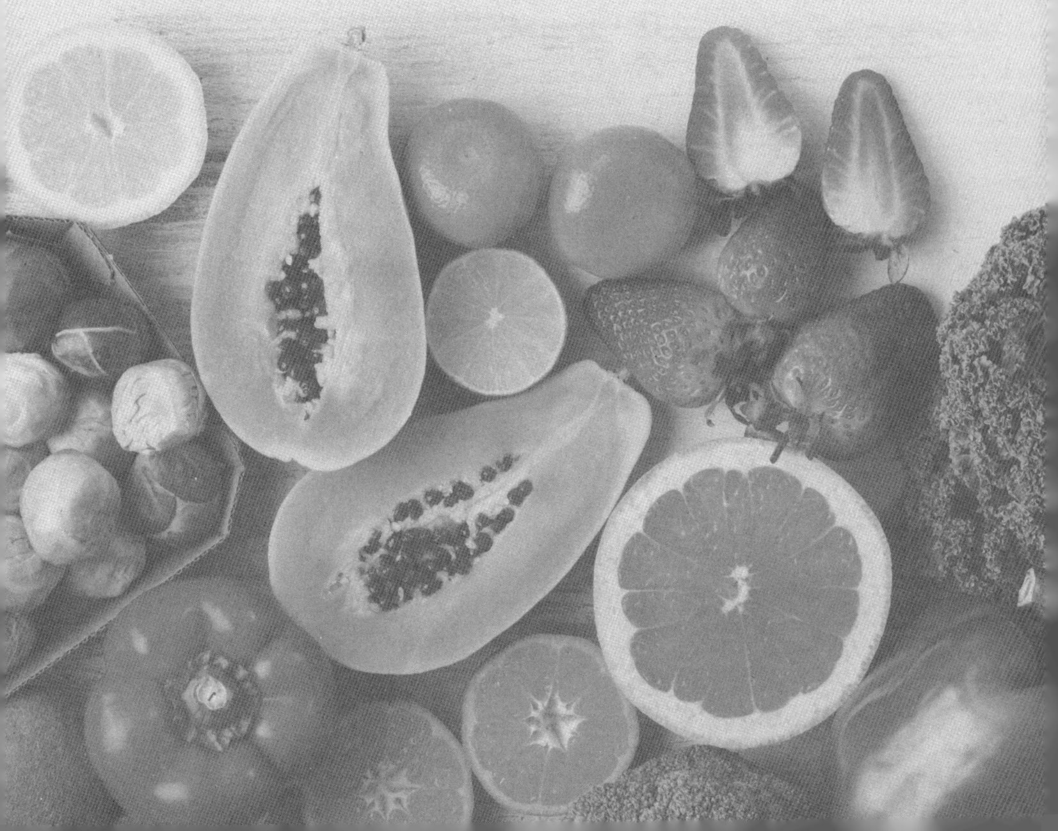

국내

- 김병국 외 4명, "비타민 D 결핍이 동반된 다발성 연속적 골단판 손상", 대한정형외과학회지/53(6), 2018., 552-557, 대한정형외과학회
- 배종면, "계절형 우울과 자살 예방을 위한 비타민 D 제재 복용", 대한보건연구/44(2), 2018., 31-35, 사단법인 대한보건협회
- 이준호 외 4명, "비타민 C에 의한 줄기세포의 상처치료효과 촉진", 과학영재교육/9(3), 2017., 297-307, 한국과학영재교육학회
- 고기연, 한정진, "비타민 C 복용과 걷기 운동이 중년여성의 우울과 임파워먼트에 미치는 효과", 군진간호연구/35(2), 2017., 81-90, 국군간호사관학교 군진간호연구소
- 진혜미, 조금준, "비타민 D 결핍과 임신의 주산기 예후", 大韓周産醫學會雜誌/26(3), 2015., 174-182, 대한주산의학회
- 김형준 외 6명 "말기암 환자에서 혈청 비타민 C 농도와 연관된 인자들", 한국호스피스.완화의료학회지/17(4), 2014., 241-247, 한국호스피스완화의료학회
- 최미자, "한국인에게 부족한 칼슘, 비타민 D, 칼륨과 골 건강", The Korean journal of obesity/22(3), 2013., 129-136, 대한비만학회
- 최희정, "비타민 D 작용에 대한 새로운 조명", Korean Journal of Family Medicine/32(2), 2011., 89-96, 대한가정의학회
- 김희정 외 6명, "노인의 혈중 호모시스테인, 엽산, 비타민 B12 수준 및 영양소 섭취 상태와 신경인지기능과의 관련성", Journal of Nutrition and Health/44(6), 2011., 498-506, 한국영양학회(韓國營養學會)
- 김송자 외 3명, "총설 : 비타민과 무기질 보조제의 효능", 한국정체경락학회지/2(1), 2010., 9-17, 한국정체경락학회
- 박형숙, 이윤미, "비타민 C 보충이 제 2형 당뇨병 환자의 혈당 및 항산화상태에 미치는 효과", Journal of Korean Academy of Nursing/33(2), 2003., 170-178, 한국간호과학회

2장
국외

- M. R. M. Machado et al., "Low pretreatment serum concentration of vitamin D at breast cancer diagnosis in postmenopausal women [폐경 후 여성에의 유방암 진단시에 비타민 D의 낮은 전처리 혈청 농도]" Menopause: September 17, 2018
- Song Yao et al., "Association of Serum Level of Vitamin D at Diagnosis With Breast Cancer Survival: A Case-Cohort Analysis in the Pathways Study [유방암 생존과 진단에서 혈청 비타민 D와의 연관성: 사례-경로연구중 코호트 분석]" JAMA Oncol: March 1, 2017
- Cristina D'Aniello et al., "Vitamin C in stem cell biology Impact on extracellular matrix homeostasis and epigenetics [줄기세포 생물학에서 비타민 C가 세포 외 기질 항상성 및 후성 유전학에 미치는 영향]", Stem Cells International: Apr, 2017
- M. W Dysken et al., "Effect of Vitamin E and Memantine on Functional Decline in Alzheimer Disease: The TEAM-AD VA Cooperative Randomized Trial[알츠하이머 병의 기능적 감소에 대한 비타민 E 및 메만틴의 효과]", JAMA: 2014
- Harris H R et al., "Vitamin C and survival among women with breast cancer: A Meta-analysis [비타민 C와 유방암 여성생존 : 메타분석]", European Journal of Cancer: May, 2014
- Shaffer JA, "Vitamin D supplementation for depressive symptoms: a systematic review and meta-analysis of randomized controlled trials [우울증 증상에 대한 비타민 D 보충제: 무작위 통제 실험의 체계적 검토 및 메타 분석]", PSYCHOSOMATIC MEDICINE: Apr, 2014
- Padayatty S J et al., "Intravenously administered vitamin C as cancer therapy: three cases [암 치료제로 비타민 C를 투여한 경우: 3가지 사례]", Canadian Medical Association journal: Mar, 2006
- Duthie S J et al., "B vitamin status, and cognitive function in the elderly[비타민 B 상태와 노인의 인지 기능]", The American Journal of Clinical Nutrition: May, 2002

비타민
효능과
복용법

초판 1쇄 | 2019년 11월 28일

편저자 | 곽기홍
발행인 | 윤승천
발행처 | (주)건강신문사

등록번호 | 제25100-2010-000016호

주소 | 서울특별시 은평구 가좌로 10길 26
전화 | 02)305-6077(대표)   팩스 02)305-1436 / 0505)115-6077

인터넷건강신문 | www.kksm.co.kr / www.kkds.co.kr

ISBN 978-89-6267-103-2 (03510)

- ◆ 잘못된 책은 바꾸어 드립니다.
- ◆ 이 책에 대한 판권과 모든 저작권은 모두 (주)건강신문사에 있습니다.
- ◆ 허가없는 무단인용 및 복제·복사·카페·블로그·인터넷 게재를 금합니다.